치아건강
무엇이든 물어라!!

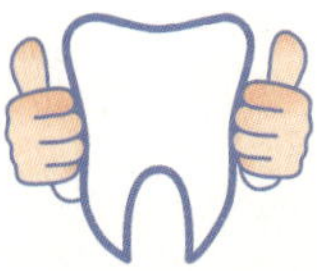

구강 건강에 대한 정확한 지식,
올바른 생활 습관과 알맞은 치아 관리법으로
함께 만드는 튼튼하고 건강한 백년 치아

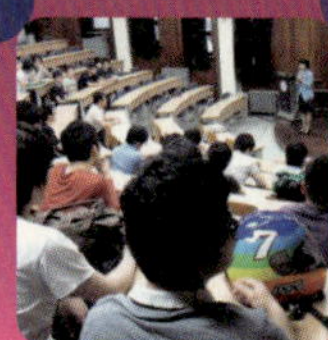
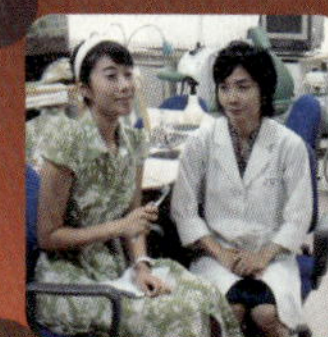
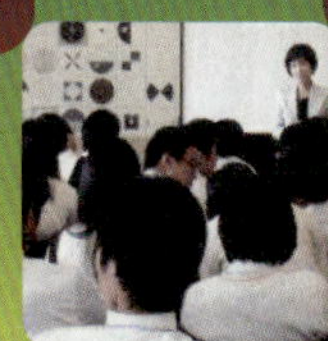
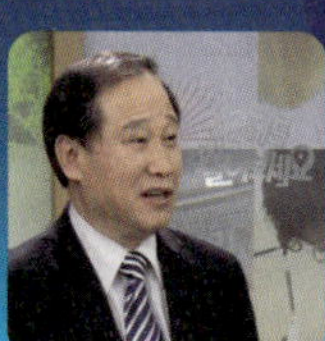
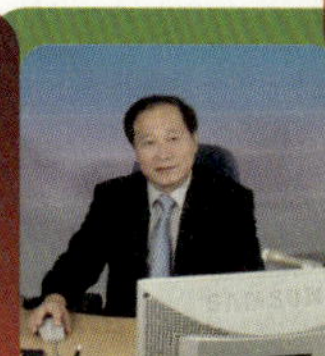
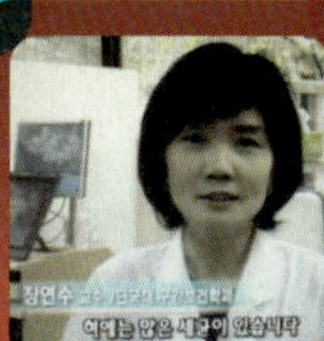
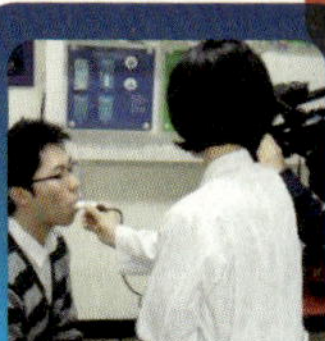

신승철 · 장연수 교수의

치아건강 무엇이든 물어라!!

nosvos

출판에 즈음하여

치과는 사람들이 가기 싫어하는 의료기관 중 하나이다. 그만큼 치과진료에 대한 공포와 스트레스가 많다.

우리는 어떤 현상이나 사실을 잘 모를 때 그 분야에 대해 접하기가 꺼려지고 두려움도 생기게 된다. 일반 건강에 대한 지식과 정보는 여러 통로를 통하여 비교적 잘 전달되고 있어서 대중들은 단편적인 지식은 많이 가지고 있는 편이다. 그러나 치과진료에 대한 내용은 전문성을 요하는 것들이 많아서 이를 쉽고 체계적으로 알리는 데는 어려움이 많았다. 이는 사람들로 하여금 치과에 가는 발걸음을 무겁게 만들었다.

이 책의 저자들은 구강건강관리에 대한 올바른 지식과 정보 전달을 위하여 1990년대부터 단국대를 비롯한 여러 대학에서 대학생들을 대상으로 한 학기 분량의 교양 강좌를 지속하여 왔다. 다수의 교양서, 잡지, 만화 등 관련 서적을 출간하는 것은 물론, 지난 20년간 꾸준히 KBS, MBC, SBS, EBS 등 여러 방송의 교양 및 오락 프로그램에 출연하여 일반인이 필요로 하는 구강보건 교육을 가급적 재미와 흥미를 더하며 전달해 왔다.

필자의 경우 20여 년 전 KBS TV '무엇이든 물어보세요'의 출연 교섭이 왔을 때만 해도 그 프로그램을 몰라 단지 아래 위 치아로 음식을 '깨물 수 있는' 능력을 알아보는 구강보건 프로그램인 줄 알고 처음 출연 결정을 했었다. 그것이 인연이 되어 그 후 매년 두세 차례씩 무려 3~40여 회 방송에 출연하여, 자연스럽게 국민 구강보건 교육의 일익을 담당하는 치과계 단골 출연자로 인식되었다. 이제 장연수 교수가 이를 이어받아 교양 강좌와 공영 방송의 구강보건 홍보 활동을 활발히 전개하고 있으니 고마울 따름이다.

이제 그간의 여러 방법으로 대(對)국민 구강보건 교육을 진행한 내용들을 체계적으로 묶어서 한 권의 책으로 출간하게 되었다. 이 책은 전문서적이 아닌 구강건강 관련 교양서적이다. 많은 사람들에게 널리 보급되어 독자들이 구강보건에 대한 올바른 지식과 태도 그리고 생활 습관을 기르는 데 조금이라도 도움이 되었으면 하는 바람이다.

2013. 10.

신승철

차 례

제1장 치아 건강

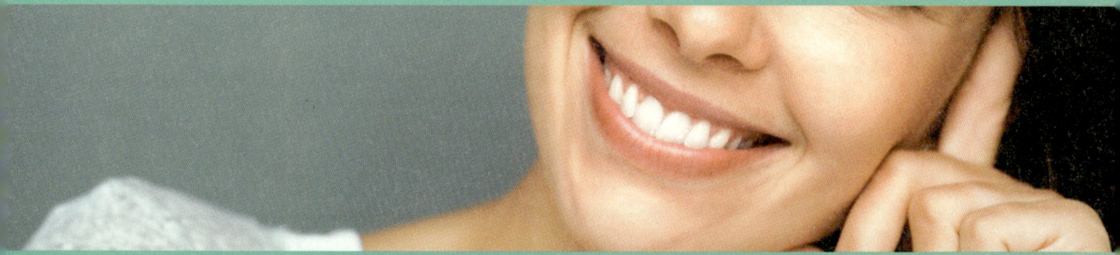

1. 치아건강과 오복(五福)
2. 치과의사가 싫어하는 말
3. 치아 건강은 장수의 비결
4. 구강병의 발병 원인과 효율적 관리

1. 치아 건강과 오복(五福)

예로부터 치아 건강은 오복(五福) 중 하나로 여겨졌다. 특히 치과 관계 분야의 모임 때 듣게 되는 연설이나 '치아의 날' 축사에는 어김없이 나오는 얘기이기도 하다. 그런데 그게 정말일까? 결론부터 말하자면 '뻥'이다.

백과사전에서 오복을 찾아보자. 오복은 중국 고대로부터 전해 내려오는 인간이 타고난 다섯 가지 덕목이나 복을 말하는데 그 내용은 다음과 같다.

첫째는 수(壽)이다. 즉 사람이 오래 사는 것은 복 받은 것이다. 사람은 건강하고 튼튼하다고 반드시 오래 사는 것이 아니다. 평소 건강했지만 일찍 요절하는 사람도 있고, 비실비실 병치레하며 끈질기게 오래 사는 사람도 있다. 다만 건강하면 오래 살 수 있는 확률이 높은 것이다. 살고 죽는 것은 하늘의 뜻이니 인명(人命)은 재천(在天)이다. 복 받은 사람이 오래 산다.

둘째는 부(富)이다. 재산을 많이 모으는 것을 말한다. 사람이 열심히 일하고 아끼고 저축하면 누구나 어느 정도의 재산을 모을 수 있다. 그러나 거부(巨富)가 되기는 힘들다. 엄청난 재산을 가진 재벌이 만들어지기까지는 자신의 판단과 노력도 중요하지만 하늘의 복도 받았을 것이다.

셋째는 강녕(康寧)이다. 건강하고 편안한 생활을 누리는 것이다. 사람이 건강한 인자를 타고나고 편안한 성격을 갖게 되는 것은 후천적인 노력도 있겠지만 하늘로부터 복 받은 것이고 타고난 팔자소관이다.

넷째는 유호덕(攸好德)이다. 남에게 덕을 베푸는 것이다. 아무나 덕이 있고 이를 베풀 수 있는 것이 아니다. 복 받은 자만이 남에게 덕을 베풀 수 있다.

마지막 다섯 번째가 고종명(考終命)이다. 죽을 때 고생하지 않고 생을 마칠 수 있는 것이다. 죽을 때뿐만 아니라 죽을 때까지 고생하지 않고 생을 편안히 마감할 수 있는 것은 지위와 권세와 부를 누린다고 되는 것은 아니며 건강하다고 반드시 고종명하는 것도 아니다. 옛 사람들은 복 받은 자만이 고종명할 수 있다고 여겼다.

이 다섯 가지 타고난 복 중에서 아무리 보아도 '치아 건강'이란 말은 없다. 다만 예로부터 민간에 전하여 내려오는 이야기에 따르면 치아가 튼튼해야 잘 먹을 수 있고, 잘 먹어야 건강할 수 있으니 치아 건강을 오복 중 하나로 여길 수 있다.

오복에 치아 건강 항목이 들어 있든 없든 그건 중요한 게 아니다. 입, 즉 구강은 인체에서 매우 많은 역할을 하고 있는 중요한 기관이다. 입속에는 치아를 비롯하여 잇몸, 혀, 입천장, 목젖, 편도, 턱뼈, 뺨, 턱관절 등 많은 기관들과 타액(침) 등이 각각 맡은 바 기능을 하며 서로 간에 조화를 이루고 있다. 치아만 하더라도 대략 다음과 같은 일을 한다.

첫째, 음식을 씹는 역할(저작 기능)을 한다.

입은 소화기관의 관문으로 구강 내에서 10~20%의 소화 작용을 담당한다. 우선 음식을 잘게 부수고 썰어야 위장 속으로 넣을 수 있다. 사람은 먹지 못하면 살 수가 없다. 그러므로 치아는 음식을 씹어 잘게 썰고 부수는 역할로 인간의 삶을 영위하는 데 가장 큰 공헌을 담당하고 있다.

둘째, 치아는 얼굴의 생김새를 예쁘게 보이는 역할(심미 기능)을 한다.

앞니 몇 개를 검은 색 테이프나 김으로 가려보자. 금방 사람이 바보처럼 보인다. 외관으로 보이는 앞니가 빠지면 사람의 얼굴 생김새는 더욱 모자라게 보이며, 겉으로는 잘 안 보이는 어금니가 빠져도 턱이 홀쭉해 보이거나 비뚤게 보이기도 한다. 치아는 모두 다 제자리에 있어야 사람답게 보인다.

셋째, 치아는 발음을 정확히 하는 역할(발음 기능)을 한다.

치아가 빠진 사람이 말을 할 때 자꾸 발음이 새서 듣는 사람들은 잘못 알아듣기도 한다. 틀니를 낀 사람도 발음이 어색할 때가 많다. ㅈ, ㅊ, ㅅ, ㄷ, ㅌ 발음은 더욱 잘 안 된다. 특히 성악가나 가수들은 치아가 빠지거나 치열 교정 시 본래와는 다른 공명으로 음색과 발음에 변화가 오기도 한다.

치아뿐만 아니라 구강 내에 중요 수분인 타액(침)도 살아가는 데 없어서는 안 될 중요한 역할을 하는 고마운 액체이다. 침이 줄어들면 병이 생기고, 마르면 죽게 된다. 구강은 항상 축축하게 젖어 있어야 건강하다. 침은 다음과 같은 작용을 한다.

- 윤활작용 : 잘게 썬 음식을 목구멍 안으로 말아 넣도록 한다.
- 중화작용 : 산, 알칼리, 뜨거운 것, 찬 것을 중화시키는 역할을 한다.
- 세정작용 : 구강 내에서 당, 음식물 찌꺼기들을 깨끗이 씻어내는 역할을 한다.
- 면역작용 : 구강 내 세균들의 평형 상태를 유지하여 면역을 기른다.
- 항균작용 : 외부에서 오는 세균들을 정균 또는 조절하는 역할을 한다.

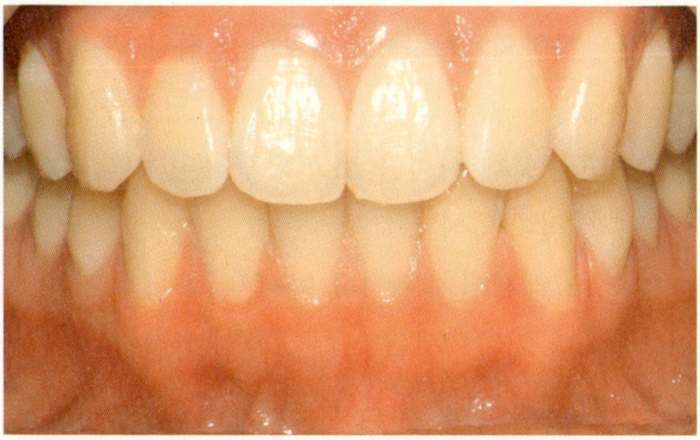

건강한 치아

• 소화작용 : 침 속의 효소는 음식을 분해하여 구강 내에서도 소화가 일부 이루어진다.

이렇게 신체에 유용한 침을 사람들은 왜 기분이 나쁘고 더럽거나 욕할 때 잘 뱉는지 이해가 안 된다. 타액은 깨끗하고 인체와 구강을 건강하게 살리는 고마운 것이다. 앞으로는 즐겁고 영광된 좋은 일에만 쓰도록 해보자.

2. 치과의사가 싫어하는 말

"선생님, 요 이빨이 아파서 왔어요."

많은 환자들이 치과에 와서 하는 일상적인 말이다. 보통 '이빨'이란 순 우리말이지만 '이'를 폄하하여 쓰는 용어이기도 하다. 일반적으로 동물이나 짐승의 치아를 이빨로 표현한다. 사람의 치아를 우리말로 나타내려면 그냥 '이'라고 하면 된다. 굳이 '빨'자를 하나 더 붙여 그 개념을 천대할 필요는 없다. 현재까지 북한에서는 치아라는 말 대신에 '이발'이라고 표기하고는 '잇빨'로 발음한다. 우리는 그냥 '이' 또는 '치아'라고 하는 게 좋겠다.

북한의 말투는 우리말이긴 하나 다소 우리 사회와는 어색한 말이 많다. "학장질 하신 지 얼마나 되셨습네까?"라고 자연스럽게 묻는 연변의 북한 사람을 보고 당황하며 우리 남한 사회와의 언어 차이를 느낀 적이 있다.

그래서인지 치과에 와서 "이빨이 아프다."라는 말을 쓰는 환자가 있으면 치과의사들은 다소 언짢아한다. 귀하게 돌봐야 되는 환자이기에 비록 직접 표현하진 않겠지만 그 말을 들으면 마음속으로는 아마 "아, 또 한 마리가 오셨군."하며 천히 여길 수도 있다. 굳이 왜 짐승 대접을 스스로 받으려 하는가.

눈이 아플 때 안과에 가서 "저 눈깔이 아파서 왔는데요." 한다든지, 머리가 아플 때 내과에 가서 "대갈통이 아프다."라고 표현하면 의사들이 좋아하겠는가. 사람의 경우 '이' 또는 '치아'라 말하고 동물의 경우는 '이빨'로 말하는 것이 우리 사회에서는 자연스럽다.

또, 치과에 오는 환자들은 '때워 달라'는 말도 자주한다. 충치를 치료하고 치과용 재료로 그 구멍을 채워 넣는 것을 땜질하는 것으로 여기고 하는 말일 것이다. 치과 재료로 치아 구멍을 채워 넣는 것을 치과 용어로 충전(filling)이라고 하며, 충치 예방 목적으로 자연 치아의 홈들을 메워주는 행위는 전색(sealing) 또는 치아 홈메우기라고 한다. 이런 용어들이 어색하여 사용하기 불편하다면 그저 '봉한다'라고 표현하면 무난할 것이다. 구멍 난 냄비를 때우듯이 '치아의 구멍을 때운다'라고 표현하면 어딘가 진료 행위를 폄하하는 것 같다.

충치(蟲齒)라는 용어도 치아에 마치 작은 벌레가 있어 치아를 파먹는 병인 것처럼 오해를 불러일으키기 쉽다. 이러한 이유로 아이들이 치과에 가는 것을 벌레를 죽이러 가는 곳으로 생각하기에 치과가 공포의 대상이 되기도 한다. 아무리 보아도 입안에는 벌레가 보이지 않는다. 학술적으로는 치아우식증(齒牙齲蝕症)이라 하고 영어로도 'Dental Caries'라고 한다. 사실 서양인도 자신들의 학술적인 이 용어에 익숙하지 않아 통상 구멍(Cavity) 또는 이삭음(Erode Tooth)이라 표현한다. 북한에서는 충치라는 말이 정확한 개념을 표현하고 있지 못하다고 여겨 오래전부터 이가 삭는다는 뜻에서 '이삭기'라는 말을 사용한다. 충치란 말이 틀리긴 하지만 우리 사회에서 그동안 워낙 많이 사용되어 왔기에 이젠 우식증으로 바꾸기도 힘들게 되었다.

치약(齒藥)이란 용어도 틀린 것이다. 치아를 닦는 세정제이기에 세치제(洗齒劑)가 맞는 말이다. 일본에서는 치아를 연마시키는 재료라는 뜻에서 치마제(歯磨剤)로 표현하고, 영어로도 'dental drug'가 아니라 'dentifrice'라고 한다. 우리나라에 치약이 처음 생산된 때가 해방 직후 미군정 시절이고 그 시기가 약의 전성시대이다 보니 새로 나온 국산 재료들을 모두 약이라는 표현을 쓰게 됐는데 치약뿐만 아니라 구두약, 광약 심지어 건전지약이라는 이름까지 생겼다. 치약은 약이 아니라 비누, 세제와 같은 의약부외품인 세치제이나 이제 와서 그 용어를 바로 잡기가 힘든 세상이 되고 말았다.

우리의 속담 중에 '이가 없으면 잇몸으로 살지'라는 말도 있다. 이가 없으면 틀니를 해 넣어야지 잇몸으로 대신하기는 힘들다. 최선이 아니면 차선을 택하라는 뜻이나 치과의사들은 이 말에 다소 불만을 느낀다. '이가 없으면 틀니로 살자'로 속담을 고쳐보자.

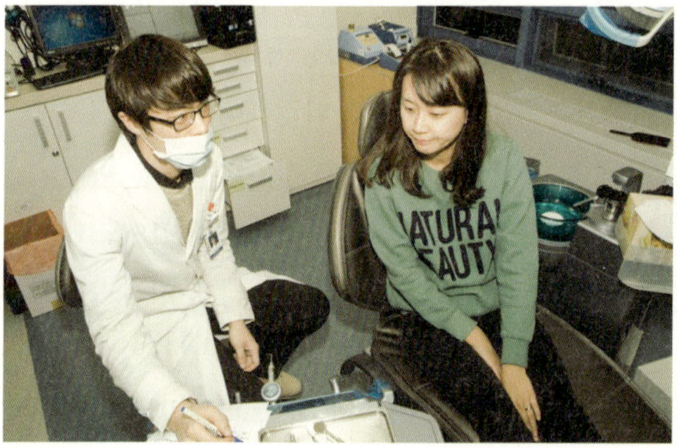

치과 진료(상담)

3. 치아 건강은 장수의 비결

조그만 입 하나로 사람의 건강이 좌우될 뿐만 아니라 입으로 말을 잘하여 출세를 하기도 하고, 혀를 잘못 놀려 본인의 죽음은 물론 나라의 흥망이 좌우된 고사들이 있으니 구강 관리와 입의 중요성 및 그 위력이 새삼 느껴진다.

구강 건강이 전신 건강과 관련이 많은가? 그렇다. 매우 밀접한 관계가 있다. 장수한 사람들은 대부분 자신의 자연 치아를 많이 갖고 있다. 또한 역사적으로 큰 인물들은 대체로 치아 건강이 좋았다. 물론 간혹 예외는 있는데 미국 독립의 아버지 조지 워싱턴은 치아 건강이 매우 부실하여 노년에 목재로 만든 틀니를 몇 개씩 만들어 생활을 영위했다. 현재 그 중 한 개는 볼티모어 치과대학 역사박물관에 전시되어 있다.

구강 건강을 논하기 전에 먼저 전신 건강을 정의해 보자. 도대체 어떤 상태를 건강(Healthy)한 상태라고 하는가? 세계보건기구(WHO)는 '육체적으로 질병이나 기형이 아닌 상태뿐만 아니라 정신적으로도 건전하며 사회적으로도 잘 적응하는 인간의 상태'를 '건강'이라고 정의하였다. 건강한 사람이란 먼저 육체적으로 질병이 없어야 하며 신체에 부상이 없고 기형이 아니어야 한다. 운동을 잘하고 헬스장을 열심히 다녀서 이두박근, 삼두박근이 나오고 배에 '王'자가 그려질 정도로 남성미를 자랑하는 친구를 우리는 건강하다고 정의하지는 않는다. 건강해 보일 뿐이다.

아무리 체격이 좋고 근육이 잘 발달했어도 병이 있으면 건강하지 못하고, 몸매는 볼썽사납게 초라해도 질병과 부상과 기형이 아니면 일단 육체적으로는 건강 상태라고 볼 수 있다. 그러나 육체적 건강을 이루었다고 해서 그 사람이 완전한 건강 상태는 아니다. 1/3 정도 건강 상태를 만족시켰을 뿐이며 그 다음은 정신 건강이다.

정신적으로 건강한지 아닌지를 구분하기는 매우 어렵다. 그래서 정신과 전문의의 객관적 조사와 진단에 의한 판단에 맡길 수밖에 없다. 정신 질환이 있는 사람이나 정신이 비정상 상태 또는 허약한 사람도 자신이 그렇다고 느끼거나 말하는 사람은 거의 없다. 그 사람이 속한 사회, 환경 속에서 함께 어울려 살아가는 데 생각과 욕구, 행동에 문제가 없어 일반적인 범주에 든다고 판단되면 정상이고, 이를 벗어나면 비정상으로 구분하기도 한다. 정상의 범주에 든다면 일단 정신이 건강한 상태로 여길 수 있겠다.

육체와 정신은 정상일지라도 가정이나 직장, 학교 등에서 일상의 사회생활을 하는 데 적응하지 못하면 사회적인 건강을 이루었다고 볼 수 없다. 도박이나 마약에 중독된다든지 사회문제를 야기하고 사고를 다반사로 낸다면 그 사람을 건강한 사람이라고 볼 수 없다. 근래에 와서는 이 분야의 건강 문제가 육체적, 정신적 건강 못지않게 중요하게 부각되고 있다.

일부 보건학자들은 이 세 가지 이외에 성적(性的)으로 정체성이 분명하고 영적(靈的)으로 맑은 심성을 가질 때 완벽한 건강을 이루었다고 본다. 성적 건강과 영적 건강을 위의 3가지 영역의 건강 정의에 추가하는 것이다.

이러한 관점에서 본다면 구강 건강이란 '육체적으로 구강병이나 부상, 기형이 아닌 구강 상태를 가지고, 구강 문제로 인한 정신적인 고통이나 비정상도 아니고, 구강으로 인한 사회생활 영위에도 문제가 없는 구강 상태'라고 정의 할 수 있겠다.

대다수의 구강병은 전신 질환과 연관되어 있다. 구강 내에는 많은 세균들이 상주하고 있어서 전신과 항상 교통하고 있기 때문이다. 또한 구강 내에는 혈관, 림프, 타액선 등 유동성 기관들이 항상 전신 조직들과 유기적인 관련성을 갖고 잘 발달되어 있기에 구강에 병이 생기면 전신 질환으로 이환되는 경우도 많고, 전신 질환이 있을 때 그 증상이 구강 내에 나타나는 경우도 흔하다. 그래서 내과 의사들은 전신 질환 진단 시 항상 입안과 혀를 관찰하기도 한다.

전신 질환인 감기에 걸리면 당장 입안에 편도와 목젖이 붓고 염증이 생기며, 간, 폐, 위 등에 질환이 있어도 구강 내에 일부 증상이 나타난다. 치료하기 까다로운 감염성 질환 시에도 구강 내에 많은 증상들이 나타난다. 반대로 충치가 심하여 치아 뿌리에 고름주머니를 만들거나 특히 잇몸병이 심한 경우 병균들이 혈관을 타고 인체 내에 들어가서 심장 혈관계 질환을 유발시키기도 하고 뇌에 손상을 주기도 한다. 따라서 구강과 치아가 건강해야 전신의 육체적 건강을 이룰 수 있고, 장수할 수 있을 것이다.

더욱이 치아의 중요 기능 중 하나인 음식을 씹는 기능은 자신의 원래 치아가 많이 있을수록 더욱 효율적으로 수행할 수 있다. 우리나라 노인들은 일반적으로 자신의 치아가 18개가 있어야 우리의 고유 음식인 밥과 김치를 잘 씹을 수 있다는 조사 결과도 있다. 일단은 음식을 잘 씹어야 소화가 될 수 있고 장수할 수 있으니 오래 살려면 치아 건강부터 유지해야 한다.

표1-1 잔존 치아수별 음식 저작 능력(노령 인구 총 자원자 600명 조사)

음식	건강점수 (5)(점)	잔존 치아수(개)		
		잘 씹음	보통	겨우 씹음
두부	1	4	3	3
밥	2	8	6	4
삶은 계란	2.5	12	10	8
김치	3	18	15	12
사과	3.5	21	19	16
육류	4	25	22	18
마른 오징어, 캔디	5	28 -	25	20

※ 최윤화, '잔존 영구 치아수에 따른 잘 씹을 수 있는 음식', 단국대대학원 박사학위논문, 2000, p.34.

4. 구강병의 발병 원인과 효율적 관리

많은 전신 질병과 마찬가지로 구강병도 주로 세 가지 요인들 때문에 발생한다. 즉 신체 요인, 환경 요인 그리고 병원체 요인이 문제가 되어 질병이 생기는 것이다.

첫 번째, 신체 요인은 숙주 요인이라고도 하며 구강 질환에 대해서는 치아 요인이 될 수도 있다. 신체 요인(Host factor)은 우리 몸이 얼마나 질병에 잘 걸리도록 감수성이 예민한가 하는 것이다. 쉽게 말하면 얼마나 몸이 허약한가 하는 것이다. 사람에 따라서 체질적으로 몸도 튼튼하고 치아도 강한 사람이 있는가 하면 허약하고 부실한 사람도 있다. 아무래도 허약하고 부실한 사람이 질병에 잘 걸린다.

두 번째는 환경 요인(Environmental factor)이다. 질병은 주위 환경과 여건에 따라 발생한다. 전신 질환과 관련해서는 추위, 더위, 더러운 물, 불결한 환경, 공해, 스트레스성 환경, 나쁜 식습관 등이 있겠지만 구강병, 특히 충치와 관련해서는 당 섭취와 불결한 구강 위생 상태가 환경 요인으로 큰 비중을 차지한다.

세 번째는 병원체 요인(Micro-organism factor)이다. 대다수의 질병은 그 병을 일으키는 미생물 즉 해당 병균이 몸속에 살면서 양을 늘리거나 활동을 활발히 하면서 발생한다. 해당 병균이 없으면 그 질환은 발생되지 않는다. 감기를 일으키는 감기 바이러스가 따로 있고, 충치를 발생시키는 병균이 따로 있으며, 잇몸병인 풍치(치주병)를 일으키는 병균이 따로 있다. 각 병균들이 작용하여 해당 질병을 만든다.

그런데 재미있는 사실은 이 세 가지 요인 즉 신체 요인, 환경 요인, 병원체 요인이 모두 더해져야 일정한 시간 경과 후 해당 질병이 발생한다는 것이다. 어느 한두 가지가 있다고 해서 그 질병은 발생되지 않는다. 이러한 논리를 질병 발생의 원리라고 한다.

예를 들어보자. 청춘 남녀 두 사람이 등산을 갔다가 소나기를 맞고

추위에 떨었다. 그런데 다음날, 남자는 심한 감기에 걸렸고 여자는 아무런 증상이 없었다. 왜 차이가 날까? 추위, 소나기라는 환경은 둘 다 함께 경험했고, 대기 중에 있었던 감기 바이러스도 두 사람 모두에게 노출되어 있었기 때문에 두 명의 몸속에 침입하였을 것이다. 그런데 남자의 몸은 원래 허약했거나 그 무렵 몹시 피곤하여 면역력이 떨어져 있었기에 질병이 발생될 수 있는 신체 요인에 해당되었던 것이다. 그러나 여자는 평소에 워낙 튼튼하여 당일의 추위와 바이러스를 이겨낼 수 있어서 병에 걸릴 수 있는 신체 요인이 아니었던 까닭에 그 날 감기에는 걸리지 않은 것이다.

질병을 관리하는 데도 일반적인 원칙이 있다. 질병이 발생되기 전에 질병이 생기지 않도록 노력하는 방법을 예방(Prevention)이라고 하고, 질병이 발생되었을 때 초기에 차단하여 더 이상 진전되지 않도록 하는 방법을 치료(Treatment)라고 한다. 그리고 이미 진전될 때까지 진전된 질병에 대해서 생물학적 회복이 힘들 경우 그 기능을 회복하기 위한 진료를 재활(Rehabilitation)이라고 한다.

의료인으로서 환자의 질병을 관리할 때, 재활이나 기능 회복 진료보다는 조기에 치료하는 것이 환자의 건강을 위해서 바람직하다. 물론 가장 좋은 것은 처음부터 병이 생기지 않도록 미리 예방하는 것이다. 그러니 질병 관리를 할 때 예방을 가장 우선으로 생각하고, 만약 병이 생기면 초기에 치료하며, 모두 실패하였을 때 마지막 수단으로 기능 회복을 꾀하라는 뜻이다. 이러한 질병 관리의 원칙은 세계 모든 의료인들이 기본적으로 배우고 있는 의료 철학이다. 세계보건기구(WHO)에서도 바람직한 질병 관리 원칙으로 "예방 우선으로, 치료와 재활은 차후에(Prevention first, Treatment back-up)", "가능한 한 최소한의 진료(Minimum Intervention)"라는 구호와 슬로건을 자주 발표한다.

구강병도 마찬가지이다. 구강병이 갈 때까지 가서 할 수 없이 치아를 뽑고 인공치아나 틀니로 기능 회복을 해주는 것보다는, 초기에 치료하여 치아를 보존하는 것이 훨씬 낫고, 그보다도 좋은 것은 처음부터 구강병이 생기지 않도록 확실히 예방하는 방법이다.

그러나 현실적으로는 치과에 와서 구강병을 예방해 달라고 요구하는 사람은 거의 없고, 치과에서도 예방을 굳이 잘 권하지 않는다. 국민들은 예방에 관심이 적고, 의료인들은 예방 진료가 수익에 별 도움이 되지도 않을 뿐만 아니라 자칫 자신의 치과에서 과잉 진료를 한다는 오해의 인상만 심어줄 것 같은 우려가 있어 잘 권하지 않는다.

옛날 고대 중국에 편작(扁鵲)이라는 유명한 내과의사가 있어 주위 사람들로부터 명의로 칭송이 자자했다. 그는 주위 사람들에게 "사실 저보다 더 큰 명의가 한 분 더 있습니다. 나는 아픈 사람을 잘 치료하지만 그 분은 아직 병이 생기지도 않았는데 앞으로 병이 생길 것 같은 사람을 미리 알아서 병이 안 생기도록 진료합니다. 그런데 사람들은 자신들이 당장 아쉽지 아니하니까 그런 진료를 요구하지도 않고 그러한 진료에 별로 고마워하지도 않아서 그 분의 진면목을 잘 모르는 것

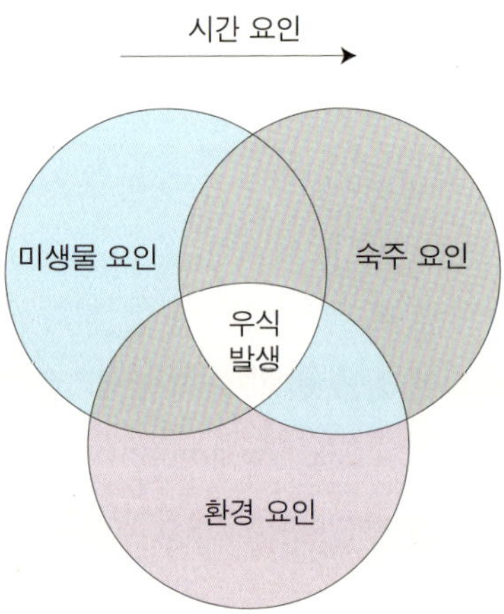

구강병 발생의 원리(구강병은 숙주 요인, 미생물 요인이 겹치고 시간이 흐르면 발생한다.)

이지요."라고 했다.

누구나 예방이 가장 중요하다고 알고는 있지만 당장 자신에게 그 필요성을 못 느끼기 때문에 중요하게 생각하지 않고 예방 진료를 간과하는 어리석음에 빠지고 있다.

제2장 치아와 구강 구조

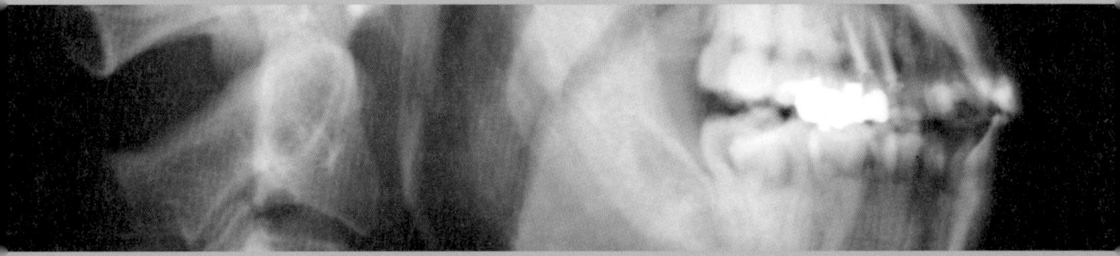

1. 구강 구조
2. 6세구치
3. 씹어야 제 맛!

1. 구강 구조

거울을 보고 입을 크게 벌려 입안을 살펴보자.

구강은 28~32개의 영구 치아와 잇몸, 혀, 턱뼈, 입천장, 목젖과 편도 그리고 입술과 뺨 등 상당히 복잡한 기관으로 이루어져 있음을 볼 수 있다. 이들 각 조직들은 서로 유기적인 협조와 균형을 이루며 그 자리에서 맡은 바 역할을 다하고 있다.

치아는 길이가 잇몸 위로 보이는 머리 부분인 치관이 1/3, 그리고 턱뼈 속에 파묻혀 있는 이뿌리인 치근이 2/3 정도 된다.

치아를 수직으로 쪼개어 보면 몇 가지 층이 보인다. 그 중 최외각 층을 법랑질(Enamel) 층이라고 한다. 법랑(琺瑯)이란 용어는 참으로 쓰기도 힘들고 이해하기도 어렵다. 그러나 주방용품인 법랑 냄비 세트를 연상하면 대략 그 뜻을 짐작할 수 있다. 법랑 냄비는 겉 부분이 단단하고 반질반질하게 코팅이 되어 있다. 그 단단하고 반질반질한 형상을 법랑이라고 한다. 우리 인체 중에서 가장 단단하고 반질반질한 것이 치아의 최외각 층인 법랑질 층이다. 두께는 약 2mm 정도로, 절단해서 보면 손톱 깎은 두께 만한 높이로 치아를 감싸고 있다. 이렇게 단단해야만 단단한 음식도 부수어 씹을 수 있고, 잘못하여 돌을 씹어

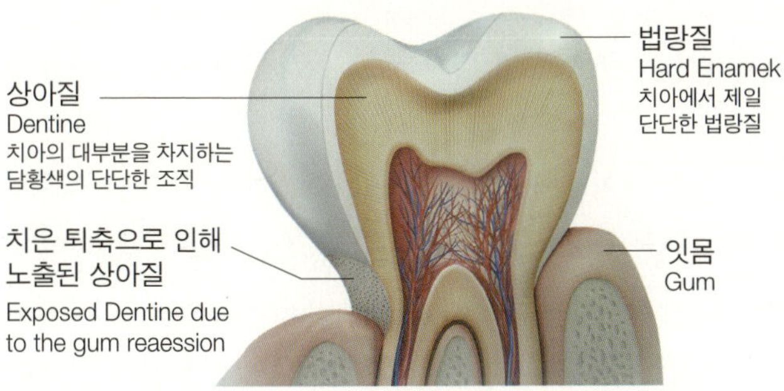

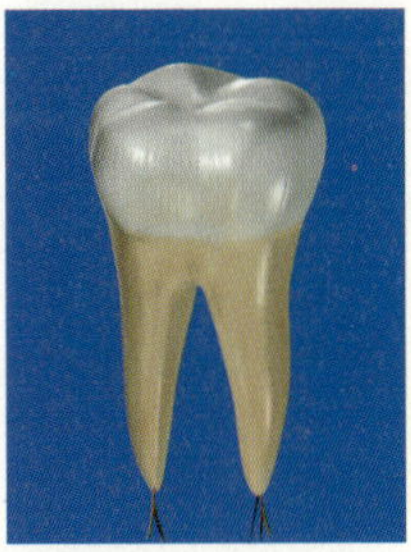

건강한 치아와 치은

치아 및 치주 모식도

도 치아가 깨지지 않게 보호할 수 있다.

사람이 죽어서 시신이 부패를 해도 단단한 조직인 뼈는 수백 년 간 남게 된다. 그보다도 치아는 더 오래 남으며 특히 법랑질은 수천 년 간 남아 있다. 한반도 역사가 5천년이라면 지난 5천년 간 우리 선조들의 치아 법랑질은 이 한반도 내에 거의 다 남아 있는 셈이다. 그런데 왜 고고학자들이나 역사가들은 이것들을 발견하지 못하고 박물관에도 그런 자료가 없을까? 크기가 너무 작아서 손톱 만하니까 잘 찾아내지 못하는 것이다. 운동장에서 손톱 깎고 난 뒤 다음날 와서 찾아보자. 아마 불가능할 것이다. 이렇게 단단하고 매끈한 법랑질이 인체 내에서는 가장 강하지만 단 한 가지, 산(酸)에 대해서는 매우 약하다. 산이 묻으면 쉽게 부식되는 취약점이 있다.

법랑질 밑에는 치아의 대부분을 차지하는 상아질(Dentin)이라는 물질이 있다. 치아의 법랑질이나 상아질이나 사람의 뼈나 심지어는 입안에서 만들어지는 석회화 물질인 치석이나 그 성분은 비슷하며, 주로 칼슘(Ca)과 인(P)으로 구성되어 있고, 수산화인회석(Hydroxy Apatite) 구조라는 미세한 벌집 모양의 결정성 격자 구조로 짜여 있다. 성분이 같은데 왜 뼈와 치아는 그 단단한 경도가 다른가. 이는 수산화인회석 격자 구조의 치밀도, 즉 결정도(Crystalinity)가 각기 다르기 때문이다. 뼈는 다소 느슨한 결정도를 갖고 중간 중간에 미세한 구멍도 있으나 치아 상아질은 매우 치밀한 격자 구조를 가졌고, 치아의 최외각 층인 법랑질은 가장 치밀한 격자 구조를 가졌기 때문에 가장 단단한 것이다.

치아의 맨 밑층과 치아 뿌리는 백악질(Cementum)이라는 석회화 구조로 되어 있어 인근 골조직과 친화성을 갖고 잘 적응토록 되어 있으며, 치아의 내부에는 조그만 공간인 치수(Pulp)가 있다. 치수에는 이뿌리 끝에서부터 연결되어 전신의 혈관과 신경이 분포되어 있어 치아에 영양과 산소를 공급하고, 자극에 대해서 동통으로 느끼는 역할을 담당함으로써 치아가 살아있는 기관임을 나타낸다.

치아 길이의 2/3에 해당되는 치아 뿌리(치근: Root)는 일반 사람들이 생각하기에 잇몸 속에 박혀 있다고 착각하기 쉬우나 실제로는 치조골과 턱뼈 속에 박혀 있다. 뿌리가 깊은 나무가 비바람에 잘 견디고, 단단한 주춧돌 위에 세운 집 기둥이 오래가듯이 치아 뿌리도 깊이, 그리고 단단한 뼈 속에 파묻혀 있어야 한다. 치아의 뿌리(치근)는 일반적으로 앞니 부분은 한 개, 어금니 부위는 2개 또는 3개 박혀 있고, 뿌리가 가장 긴 치아는 송곳니이다.

치아 뿌리를 감싸고 있는 얇은 막을 치근막이라 하며, 뼈의 관절 주위가 힘줄(인대)로 쌓여 있듯이 치근에도 치주인대라는 매우 세밀한 힘줄이 여러 방향으로 붙어서 이웃 치조골과 연결되어 있다. 치주인대는 우리가 단단하고 질긴 음식을 깨물 때 치아가 과도한 힘을 받아도 치아가 상하지 않도록 쿠션 역할, 즉 힘의 분산 완화 작용을 담당한다. 만약 이것이 없다면 우리는 단단한 음식을 깨물 때마다 안면에 쾅쾅 울리는 동통을 느끼게 될 것이고, 치아도 젊은 나이에 다 깨져버리게 될 것이다.

턱뼈 중 치아를 감싸고 있는 부분을 치조골(Alveolar Bone)이라 하는데 치아 뿌리와 그 주위 조직이 아래위 턱뼈에 박혀 있도록 해주는 역할을 한다.

치아의 주위 조직 중 우리가 눈으로 볼 수 있는 부분은 잇몸(치은: Gingiva)인데 근육조직과 점막상피조직으로 구성되어 있다. 건강한 잇몸은 색깔이 연분홍색이며, 치아 사이에 끝이 날카로운 모양으로 단단히 부착되어 있어야 하나, 이런 경우는 일생 중 구강이 비교적 건강한 젊은 층에서 주로 볼 수 있다.

치아와 주위 조직인 치주는 한 번 망가지면 치료해도 다시 원래대로 원상 복구가 되지 않는다. 병이 생기면 계속 누진적으로 파괴되고 더 나빠질 뿐이다. 치과 치료를 받아도 젊었을 때처럼 원상으로 회복되지는 못하고 다만 그 질병의 진행을 멈추게 하고 치아 기능을 회복하여 음식을 씹을 수 있도록 만들어 줄 뿐이다. 그래서 뜻있는 치과의사들이 벌이고 있는 '자연 치아를 보호하고 아끼자'는 예방 운동이 더욱 값진 것이다.

2. 6세 구치

갓 태어난 아기는 치아가 없다. 왜 인간은 이가 없이 태어날까? 젖먹기 좋게끔 조물주가 생체 구조를 만들어 태어나게 한 것이다. 만약 방금 태어난 아기가 모든 치아를 가지런히 가지고 태어났다고 상상해보자. 일단은 아기가 귀엽지도 않고 성숙한 것이 좀 징그러워 보일 것이다. 그리고 엄마는 참 힘들 것이다. 젖 먹일 때마다 혹시나 깨물리지나 않을까 조심해야 하기 때문이다. 아기 입장에서도 만약 잘못 깨물기라도 했다가는 혼나고 쥐어 박혀서 힘들 것이다. 더구나 어려서 아직 말귀도 못 알아듣는 나이일 텐데 말이다.

그래서 갓 태어난 신생아는 치아가 없어야 세상 살기가 편하다. 대부분의 포유동물들은 태어날 때 치아가 없다. 간혹 돼지새끼는 갓 태어났을 때 젖니 몇 개가 나와 있기도 한데 어미돼지가 미련하게도 잘 참고 젖을 먹이는 경우도 있긴 하지만, 사람의 엄마는 그만큼 참을성이 없기에 차라리 아기가 이 없이 태어나는 것이 더 낫다.

사람의 치아는 유치(젖니)와 영구치(간니), 두 종류가 있다.

아기가 태어나서 6개월 쯤 되면 아래 앞니 두 개가 잇몸을 뚫고 올라온다. 이를 맹출(eruption)이라 한다. 그리고 얼마 지나지 않아 위 앞니 두 개도 나온다. 그리고 생후 1년이 되지 않아 모두 8개의 아래위 앞니가 다 나오며, 아기는 아무 물건이나 잘근잘근 씹어본다. 이제 서서히 젖을 줄이고 이유식을 먹여야 할 때인 것이다. 그 후 생후 2년

반(30개월) 동안 아래 위 각 10개씩 총 20개의 유치가 다 나오게 된다. 그 치아들로 3~6세의 유아기 시절 동안 잘 사용하다가, 초등학교에 입학하는 만 6세가 되면 처음으로 영구치가 나오기 시작한다. 흔히 사람들은 영구치도 앞니부터 나오는 것으로 착각하기 쉬우나 실제로는 유치열 맨 뒷 부위에서 영구치인 첫 번째 큰 어금니가 가장 먼저 나온다. 6세에 나오는 어금니라 해서 6세구치(六歲臼齒)라고도 한다. 사람에게서 가장 먼저 구강 내에 나오는 영구치로써 첫 번째 큰 어금니이다.

이 6세구치는 인간에게 매우 중요하다. 모든 치열의 기준이 될 뿐만 아니라 아동기의 초반 시기에 나와서 평생 동안 이 치아를 사용해야 한다. 가장 오랜 세월 동안 구강 내에 머물러야 하는 치아이다. 더구나 아동기에 단 것 좋아하고, 이도 잘 안 닦고 자고, 관리도 부실할 수 있는 일생 중 어려운 구강 환경을 맞아 잘 견디고 지내야 하는 6세구치는 결국 가장 잘 상하기도 쉽다. 어른이 되어 치과에서 치료받은 치아가 있다면 거의가 상, 하, 좌, 우 4개의 6세구치 중 하나나 둘 또는 모두 일 것이다. 치과 치료 건수의 상당한 비중을 차지하는 것이 바로 첫 번째 큰 어금니, 6세구치이다.

한편, 6세구치는 치과에서 참으로 효자 치아이기도 하다. 6세구치를 중요시 여기고 보호하자는 뜻에서 6과 '臼(구)'를 조합해 6월 9일을 치아의 날로 정하였다. 해마다 6월 9일 전후로 치아나 구강 건강에 대한 범국민적 캠페인도 많이 열린다.

만 6세부터 11세의 초등학교 아동기에, 앞니부터 6세구치 바로 앞의 유치까지 모두 20개의 유치가 빠지고 차례로 영구치로 바뀌어 간다. 이 시기를 유치와 영구치가 구강 내에 섞여 있다고 해서 혼합치열기라고 한다.

이 시기 중 대략 유치가 빠져야 할 시기보다 너무 일찍 빠지게 되면 양 옆의 치아가 그 자리로 밀려 들어와서 후일 영구치가 제자리에 나올 만한 공간이 부족하게 된다. 그러므로 유치도 치과의사와 상의

하고 방사선 사진을 찍어봐서 교환해야 할 적절한 시기에 뽑아주도록 해야 한다. 부득이한 사정으로 너무 일찍 유치를 뽑았을 경우에는 치과에서 유치가 빠진 자리의 간격을 유지해 주는 간격 유지 장치(Space maintainer)를 만들어 그 자리에 끼워 넣는 것이 좋다.

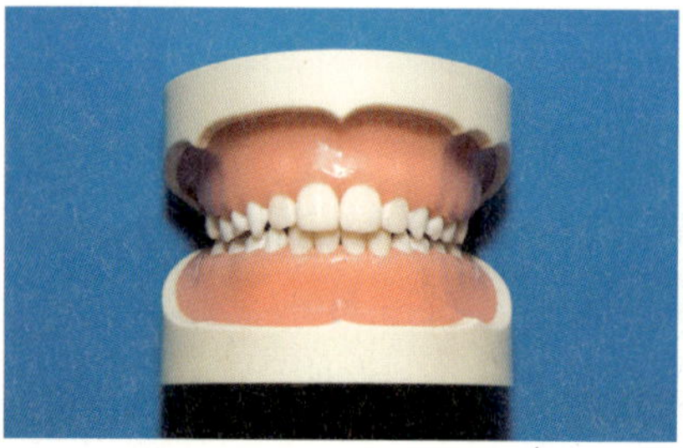

유치열(3-6세)

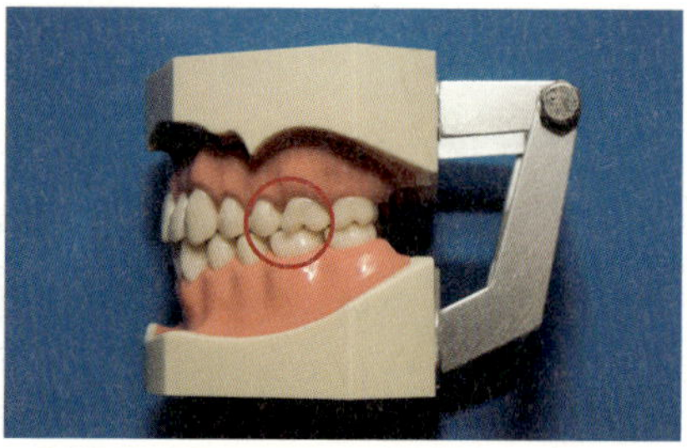

6세 구치(첫 번째 큰어금니:6세)

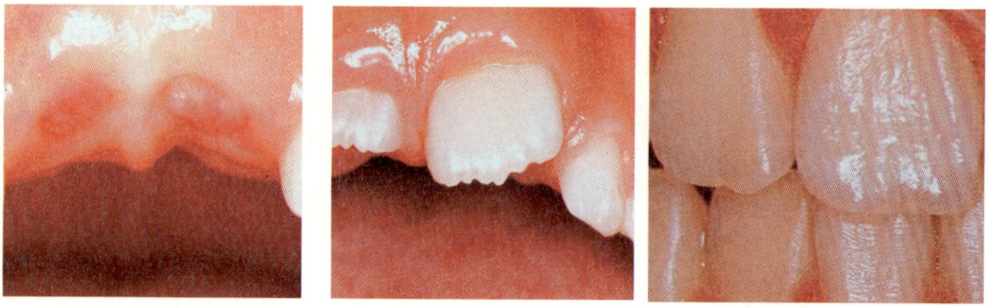

유치가 영구치로 교환되는 과정

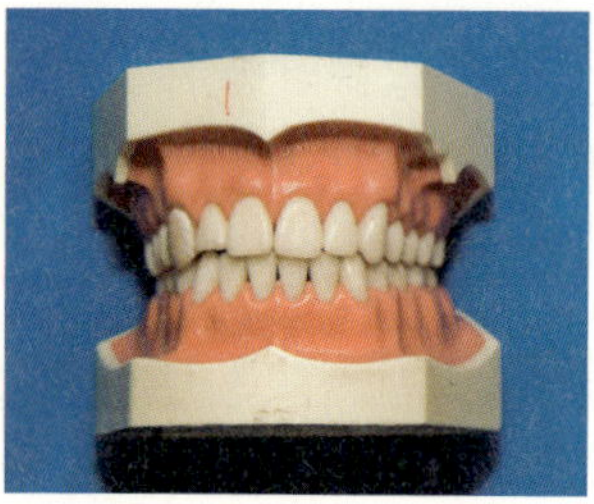

영구치열(12세 이후)

만 12세인 중학교 1학년 경에 두 번째 큰 어금니가 나와서 아래, 위 각 14개씩 모두 28개의 영구치열이 완성된다. 결국 사람의 영구치아 수는 28개이며, 중학교 1학년 연령인 만 12세경에 모두 나오게 된다.

20세 전후가 되면, 사랑니가 나는 사람도 있다. 사랑니는 세 번째 큰 어금니로써 사랑니가 나오는 사람의 비율은 약 절반 정도 된다. 그 중 윗 사랑니만 나오는 사람도 있고 아래 사랑니만 나오는 경우도 있으며 4개의 사랑니가 모두 나오는 사람도 있다. 4개가 모두 나오면 총 영구치아 수는 32개가 되는 셈이다.

고대 인류들은 대부분 32개의 치아를 모두 갖고 있었지만 인류가 진화하면서 부드러운 음식을 먹게 되고 턱뼈가 작아져서 치아가 과거만큼은 필요하지 않게 되었기에 점차 28개로 줄어들고 있다. 간혹 요즘엔 이보다 더 줄어서 26개 또는 24개인 사람들도 있다. 이런 사람들을 보면 앞으로 수백 년 후 우리 자손들의 인간상을 보는 것 같기도 하지만 치과의사들은 별로 반갑지 않을 것이다.

3. 씹어야 제 맛!

입을 다물면 아래 위 치아가 톱니바퀴 맞물리듯이 꼭 맞게 물린다. 이렇게 아래와 위 치아가 맞물리는 상태를 교합(Occlusion)이라고 한다.

일반적으로 교합 시 한 개의 치아는 반대편의 두 개의 치아와 접촉된다. 이것을 '1치대 2치의 관계'라 한다. 어금니 치아의 튀어나온 부분은 반대편 치아의 오목한 부위에 꼭 맞게 들어가도록 만들어져 있다. 입을 지그시 다물면 윗니가 아랫니를 덮게 되고 옆에서 보면 위 앞니가 수직이 아니라 앞쪽으로 튀어나오게 약간 경사져 있다.

치아가 맞물려서 음식을 씹게 되는데 이 힘을 교합압이라 한다. 씹는 힘은 생각보다 강하며 깨무는 힘 또한 매우 강하다. 사람이 독한 마음먹고 물어뜯을 때는 엄청난 힘을 발휘하기에 근육, 살점 심지어는 뼛조각까지 뜯거나 부러뜨릴 수 있다. 차력하는 사람들이 끈을 입에 물고 사람을 들어 올리거나 자동차를 끌어당길 수 있는 것도 교합압이 매우 크기 때문이다. 그러나 이렇게 무지막지한 교합압에도 불구하고 교합은 매우 미세하고 예민하다. 머리카락 두께인 0.01mm 정도의 미세한 두께도 감지해 낸다. 실제로 머리카락 한 올을 예민하다는 엄지와 검지 또는 중지에 놓고 한번 감각을 느껴보자. 물론 누구나 처음에는 그 두께를 감지할 수 있다. 그러나 계속 만지고 있으면 1분이 지나지 않아 본인이 머리카락을 잡고 있는 것인지 아닌지 구분이 잘 안 될 정도로 감각이 둔해진다. 그런데 머리카락을 아래와 위 치아 사이에 얹어놓고 씹고 있어 보자. 계속해서 머리카락 두께를 느끼게 되고 언제나 씹으면 입안이 불편해진다. 그러니 혹시나 식사 중 머리카락이 씹히면 금방 감지하고 꺼내지 않는가. 즉 교합은 깨물어서 손가락도 자를 만큼 강한 힘도 가졌지만, 머리카락 두께도 계속 감지해낼 정도로 예민하다. 치과 치료 중 인공치아나 충전으로 치아 대체물을 넣을 때, 평소 자신의 교합상태보다 머리카락 두께 만한 오차가 있어도 사람들은 씹는 데 불편을 느끼게 된다는 말이다. 그러니 치과의사들이 얼마나 정교한 일을 하고 있는지 짐작이 갈 것이다.

치아 배열 상태는 사람마다 다르고, 아래윗니 교합의 흔적인 치흔도 각기 그 자국이 다르다. 마치 지문이나 눈동자 색깔과 같이 어느 특정인을 감별해내는 주민등록번호와도 같다. 그래서 치아 배열 상태와 교합의 흔적인 치흔을 범죄 수사나 신원 확인에 사용하기도 한다. 대형 참사 시 많은 사람들이 희생되어 신원을 확인하기 힘들 때, DNA 유전자 감식을 통한 정밀 검사 이전에 1차적으로 법치학자들에 의한 초기 신원 분류가 이루어지기도 한다.

치아 배열은 아래윗니 치열 모두 둥글게 배열되어 치아 간에 서로 꽉 끼어 있다. 이렇게 끼어 있음으로써 한 치아에 큰 충격이 왔을 때 그 충격을 다른 치아들로 분산시켜 위험을 방지하기도 한다. 치아가 빠졌을 경우에는 오랜 기간이 지나면 빠진 양 옆의 치아가 빠진 공간 쪽으로 쓰러지게 되고 반대편 치아는 계속 내려와서 결국 도미노처럼 치아가 차례로 쓰러져 교합 체계가 엉망이 되고 만다. 그러므로 빠진 치아는 빨리 인공치아로 대치해 넣어야 교합 체계를 유지할 수 있다.

인체의 뼈 사이에는 관절이라고 해서, 튀어나오도록 생긴 뼈 모양과 오목하게 생긴 뼈 모양이 끼워져 연골과 얇은 판이 윤활 역할을 하며 뼈가 움직일 수 있도록 되어 있다. 아래위 턱뼈도 마찬가지로 귀 밑 부위에서 악관절(TMJ)로 연결되어 있다. 위턱은 얼굴뼈에 붙어서 고정되어 있지만 아래턱은 하방으로 움직이면서 입을 열고 닫으며 음식도 씹고 말도 하며 자연스런 교합을 이룰 수 있다.

그러므로 아래위 씹는 교합이 잘 맞지 않을 경우에는 바로 악관절에 불편을 느끼거나 심하면 통증도 유발하고, 귀 밑에서 달그락 거리는 소리도 날 수 있다. 입이 잘 안 벌어지거나 입을 벌리면 귀 밑에서 소리가 계속 나거나 통증이 생길 때, 또는 턱이 간혹 악관절에서 빠지는 경우에는 치과의사와 상담하고 정확한 진찰을 통해 치료해야 한다.

아래윗니를 움직이며 음식을 씹는 것이 아무것도 아닌 단순한 운동

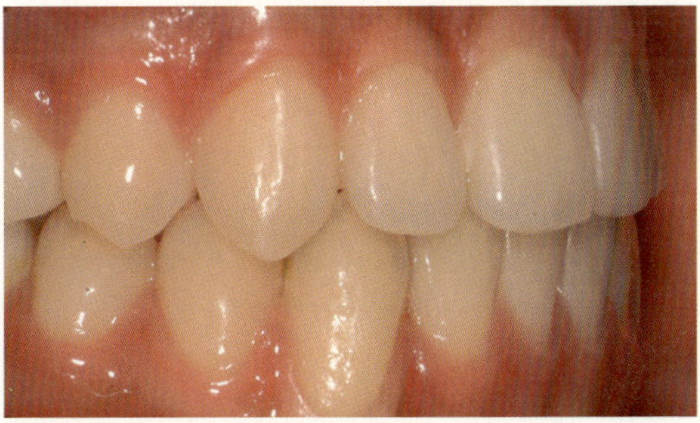

아래 위 치아의 정상적인 교합

동작 같지만, 알고 보면 상당히 복잡하고 정교한 것이다. 그러니 여럿이 모여서 다른 사람 뒷담화하며 함부로 남을 씹는 말을 하며 즐기는 쓸데없는 일은 삼가도록 하자.

제3장 충치

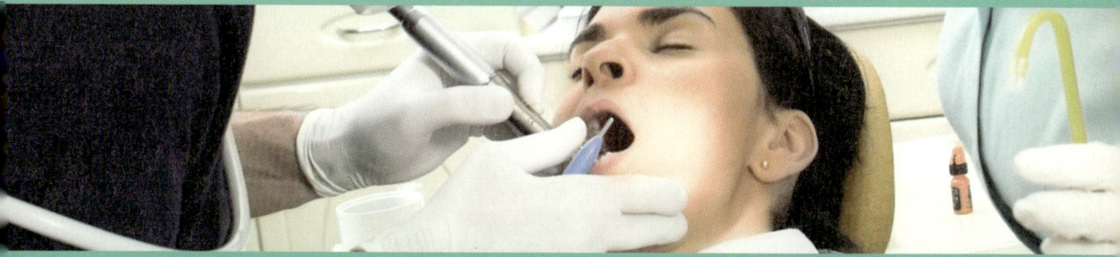

1. 구강병의 원흉, 치면세균막(프라그)
2. 충치의 발생 원인과 예후
3. 충치 예방
4. 식이 조절
5. 치아 홈메우기
6. 충치의 치료
7. 신경 치료(치수 치료)

1. 구강병의 원흉, 치면세균막(프라그)

음식을 먹고 나면 입안이 텁텁하다. 치아 표면에도 끈끈한 것이 묻어 있는 느낌이다. 몇 분 지나면 어느 정도는 타액이 씻어주지만, 치아와 치아 사이나 치아와 잇몸 사이에는 잘 씻어내어 주지 못한 채 끈끈한 피막이 그대로 남아 있게 된다. 손톱으로 긁어보면 무언가 끈적끈적한 것이 긁혀서 묻어나는데, 이것이 치면세균막이다. 치아 표면에 붙어 있는 세균들의 피막이란 뜻이다. 치아에 붙은 이끼 같은 물질이라 해서 일명 '치태(齒抬)'라고도 하며 영어로는 '플랙(Dental Plaque)', 독일어식 발음으로는 '프라그'이다.

누구나 음식을 먹고 난 후에는 이러한 치면세균막이 붙게 되고 특히 당 성분이 많은 음식을 먹고 난 후에는 더욱 많이 부착된다. 학술적으로는 구강 내 치아에 부착된 '얇은 막(Micro film)'이라고도 한다. 칫솔과 치약으로 이를 닦으면 대부분 없어진다. 그러나 치아의 세밀한 부위에는 일부가 계속 남아 있어 며칠이 지나면 그 부위에 계속 누적된다. 이러한 누적된 치면세균막이 바로 충치와 잇몸병 같은 기본적인 구강병을 일으키는 원흉이다.

치과에 가면 치면세균막을 검사하고 확인하기 위해 색깔을 구별할 수 있는 염색 용액을 면봉에 묻혀 치아에 발라보거나 색소 정제를 씹

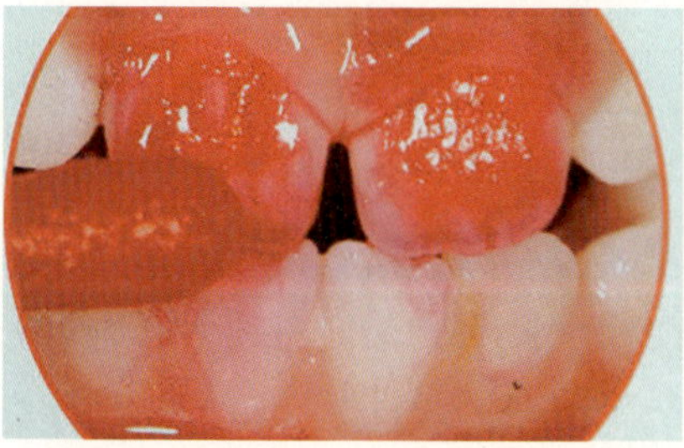
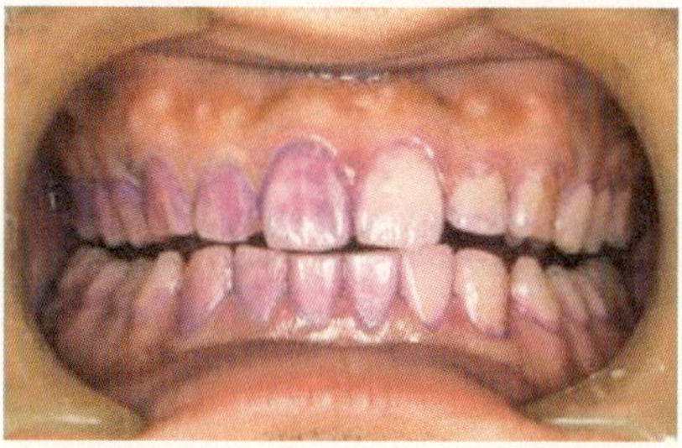

치면세균막 염색하는 모습과 염색 후 치면세균막

게 해서 치아에 염색약을 도포하게 해 본다. 그 후 물로 입안을 한 번 세정하고 나서 거울을 보면, 남아 있는 치면세균막들이 군데군데 치아에 묻어 있는 것을 쉽게 확인할 수 있다. 이를 올바르게 닦는 목적도 바로 이러한 치면세균막을 모두 없애기 위함이다.

어떤 치과에서는 치면세균막의 일부를 조금 긁어내어 위상차 현미경(Phase Contrast Microscope)으로 본인과 함께 살고 있는 세균들을 관찰해 보여주기도 한다. 일반 현미경으로는 세균들을 그대로 즉시 관찰할 수 없고 반드시 몇 단계에 걸친 특수 염색을 해야만 세균의 모습을 볼 수 있다. 이 과정에서 모든 세균들은 죽어 버리기에 일반 현미경으로 세균을 관찰하는 것은 결국 죽은 세균의 모습을 관찰하는 것이다. 그러나 위상차 현미경은 상을 달리한 피사체의 명암 차이를 상으로 나타내어 관찰하기 때문에 별도로 염색할 필요도 없고 실제로 살아서 활동하는 세균들을 그대로 볼 수 있게끔 만들어졌다.

치면세균막에서 각종의 많은 세균들이 움직이는 것을 위상차 현미경과 CCTV 모니터로 연결하여 쉽게 볼 수 있다. 세균들의 오글오글거리는 모습도 보여서 갑자기 끔찍해지기도 한다. 추산해 보면 1㎣의 양, 즉 침 한 방울의 양에 비교적 관리가 잘 되는 구강을 가진 사람이라도 치면세균막 세균이 약 10만 마리 정도 된다. 만약 하루 정도 이를 안 닦은 사람은 100만 마리 정도 되며, 2-3일 이를 안 닦아서 입에서 악취가 나는 사람은 아마도 1,000만 마리나 1억 마리 정도의 세균이 오글거리게 될 것이다. 자신과 함께 살고 있는 세균들을 위상차 현미경과 CCTV 모니터로 확대하여 보여주면 대다수의 환자들은 일단 그 양에 놀란다. 이를 꼭 깨끗이 닦아야 하겠다는 동기 유발도 되지만, 그 환자를 결벽증으로 만들 수도 있고 다정한 연인이나 부부를 멀어지게도 할 수도 있다. 입맞춤 전에 이를 닦는 습관이 생기는 사람들이 늘어날 것 같기도 하다.

이렇게 오글거리는 구강 세균들과 함께 살고 있다니 문제가 없을

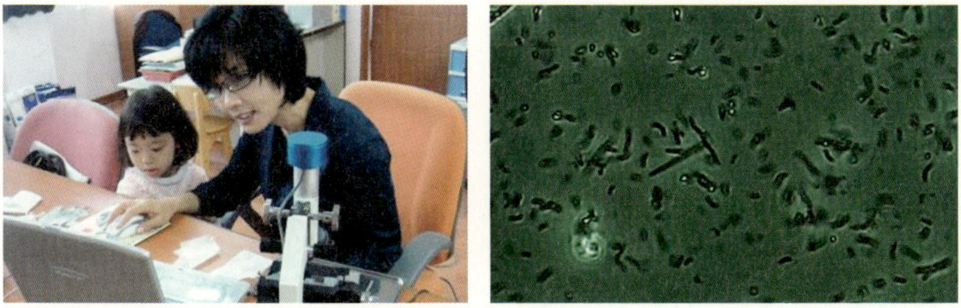

위상차 현미경으로 치면세균막을 관찰하는 모습과 치면세균막 내 세균

까? 괜찮다. 대다수 세균들은 우리와 함께 살아가는 상주균들이다. 너도 갖고 있고 나도 갖고 있고 모든 사람들이 함께 갖고 있는 세균들이다. 다만 그 양이 너무 많으면 이를 닦거나 양치용액을 사용하여서 그 양을 줄이면 될 것이다. 항상 세균들 상호간에 평형을 유지하도록 해 주는 것이 중요하다.

위상차 현미경 상 보이는 세균 중 좁쌀처럼 조그마하고 동그란 세균들을 구균(Cocci)이라 하고, 이 중 나란히 한 줄로 배열된 연쇄상구균 형태의 한 종류가 바로 충치를 일으킬 수 있는 뮤탄스(Mutans)균이다. 작은 막대기처럼 활발히 움직이는 간균(Bacilli) 중에는 유산균도 있어 충치의 원인이 되기도 하지만, 어떤 유산균들은 소화를 돕기도 하고, 김치를 익게 만들거나 야쿠르트를 만드는 데 활용하기도 한다. 길쭉길쭉한 막대나 실 모양의 균들은 실사균(Filament)이라 하는데 이 중에는 노인들의 치아뿌리에 충치를 유발하는 방사균도 있지만 주로 잇몸병을 잘 일으키는 세균들이 많다. 또한 수는 적지만 꼬불꼬불한 실처럼 활발히 움직이는 세균들을 나선균(Spiral)이라 하며 역시 치주병 발생과 관련이 깊다.

치면세균막 내 세균들이 당을 먹고 배설물로 산을 배출하면 이것이 치아 법랑질에 묻어서 치아가 부식되고 충치를 일으킨다. 또한 세균

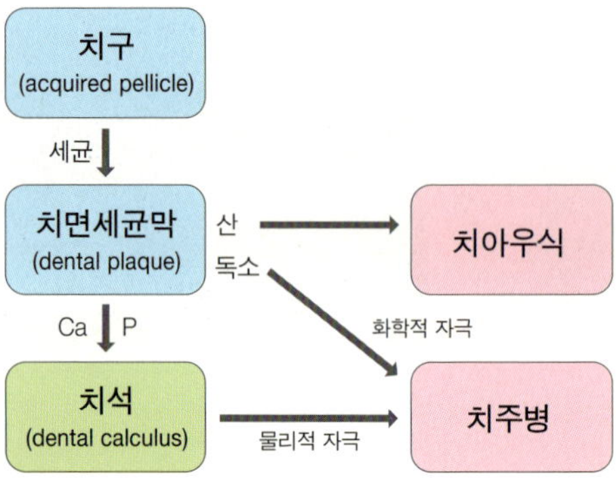

치면세균막의 구강병 발생 모식도

들이 독소를 내뿜어 인근 잇몸에 만성 자극을 주게 되면 잇몸에 염증을 일으켜 치주병이 발생된다. 그리고 누적된 치면세균막은 입안의 침 속에서 칼슘과 인 성분을 조금씩 흡수하여 점차 석회화, 즉 돌이 형성되어 치아면에 눌러 붙게 되는데 이것을 치석(Calculus)이라 한다. 이 치석은 인근 잇몸에 자주 스치면서 잇몸을 자극하여 염증을 일으키는데 이것이 치은염이다.

이러한 관계로 미루어 보아 기본적인 구강병인 충치(치아우식)와 잇몸병(치주병)은 근원을 찾아가보면 결국 치면세균막이 원인인 셈이다. 식사 후와 잠자기 전에 이를 깨끗이 닦아 치면세균막을 깔끔히 닦아낼 필요를 느끼게 될 것이다.

2. 충치의 발생 원인과 예후

충치는 산에 의해 치아 표면이 부식되는 현상이라고 설명한 바 있다. 우리가 음식, 특히 당 성분이 든 음식을 먹고 나면 치아 표면에 끈끈하게 얇은 막으로 부착되고, 여기에 구강세균들이 모여 사는 것이 치면세균막(프라그)이라고 설명하기도 했다.

그런데 문제는 구강 세균들이다. 이 중 충치를 일으키는 세균은 현미경으로 보았을 때 좁쌀처럼 동글동글한 구균 형태가 나란히 일렬로 붙어살고 있는 연쇄상구균인 뮤탄스균(Streptococcus Mutans)이다. 이러한 세균들도 먹어야 살고 영양분을 섭취해야만 살아갈 수 있다. 그 영양소가 되는 것이 바로 당분이다. 사람은 다당류인 밥을 먹으면 곡물에 있는 탄수화물이 분해되어 설탕과 같은 이당류가 되고 마지막으로는 단당류인 포도당으로 인체 내에 흡수가 되어 그 힘들로 살아가는 것인데, 이 뮤탄스균들은 바로 이당류인 설탕을 주 음식으로 먹으며 살아간다. 우리가 먹는 당 성분 중 극히 작은 양을 뮤탄스균들에게 좀 나누어 준다고 해서 우리에게 큰 손해를 끼치는 것은 없다.

그러나 모든 생명체들은 먹은 만큼 배설을 해야 한다. 이것이 문제이다. 사람도 음식을 먹으면, 소화 후에 오줌도 누고 대변도 보고 방귀도 뀌듯이 이 조그만 미세 세균도 비슷한 대사 과정을 한다. 뮤탄스균들이 설탕을 먹고 오줌을 누는 것이 산이다. 방귀를 뀌는 것이 독소이고 대변을 보는 것이 덱스트란이란 끈적끈적한 물질이다. 조그만 세균들이 내뿜는 산은 극히 미량이지만 수만 아니 수백, 수천만 마리의 세균들이 계속 내뿜은 오줌은 산 한 방울이 될 수도 있다. 더구나 치면세균막이 잘 닦이지 않고 덱스트란이라는 끈끈한 물질을 내뿜어서 미세한 치아 부위에 장기간 붙어 있을 경우, 해당 치아 부위는 늘 산에 젖어 있게 되고, 치아 표면이 산에 의해 침식을 당한다. 이렇게 되면 치아 성분인 칼슘과 인이 녹아나가고 치아가 하얗게 부식되는데 이것이 바로 충치이다.

그러므로 충치는 색깔이 하얗다. 그런데 구강내에 생긴 충치는 검은색이거나 진한 갈색인데 왜 그럴까. 때가 타서 그렇다고 설명하면 이해가 쉬울 것이다. 구강내의 각종 이물질이나 음식 먹을 때 생긴 미세 색소들이 침착되어 그 부위가 까맣게 보이는 것이다.

충치는 일반적으로 어금니의 씹는 면에 있는 오목한 틈에서 가장 많이 발생한다. 그러나 치아와 치아 사이에도 상당히 많이 발생되고 있다. 젖니나 간니의 위 앞니 사이나, 어금니 사이에 가끔 충치가 발생되어 있는 것을 발견할 수 있다. 또한 장년기나 노년기에서는 치아와 잇몸 사이 경계부의 치아 뿌리 쪽에 가끔씩 우식증이 발생되어 있는 것을 볼 수 있다.

충치가 발생하면 처음에는 아무런 증상이 없다. 치아 표면에 검은 점이나 선이 생긴 것 같지만 아프거나 불편한 점이 없기에 이 때 치과에 찾아오는 사람은 거의 없다. 사실 이 때 치과를 찾아서 예방을 하거나 초기 치료를 하면 매우 간단하게 해결될 수 있는데 사람들은 때를 놓치는 우를 범한다.

수개월 정도 지나면, 치아 표면이 삭아서 작은 구멍이 생기게 되고 이 구멍은 점점 커지게 된다. 찬 물이나 단 것을 먹으면 찌릿한 느낌이 오나, 다시 따뜻해지거나 단물이 없어지면 또 아무렇지도 않다. 사람들은 아마도 저절로 잘 낫겠지 하는 안이한 생각을 하면서 치과에 잘 오지 않는다. 이때라도 치과에 와서 드릴로 충치 부분을 파내고 금속이나 합성수지로 그 자리를 메우면 간단히 치료가 될 것을 말이다.

6개월 정도 지나면 치아는 더욱 부식되고, 구멍은 깊이 뚫어져서 신경 조직이 있는 치아 내부의 치수에 근접해 들어간다. 이때부터는 가만히 있어도 아프기 시작한다. 흔히 자발통이라고 한다. 특히 정신없이 바쁜 낮 시간보다는, 조용히 쉬거나 자려고 하면 치아가 쑤시기 시작한다. 시험공부를 하려고 하면 더 신경 쓰이고, 밤잠도 설치게 된다. 보통 이럴 때 치과에 오지만 이미 상당히 때가 늦었다.

일단 우식이 치수의 신경에까지 침범하게 되면, 치수 내 신경을 제거하고, 수일 동안 치수 내부를 소독하는 치료를 받아야 한다. 수일 동안 치료 후 완전히 치료가 되면 치과 재료로 치아 내부와 뿌리 속까지 완전히 채워주는 신경 치료를 받아야 한다. 이렇게 신경 치료를 받은 치아는 이미 생명력이 없는 치아이기 때문에 쉽게 부서지는 경향이 있어 결국에는 금속으로 치관을 만들어 철모를 씌우듯이 씌워주어야 사용할 수 있다.

그런데 우리나라 사람들은 참으로 참을성이 강한 민족이다. 이 지경이 되어도 끙끙거리며 아픔을 참고 치과에 오지 않는 사람도 있다. 정말로 대단한 참을성을 가진 사람이고 미련한 사람이다. 충치가 치아 외부로부터 신경이 있는 치수까지 들어가는 데는 6개월이 소요되나, 일단 치수내 신경에 침범되어 아프게 되면, 치수로부터 치아뿌리 끝까지 퍼져 내려가는 데는 불과 3일이 채 걸리지 않는다. 이 과정에서 통증이야 말할 것도 없고 계속 참게 되면 치아뿌리 끝에 있는 턱뼈가 곪기 시작하고 고름주머니가 생긴다. 볼이 붓고 열이 나며, 주기적으로 오는 격렬한 통증 때문에 도저히 참을 수 없게 된다. 이 경우 할 수 없이 치과에 찾아오는 환자들 중에는 얼음을 물고 오거나 얼굴에 압박 붕대를 싸매고 오기도 한다. 늦어도 너무 늦었다. 이 경우에도 신경 치료로 치아를 유지하는 경우도 있지만, 대부분의 경우 치아를 더 이상 치료할 수 없어 뽑게 되는 경우가 많다.

영구 치아를 뽑고 나면 다시 재생되거나 나오지 않는다. 이제부터는 자신의 치아 없이 인공치아나 틀니로 살아가야만 한다. 손가락 하나를 잘랐을 경우에는 큰 일로 생각하지만, 치아 하나 없는 것은 대수롭지 않게 생각하는 사람들이 더러 있다. 둘 다 자신의 장기를 잃어버린 장애인으로 생각해야 한다.

충치를 치료했더라도 안심하면 안 된다. 치료하고 수복한 충전물이 깨지거나 충전물과 자신의 치아 표면 사이에 열전도율과 팽창·수축률이 달라 오래 쓰다보면 틈새가 생긴다. 이로 인해 2차적 우식이 잘 발생한다. 즉 치료했던 치아에 또 다시 충치가 재발할 수 있는 확률이 더 높다는 말이다.

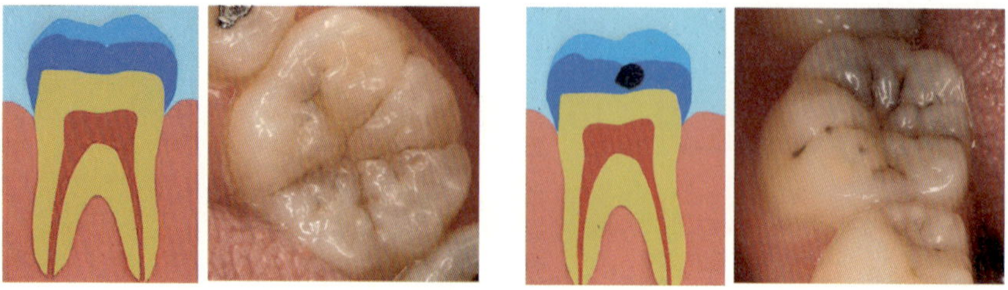

건강한 치아(예방)와 초기 단계 충치 (법랑질에만: 우식 삭제 후 예방 가능)

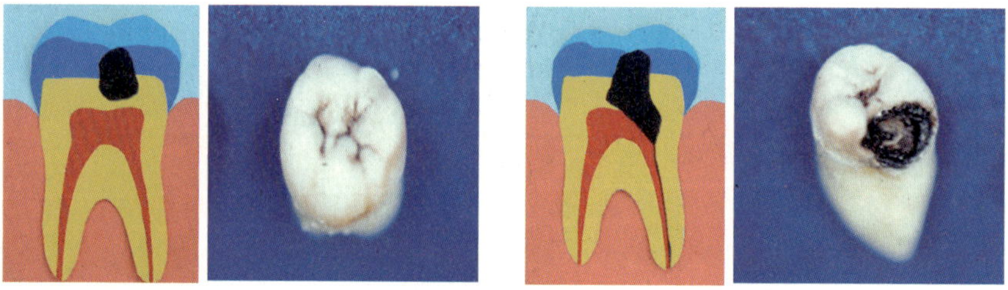

진전된 충치(상아질까지: 충전)와 치수까지 침범된 충치(치수까지: 신경 치료)

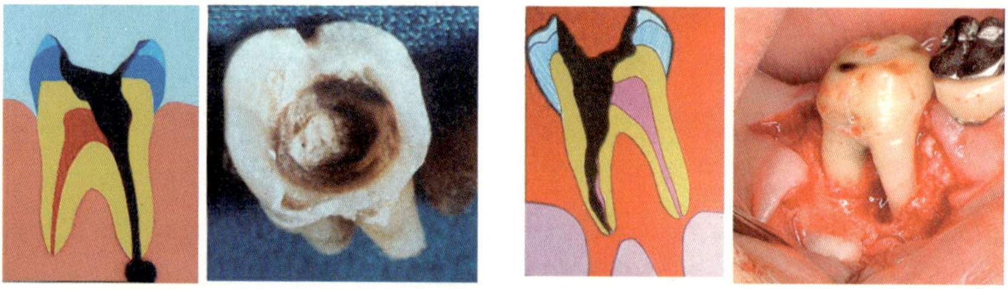

치근단(이뿌리 끝)에 생긴 고름주머니와 치아를 뽑는 모습

충치 치료를 다 해주고 나면 가끔 환자들은 '이렇게 치료된 것은 얼마나 오래 쓸 수 있느냐, 평생 갈 수 있느냐'고 묻는 경우도 있다. 언제 돌아가실지도 모르면서 평생 쓸 수 있음을 예견하기도 어렵지만 일찍만 돌아가신다면 평생 사용을 보장할 수도 있겠다. 하여간 치료

하였다고 안심하지 말고, 치료받은 치아는 다시 충치가 걸릴 확률이 더욱 높기에 정기적으로 치과에 들러서 주기적 검진을 받아야 한다.

3. 충치 예방

모든 질환이 그러하듯 질병이 발생된 후 치료하는 것보다는, 아예 생기지 않도록 예방하는 것이 더욱 중요하다. 충치는 환자나 치과 의료인의 노력 여하에 따라 충분히 예방이 가능하며, 비교적 예방이 확실한 질환이다. 충치 예방은 환자가 가정에서 할 수 있는 가정 우식 예방 관리와 치과 병의원에서 할 수 있는 전문가 우식 예방 관리로 나누어 볼 수 있다.

1) 칫솔질

치아우식은 구강내 부착된 치면세균막(치태, 플라그) 내의 산생성균(acid product micro-organism)에 의해서 생성된 산이 치아 표면을 탈회시키는 과정에서 발생한다. 따라서 이러한 치면세균막을 제때에 닦아서 제거하면 치아우식은 발생하지 않는다. 그러므로 치면세균막을 제거하는 것이 이를 닦는 주목적이다. 이런 치면세균막은 육안으로 확실히 관찰하기 어렵기 때문에 이를 닦을 때는 가끔씩 치면착색제를 사용하여 치면세균막을 빨갛게 착색함으로써 효과적으로 닦을 수 있다. 치면세균막은 일반적으로 식사 후 음식물 미세 찌꺼기가 치아 표면에 붙고 여기에 구강 내 세균이 합쳐진 형태이므로 식사 전에 이를 닦는 것은 보건학적 측면에서 전혀 무의미하다. 그러므로 식사 후와 취침 전에 반드시 이를 닦아야만 충치를 예방할 수 있다.

'3 · 3 · 3 운동'이라는 말이 있다. 즉 하루 세 번, 식후 3분 내, 3분 동안 이를 닦자는 말이다. 이를 닦을 때 많은 사람들이 습관적으로 치열의 옆면을 따라 옆으로 문지르는 횡마법을 사용하는데 이러한 방법으로는 치면세균막을 치아와 치아 사이(치간)에 오히려 더 많이 끼워 넣는 결과를 초래한다. 치간 우식을 유발시킬 우려도 있고, 수십 년간 이러한 방법을 사용할 경우 치경부가 닳아서 치경부 마모증과 과민성 치아를 유발시킬 가능성이 높으므로 이러한 횡마법 칫솔질은 하루빨리 바꾸는 것이 좋다.

대한구강보건협회나 미국치과의사협회(ADA)는 일반 대중에게 올바른 이닦기 방법으로 회전법을 권장하고 있다. 회전법이란 칫솔을 잇몸 깊숙이 위치시키고 치아의 교합면(씹는 면) 쪽을 향하여 손목을 돌리면서 쓸어내리거나 올리는 방법이다. 전치부(앞니 부위) 안쪽에는 칫솔을 구강내로 곧바로 넣고 치아 경사도를 따라 비스듬히 세운 다음, 구강 내에서 구강 밖으로 큰 원을 그리듯이 훑어낸다. 구치부(어금니 부위)의 음식을 씹는 교합면은 칫솔을 전후로 왕복 운동을 하며 치아를 닦는다. 이러한 방법은 숙달하기도 크게 어렵지 않으며, 치면세균막 제거 효과가 높고 잇몸 마사지 효과도 좋다. 또 치경부 마모증과 같은 부작용을 일으키지 않는 방법이라 일반 국민에게 권장하는 칫솔질 방법으로 선정된 것이다. 특히 소아들에게는 칫솔질 시 충치 예방을 위하여 불소가 함유된 치약을 사용하도록 권장한다.

2) 불소 복용

불소는 맛도 없고 색깔도 없고 냄새도 없는 기체이나, 자연 상태에서는 화합물 형태로 존재한다. 불소는 치아에 결합되면 치아 법랑질 결정 구조인 수산화인회석(OH-Apatite) 구조를 불화인회석(F-Apatite) 형태로 일부 변화시켜 치질의 강도를 높이고, 산에 대한 내산성을 높여 치아우식을 예방한다.

충치 예방을 위한 불소 사용에는 극미량의 불소를 복용하는 방법과 치과 병의원에서 치아 표면에 비교적 고농도의 불소를 도포하는 방법이 있다. 불소 복용은 충치 예방에 효과가 높은 방법으로, 국가에서는 보건 정책의 일환으로 각 도시의 상수도수에 극미량의 불소를 타서 본인도 모르게 자연스럽게 먹이는 방법이다. 현재 우리나라에서는 1981년부터 시범적으로 청주시와 진해시의 상수도수에 0.8ppm의 농도로 불소를 타고 있으며, 그 결과 청주시 아동과 진해시 아동의 충치 예방 효과가 상당히 큰 것으로 보고되고 있다. 그 후 보건복지부는 수돗물불소농도조정사업을 국가 구강보건 사업으로 정하고 확대 실시에 노력을 기울인 결과 2000년도에는 34개 도시에서 시행하는 성과를 이루었다.

그러나 오늘날 주민들이 자연주의에 대한 인식이 높아지고, 수돗물 대신에 생수나 다른 음료수를 복용하는 비율이 점차 높아지고 있다. 이것이 상수도수 불소화 사업에 대한 호응도를 다소 낮추는 요인이 되기도 한다. 그 결과 도시에 따라서는 주민들의 반대로 수돗물불소농도조정사업이 축소되어 오늘날 약 20개 도시에서 실시하고 있다고 발표되었으나 실제로는 10여 개 도시에서만 실시하고 있는 실정이다. 세계보건기구(WHO)에서는 세계적으로 국가 차원에서 실시하는 가장 효과적인 충치 예방법으로 상수도수 불소화 사업을 손꼽고 있다. 최근 유럽에서는 수돗물보다는 우유나 소금에 불소를 넣은 제품들을 생산 판매한다. 원하는 소비자들이 구매할 수 있도록 불소우유나 불소식염이 개발되어 있어 수돗물불소농도조정사업의 차선책 대안이 나오기도 했다.

그 외에 각 제약 회사들에서 생산 시판하는 영유아용 영양제에 불소 화합물을 미량 첨가시킨 약제가 많이 나와 있어서 매일 복용시키기도 한다. 1~2세에 0.25mg, 3~4세에 0.5mg, 6세에 1.0mg 정도를 매일 복용시킬 때 충치 예방 효과가 큰 것으로 보고되고 있으며, 현재 우리나라에서도 몇 개의 제약 회사에서 이러한 제품을 시판 중에 있다.

3) 치과에서 불소 코팅

간혹 자동차 정비소나 도료 칠 중에 불소 코팅이라는 광고를 보기도 한다. 불소는 산에 대해서 견디는 힘이 강하므로 대부분의 페인트에는 불소가 함유되어 있어 철판에 칠했을 때 산성비나 오염에 덜 부식된다. 이 원리를 치아 부식 방지에 적용시킨 것이 불소 도포이다. 치과에서 전문가가 하는 충치 예방 관리의 대상자는 충치가 많이 발생할 가능성이 있는 환자이다. 대한치과의사협회의 수십 년간 조사한 결과를 보면, 우리나라에서는 주로 3세부터 25세 정도까지의 연령층에서 충치 발생이 급증함을 볼 수 있다. 그리고 청장년기가 되어서는 완만하게 발생되다가 노년층에 와서 치아의 뿌리 부분에 충치(치근우식:root caries)가 발생되므로 다시 약간씩 높아진다. 그러므로 치아우식 예방의 대상자는 유아, 소아, 청소년 및 이른 청년기라고 할 수 있고, 아울러 노인층도 포함된다.

우리나라의 사회 여건상 청소년 시기에는 입시 공부 관계로 치과에서 전문가에게 이러한 예방 진료를 받지 못하기 때문에 보건학적인 측면에서 참으로 안타까운 일이다. 더욱이 우리나라의 치과계 자체에서도, 해방 후 지금까지 병이 생겼을 때 하는 치료 분야와, 빠진 치아를 인공 치아로 만들어 넣어 주는 재활치과 분야의 하나인 보철 진료에 주력하여 관심을 집중한 나머지, 환자의 진정한 구강 건강 수준 향상을 추구하는 예방치과 진료는 실질적으로 잘 시행하지 못하였다. 최근의 선진국형 치의학 발전 방향을 살펴보건대, 치과 진료는 아예 병이 생기지 않도록 진료하는 예방 위주로 환자 관리를 하는 것이 진정으로 환자의 구강 건강을 증진시킨다는 개념을 갖고 예방치과 진료에 주력하는 것이 세계적인 추세이다. 따라서 앞으로 우리나라에서도 치아우식 예방 진료에 대한 치과계와 국민들의 관심과 노력이 필요하다.

치과에서 비교적 고농도(2%)의 불소를 치아 표면에 도포하게 되면 치아의 질이 단단하게 된다. 또한 치아 표면의 산에 대하여 저항하는 힘이 커져서 결과적으로 치아우식을 예방할 수 있다.

치과 병의원에서는 국소 도포용 불화물로써 아동에게는 2% 불화나트륨(NaF)을 많이 사용하고, 성인에게는 10% 불화석(SnF2)을 주로 사용한다. 근래에는 1.23%의 산성 불화인산염(APF)이나 유기 불화합물의 젤 타입 형태를 아동과 성인 모두에서 사용하기도 한다. 이러한 불소 국소 도포는 여러 회 걸쳐서 바르도록 하는 것이 좋으며 충치가 발생될 가능성이 있는 3세부터 20세 전후까지 매년 정기적으로 바르도록 하는 것이 좋다.

치과에서 불소 도포하는 과정은 불소 용액이나 불소 바니쉬를 면봉에 묻혀 4분 동안 전체 치아에 반복 도포하는 고전적인 방법도 있지만, 치아와의 결합률을 높이기 위해서 치과 진료실에서는 젤 형태의 불화물이나 바니쉬, 또는 이온 도입 방법을 사용한다.

이온 도입 방법은 불화나트륨(NaF) 용액을 Na+이온과 F-이온으로 분리시킨 다음, 환자의 몸에 100~200㎂의 약한 정전기를 흘리면서 F-이온을 더욱 많이 결합시키는 방법이다. 불소 국소 도포의 우식 예방 효과는 일반적으로 30~50% 정도로 보고되어 상당히 높은 효과가 있다고 알려져 있다. 이웃 일본에서는 전국의 모든 6세 미만 아동은 관할 보건소 치과에 가서 매년 예방 접종을 하듯 우식 예방을 위해 불소 국소 도포를 받도록 하고 있다.

치과 의원에서 시술하는 불소 국소 도포와 함께, 가정에서 매일 0.05% 불화나트륨 용액으로 불소용액 양치(fluoride mouth rinsing)를 하는 것도 효과적이다. 칫솔질이 끝난 후 입안을 물로 잘 헹구어 내고, 0.05% 불화나트륨 용액을 약 10cc 정도 1분간 입안에 물고 있다가 뱉게 한다. 불소 양치 용액을 물고 있는 과정에서 약한 농도의 불소가 치아에 결합되므로 보다 좋은 치아우식 예방 효과를 나타낸다.

이러한 불소 용액 양치 사업은 10여 년 전부터 보건복지부가 권장한

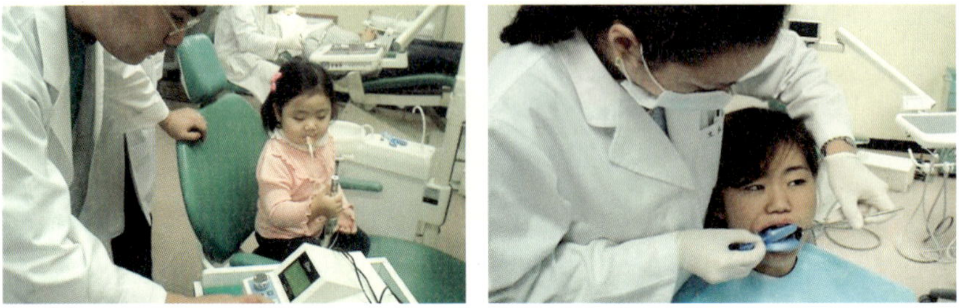

이온(좌)과 젤(우)을 사용하여 불소 도포할 수 있다.

학교 구강 보건 사업의 하나로, 현재 전국의 700여 초등학교에서 아동들에게 점심 식사 후 실시하도록 지정된 사업이기도 하다.

아동에 있어서는 치과에서 불소 도포를 하고, 각 가정에서는 불소 화합물이 함유된 치약을 매일 사용토록 권장한다. 칫솔질을 할 때 불소치약을 사용하여 칫솔질에 의한 치면세균막 제거 효과와 함께 치약에 묻은 불소 성분이 치아에 국소 도포되므로 치아우식 예방 효과를 더욱 높일 수 있다.

불소 국소 도포는 치아우식도 예방하지만 30~40대에 잘 나타나는 시린니를 둔화시키거나 예방하는 효과도 있다. 그러므로 오랜 세월 동안 이를 닦을 때 칫솔을 옆으로 문지르는 횡마법으로 칫솔질을 해서 찬물이나 찬바람에 치아가 시리거나 온도 자극에 과민할 경우, 초기에는 불소 화합물을 해당 부위에 여러 가지 방법으로 수차례 반복하여 도포함으로써 상당히 완화 효과를 보기도 한다.

불소를 사용하면 치아우식은 어느 정도 예방할 수 있다. 불소를 이용한 치아우식 예방법을 정확히 알고, 확신을 갖고 치과에 가서 불소 도포를 하면 치아우식을 예방할 수 있다.

4. 식이 조절

충치는 치면세균막(플랙)에 의해 발생된다. 치면세균막 내의 세균 중 특히 St.뮤탄스균에 의하여 산이 만들어지는데, 이러한 뮤탄스균은 에너지원으로 이탄당인 설탕을 주로 섭취하고 있다. 이로 인하여 설탕 섭취가 충치의 원인이라는 논리가 성립된다.

설탕의 섭취 빈도가 섭취량보다 충치 발생에 더 많은 영향을 끼치므로 되도록 아동들에게 설탕 성분이 든 간식품 섭취 빈도를 줄이게 하는 방안이 필요하다. 또한 각 식품별 충치 유발 지수는 식품의 당도와 점착도가 관련이 있기 때문에 끈끈하거나 음식을 씹었을 때 미세 분말이 치아 표면에 많이 부착되는 식품, 즉 비스킷이나 초콜릿, 웨하스 등 간식은 피하는 게 좋다. 반대로 과일이나 채소와 같은 청정 식품이나 우유와 같은 단백질이나 칼슘 성분이 많이 함유된 보호 식품을 권장한다.

치아 건강과 관련하여 각종 식품을 보호 식품, 청정 식품, 우식성 식품으로 구분할 수 있다. 보호 식품은 치아를 튼튼히 하는 데 기여하는 식품이고, 청정 식품은 입안을 깨끗이 할 수 있는 식품이며, 우식성 식품은 치아우식을 유발시킬 수 있는 식품을 말한다.

치아에 좋은 식품	충치를 발생하는 식품
물, 토마토, 치즈, 딸기, 우유, 말린 다시마, 요구르트, 등푸른 생선, 양파, 두부	젤리, 캐러멜, 사탕, 탄산음료, 비스킷, 오렌지주스 등 당도나 산이 많음 음식
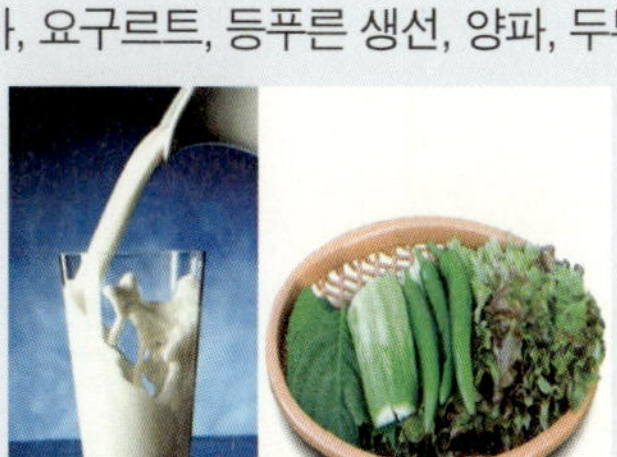	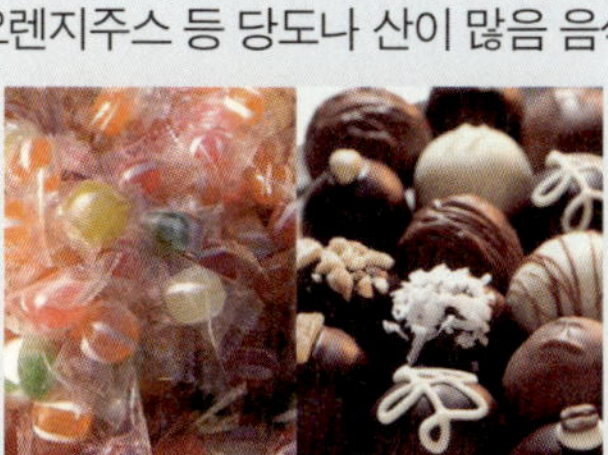

우유는 칼슘과 단백질이 많아서 치아의 발생 및 발육 과정에 많은 도움을 주기 때문에 아기 때 충분히 먹이면 치아 건강에 좋다. 생선, 두부도 단백질이 많아서 치아 건강에 이로운 음식이다. 특히 멸치와 같이 뼈째 먹는 생선은 치아가 형성되는 과정에 좋은 역할을 해준다. 사과, 귤, 배 같은 과일은 식사 후 치아 사이에 끼어 있는 음식물 찌꺼기나 치면에 붙어 있는 치면세균막을 어느 정도 닦아낼 수 있는 청정 식품이다. 야채도 청정 식품의 하나로 식사 중에 자주 많이 섭취하는 것이 우식 예방에 좋다.

엿이나 사탕과 같이 당분으로 만들어진 식품은 점착도가 높고 당의 함량이 많기 때문에 산을 생성하는 정도와 시간이 많아 우식성 식품에 해당한다. 아이들이 좋아하는 초콜릿 같은 식품도 당분이 많고 치아에 오랫동안 부착되는 대표적인 우식성 식품이다. 과자류나 비스킷은 탄수화물로 되어 있지만 입안에서 분해되어 당을 생성한다. 분말의 입자가 곱고 치아에 점착도가 높아 우식 유발 지수가 높다. 빙과류나 청량음료는 비교적 설탕 성분이 많고 수소이온 농도 지수가 낮아서 치아를 부식시킬 가능성이 있기 때문에 너무 자주 먹지 않도록 해야 한다. 결국 설탕은 가급적 먹지 않아야 할 기호 식품이다. 그러나 단맛이 들면 마약처럼 끊기 어렵다. 가능한 설탕을 조금만 먹도록 노력해야 한다. 커피를 마실 때도 설탕은 넣지 말도록 하자.

5. 치아 홈메우기

치아 홈메우기(치면열구전색: pit & fissure sealing)란 충치가 발생하기 쉬운 어금니 씹는 면에 있는 좁고도 깊은 골짜기를 플라스틱 치과 재료로 미리 막아 주는 충치 예방법을 말한다.

어금니의 씹는 면을 확대해 보면 좁고 깊은 골짜기들이 많다. 이러한 좁고 깊은 홈에 충치가 주로 발생한다. 이러한 홈들은 치아가 만들어지는 과정에서 생긴 틈으로, 치아의 씹는 작용에는 아무런 역할을 담당하지 못하기 때문에 예방적 차원에서 그 틈새를 메우는 성형을 하는 것이다.

치아 홈메우기는 큰 어금니와 작은 어금니, 젖니의 어금니 중에서 씹는 면에 좁고 깊은 골짜기를 가진 치아만 대상이 된다. 치아의 좁고 깊은 골짜기에 미세한 음식물 찌꺼기나 치면세균막이 들어가 막히면 이것은 칫솔질로 잘 닦이지 않는다. 치아면 골짜기에 박힌 치면세균막들은 산을 형성하여 점차 치아 내부를 부식시키게 되는데 이를 방치하면 충치가 발생한다.

그러므로 이러한 좁고도 깊은 치아면의 골짜기를 예방치과 재료인 플라스틱 재료로 그 입구를 봉쇄함으로써 치면세균막이나 음식물의 미세 찌꺼기가 치아 내부로 들어가지 못하게 하는 방법이다.

치아 홈메우기 재료는 일반적으로 플라스틱과 같은 합성수지 제품을 사용한다. 재료의 종류에 따라서 치아와 비슷한 색깔인 흰색도 있고, 전색제의 탈락 여부를 잘 알 수 있는 붉은색이나 오렌지색도 있으며, 치질(상아질)과 구별할 수 없는 투명한 열구전색 재료도 있다.

대부분의 치아우식증은 어금니의 작은 틈새인 치아의 씹는 면에서 발생하며, 씹는 면 중 열구나 소와(fissure & pit)에서부터 시작된다. 이러한 사실에 주안점을 두어, 치아우식을 예방하기 위해서는 열구나 소와를 미리 덮는 전색술의 착상을 하게 된 것이다. 전색(sealing) 시술의 발달은 결국 전색제(sealant)의 개발 및 발전과 동일하다고 할 수 있다.

치아 홈메우기는 합성수지 제품을 잘 섞어서 산으로 부식된 치아의 씹는 면에 있는 좁고 깊은 골짜기에 잘 채워 넣은 다음 해당 부위에 가시광선을 쬐어 재료를 굳힘으로써 시술이 끝나게 된다. 시술 시간은 5~10분 정도 걸린다. 작은 어금니와 큰 어금니의 깊은 골짜기가 있는 부위를 중심으로 전색제를 잘 채워 넣어 주어 쉽게 떨어지지도 않고 음식을 씹는 데 불편이 없도록 한다.

전색 재료를 중합하는 방법은 제품에 따라 화학적 합성에 의해서 굳는 자가 중합을 하는 방법과, 강한 빛을 쬐이면 굳는 광중합 방법이 있는데 일반적으로 치과 진료실에서는 광중합 방법을 흔히 사용한다. 즉 시술한 전색 재료에 자연광이나 헬륨광을 20~30초간 쬐임으로써 시술 시간을 단축하고 전색제를 더욱 단단히 부착시킬 수 있다.

치아홈메우기는 부위를 절단하여 현미경으로 관찰하면 치아의 깊은 골짜기가 메워져서 골이 완만해진 것을 관찰할 수 있다. 그리고 이러한 치면열구전색제는 치아의 깊은 골짜기 속에 다 채워지는 것이 아니라 홈의 입구를 봉쇄함으로써 골짜기 속 깊이 이미 들어간 치면

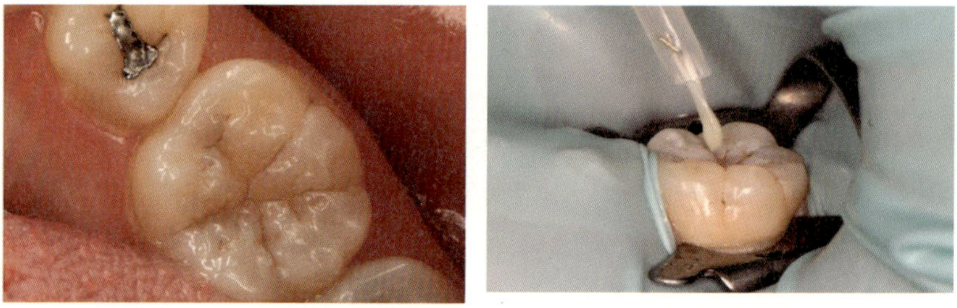

치아에는 좁고 깊은 골짜기들이 많아서 그곳에서 충치가 발생하기 쉽기 때문에 예방 차원에서 차아 홈메우기를 한다.

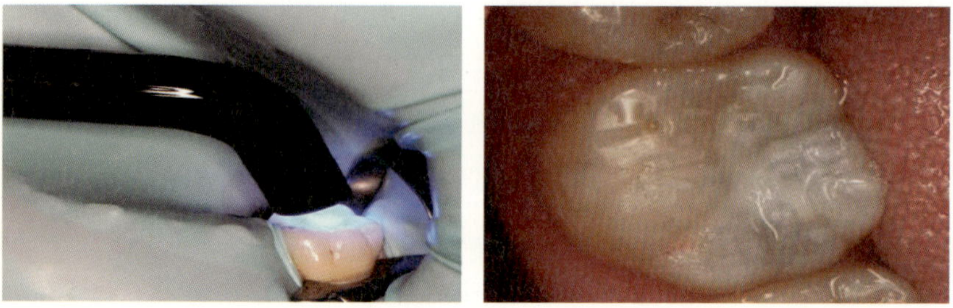

치아 홈메우기 시술 중 (빛을 쬐면 전색제가 굳는다)과 시술 후

세균막이나 음식물 찌꺼기가 외부와 격리되도록 하여 그 속에 갇힌 세균 등의 활동을 정지시킬 수도 있다.

치아우식이 발생하여 상당히 깊이 진전되었을 경우에는 충치 부분을 긁어내고 아말감 재료를 채워 넣는 치료를 하지만, 치아우식이 막 시작하였거나 아예 생기기 전에는 치면의 깊은 골짜기에 플라스틱 재료를 사용하여 미리 그 입구를 봉쇄하는 예방 시술 개념의 치면열구 전색을 실시한다.

치아우식이 잘 발생하는 연령인 아동기나 청소년 연령층에서는 반드시 좁고 깊은 골짜기를 가진 어금니 치아나, 구강 내 맹출된 지 오래되지 않은 치아를 대상으로 치아홈메우기를 실시하여 치아우식을 예방해야 한다. 특히 교정 치료를 받는 등 구강 내에 복잡한 장치를 장기간 부착하고 있어 충치 발생 위험이 높은 아동, 청소년, 청년들은 가급적 어금니에 치아홈메우기 시술을 하는 것이 좋다.

이러한 치아홈메우기는 전색제가 치아의 홈에 부착되어 있는 한 충치를 예방할 수 있기 때문에 치아의 씹는 면의 충치 예방 효과가 90% 정도나 되는 시술이라 할 수 있다. 그러나 치아와 치아 사이의 인접면 등에는 사용할 수 없어 이 부위는 불소를 도포하여 치아우식을 예방해야 한다. 또한 음식물을 씹을 때 씹는 압에 의하여 전색제가 파절되거나 탈락되는 우려도 있기 때문에 항상 정기적으로 치과에 가서 전색제의 이상 유무를 확인해 보아야 하며, 오랜 기간이 지나면 변색과 재료의 수축 변형 등도 고려하여 재시술을 해주어야 한다. 일반적으로 한번 치면열구전색을 해 놓으면, 수명은 대략 3-5년 정도이며 우식이 많이 발생될 3세부터 20세 정도 연령층에서는 수회에 걸쳐 반복 시술을 하도록 하여 이러한 충치 빈발 시기를 무사히 넘기게 함으로써 씹는 면 우식을 완벽히 예방할 수 있다. 앞으로 예방치과계에서는 치아홈메우기를 기본으로 한 여러 형태의 재료 및 시술 개발이 이루어져서 더욱 확실한 치아우식 예방에 기여하게 될 것으로 기대된다.

6. 충치의 치료

1) 초기 충치 치료법

치아는 작지만 자세히 들여다보면 많은 계곡과 골짜기가 정교하게 다듬어져 있으며 이로 인해 깊은 골짜기에는 충치가 많이 발생하는 것을 볼 수 있다. 충치는 치아 씹는 면의 깊은 골짜기에서부터 많이 발생된다.

충전(filling)이란 충치가 발생된 치아 부분을 치과용 드릴로 제거하고 난 후 그 자리에 여러 가지 충전 치과 재료로 채워 주는 것을 말한다. 전 세계 모든 국가들에서 충치는 기본적으로 이러한 방법으로 치료하고 있다. 충치에 걸린 치아 부위를 깔끔히 파내고 충전물이 잘 빠지지 않을 형태로 치아를 삭제하여 구멍을 만든 다음 잘 다듬어 준다. 형성된 삭제면에 은과 수은의 합금인 아말감 충전물을 채워 넣어 줌으로써 충치의 진행을 막아 주고, 치아의 기능을 회복해 줄 수 있다. 이 아말감 충전법이 일반적인 충치의 치료법이다.

수은은 독성 물질로 널리 알려져 있는데 어떻게 그런 것을 치과 재료로 사용하여 환자의 치아 구멍 속에 넣을 수 있느냐고 의문을 가지는 사람이 많다. 쉽게 말하면 은과 합성 금속을 가루로 빻아서, 충치 치료를 위해 파 놓은 치아 구멍 속을 채워 넣고 싶은데 어떻게 금속 분말이 치아 구멍 속에 붙어 있겠는가. 할 수 없이 수은이라는 액체로 된 금속을 한 방울 떨어뜨려 금속 분말 가루와 잘 섞어서 반죽을 만들고, 헝겊포로 잘 짜내면 수은 성분은 거의 다 빠져 나간다. 그 후 수은이 대부분 빠져나간 금속 반죽을 치아 구멍 속에 다져넣고 치아 형태에 맞도록 조각하는 방법을 사용한다. 그래도 극소량의 수은은 구강 내에 남아 있으나, 이 정도의 양으로는 인체에 크게 위해 작용을 하지 않는다. 세계보건기구나 각국의 치과의사회에서 이미 많은 조사와 실험을 통해 그 안전성이 입증되었다. 하지만 일본의 경우 국민들이 워낙 공해 물질에 대해서는 과민 반응을 나타내기에 일본 치과계에서는 아말감 충전을 거의 하지 않으며 일부 국가에서도 아말감 충전을 하지 않는다.

은·수은 합금인 아말감으로 치아와 치아 사이의 우식을 충전해 주는 경우 간혹 씹는 충격에 의해 충전물이 부러지거나 하부에 우식이 재발하게 되는 경우가 있으므로 치료받은 치아는 자주 치과에 가서 검사를 받아야 한다.

근래에는 합성수지, 즉 플라스틱 제품인 레진이 다양하게 개발되어서 충치 치료에 많이 사용하고 있는 추세이다. 특히 앞니 부위의 충치는 금속으로 충전하면 보기에 흉하므로 흰색 레진(합성 수지) 재료를 치아 구멍에 채워 넣는다. 잘만 맞으면 치아에 따라서는 치료한 흔적을 못 알아볼 만큼 자연스럽고 감쪽같을 수도 있다. 그러나 세월이 지나면 레진이 노화되고 다소 변색되어 충전한 것이 표시나게 된다. 근래에는 어금니 부위도 보다 강한 흰색 레진으로 충전하기도 한다.

어금니 부위의 충치 치료재로 금을 사용하는 경우도 많다. 금은 인체 친화성도 좋고, 강도가 다소 무르기 때문에 아래윗니를 씹을 때도 치아에 충격을 덜 주게 되며, 충전된 것이 파절되지도 않기에 이 재료를 권장하는 치과의사들도 많다.

금 인레이는 충치 부분을 드릴로 파내고 파낸 부분의 본을 떠서 모

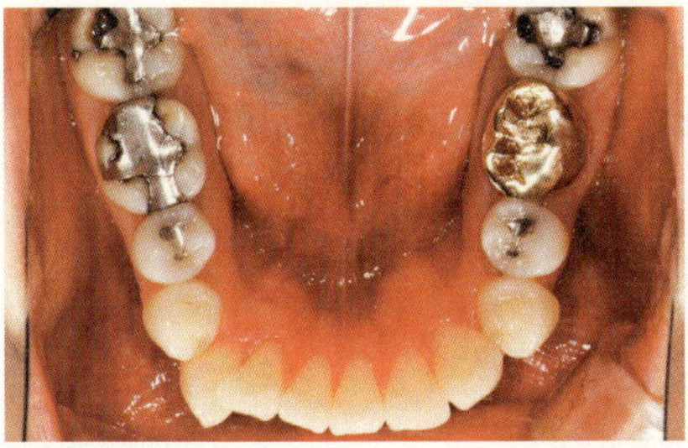

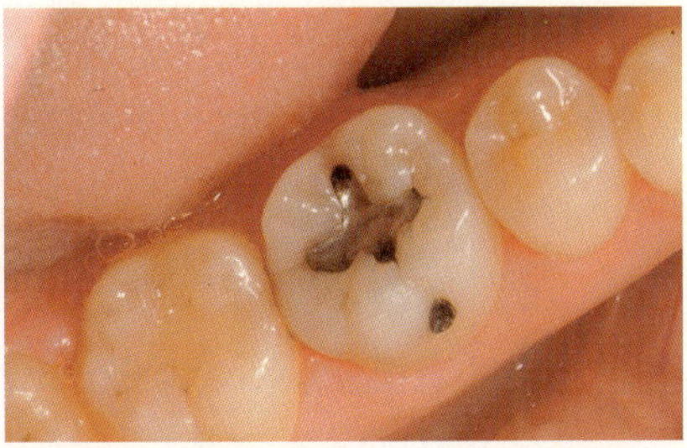

아말감 충전

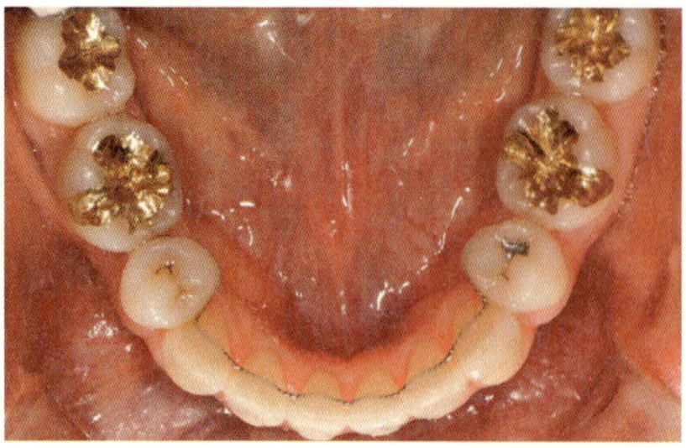

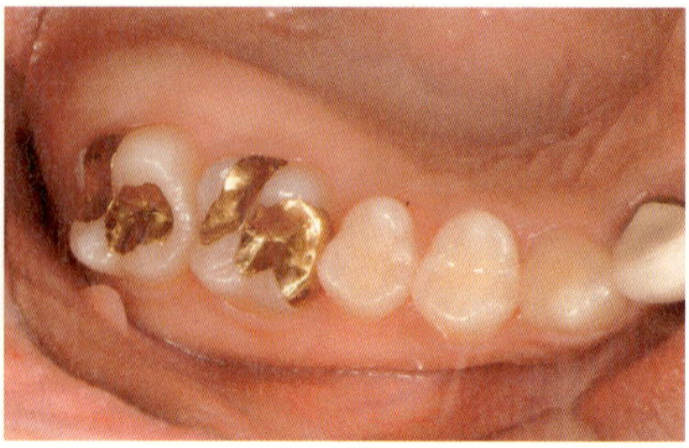

금 인레이(금을 충치 부분에 충전한다.)

형을 만든 다음, 금을 녹여 부어서 충치로 삭제된 부분의 모양을 금형으로 제작하여 충치 부분에 붙이는 치료법이다. 보기에도 예쁘고 치아 변색을 일으키지 않으며 부러지지 않는 관계로 손상이 큰 치아의 수복에 일반적으로 추천된다. 일반적으로 치아와 치아 사이에는 금인레이를 만들어 충전하도록 권장하고 있다.

치아와 치아 사이에 발생한 충치는 육안으로 잘 발견되지 않으며 급속히 치아의 내부로 파고들어가서 신경을 침범하기 쉬우므로 조기에 발견해 치료하는 것이 중요하다. 조기 발견은 치과 방사선 사진 촬영으로 분석해 보면 충치 발생 여부를 쉽게 진단할 수 있다.

치질은 건축물의 기둥과 같으므로 가능한 한 보존하는 것이 중요하다. 치아와 치아 사이에 발생된 우식의 치료 시는 보다 넓은 면적의 치질을 삭제할 수밖에 없다.

인접면 우식 시 치아 삭제면은 충전물이 깨지지 않을 정도의 두께와 넓이를 유지하며, 충전물이 빠지지 않고 잘 붙어 있도록 형성해 준다. 간혹 아래윗니를 각기 다른 금속의 치과 재료로 봉해 넣은 경우, 음식을 씹을 때나, 금속 수저를 사용할 때, 금속 간에 정전기가 발생되어 짜릿한 느낌을 받는 수가 있는데, 가급적 구강 내에는 같은 종류의 치과 재료로 봉하도록 하는 것이 좋다.

2) 앞니의 충치 치료법(레진 충전)

심미 충전이란 앞니의 충치 부위를 자연스럽게 보이도록 치료하기 위하여 자연 치아와 비슷한 색깔의 치과 재료로 충전하는 시술을 말한다. 앞니의 치아 사이나 치아와 잇몸 사이에 발생된 치아우식의 경우에는 외관상으로 보기 좋지 않기 때문에 치아와 비슷한 색깔의 재료를 사용하는 심미 충전이 필요하다.

앞니의 충치 부분을 치과용 드릴로 파내고 다듬은 후 치아와 비슷한 색깔의 합성수지 재료로 심미 충전을 함으로써 예쁘고 자연스러운 치아를 회복할 수 있다. 심미 충전 재료는 재료의 변성으로 인해 오랜 기간이 지난 후 치아의 변색이 나타난다. 그러므로 심미 충전 부위를 3~5년 주기로 재충전하는 것이 필요하다.

앞니가 심하게 부러져 일반 심미 충전 재료로 수복이 불가능한 경우가 있다. 이런 경우에는 보통 신경 치료 후 심미적인 치료를 해야 한다. 부러진 부위를 치과용 시멘트로 수복해 준 후 전체적으로 치아를 삭제하고 다듬어서 자연스런 인공 치관을 만들어 씌워 줄 준비를 해준다. 삭제된 치아 위에 원래 치아와 색깔과 모양이 비슷한 도재주조관을 씌워 줌으로써 자연스럽고 예쁜 치아를 유지할 수 있다.

앞니 사이가 많이 벌어졌을 경우, 보기에도 좋지 않을 뿐 아니라 발음에도 문제가 될 수 있다. 이런 경우에도 간단한 심미 충전과 비슷한

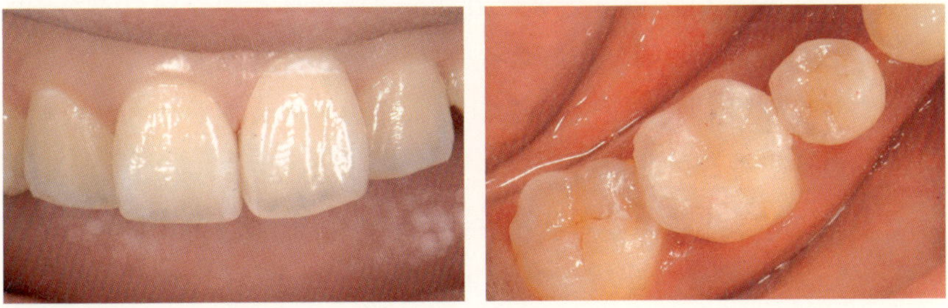

레진 충전(전치부와 구치부)

방법으로 앞니 사이를 자연스럽게 채워 넣을 수 있다. 심미 충전을 하고 난 후에는 자연스럽게 보여서 주위 치아와 조화를 맞추어 줄 뿐만 아니라 발음도 정확히 할 수 있게 된다.

작은 어금니 부위에 치관을 씌울 때에는 심미적인 문제와 음식을 씹는 기능을 모두 고려해서, 씹는 면이나 안쪽의 보이지 않는 면은 금속으로 덮어주고 바깥쪽의 잘 보이는 면은 치아와 비슷한 재료로 수복해 준다. 이렇게 구강 내에 장착한 후에는 외관상으로 더욱 자연스러워 보인다.

인간은 누구나 아름답고 예쁘게 보이고 싶어 한다. 이러한 아름다움은 치아가 건강하고 주위와 자연스럽게 조화를 이룰 때 가능하다. 그러므로 치아의 외관을 자연스럽게 보이도록 심미 충전함으로써 아름다운 치아를 유지할 수 있다.

7. 신경 치료(치수 치료)

충치로 인해 심하게 손상되어 신경이 노출된 치아는 단순한 충전법으로는 치료가 되지 않으며 치아 내의 신경, 혈관 등의 조직을 제거하는 신경 치료가 필요하다. 신경 치료 과정은, 먼저 치아 부위에 국소 마취한 다음 충치 부분을 드릴로 파낸다. 치아 내부에 있는 치수 조직까지 뚫어낸 후, 이미 손상된 신경 조직과 혈관 조직을 여러 가지 기구로 깨끗이 제거해 낸다. 그 후 길고 가는 핀 등을 사용하여 치아의 내부와 뿌리 내부를 소독하게 되는데, 일반적으로 며칠간 치과를 다니면서 반복 소독을 해야 한다.

간혹 여러 날 신경 치료를 받는 도중에 더 이상 치과에 안 오는 환자도 있다. 처음에는 이가 아파 쩔쩔 매다가도 신경을 뽑아내고 약물을 넣어 놓으면 그 이후로는 통증은 점차 없어진다. 그러나 신경 치료가 완전히 끝날 때까지 몇 번이고 치과에 내원하여야 한다. 몇 번 와야 하는가는 환자의 상태에 따라 다르기 때문에 치과의사의 판단에 따라야 한다. 도중에 그만두면 점차 치아 속에 넣어둔 약물이 부패하고 다시 세균이 침투하여 나중에는 치아뿌리 끝에서 곪거나 골수염으로 파급될 수도 있다. 그렇기 때문에 치과의사가 치료가 끝났다고 말할 때까지 다녀야 한다. 그 후 통증이 완전히 사라지고 치료가 끝났다고 판단되면 치아뿌리 내부의 빈 세관에 치과 재료를 채워 넣고 드릴로 뚫은 치아 부분을 충전 재료로 메우는 치과 시술을 하게 된다.

신경 치료를 받은 치아는 충격에 부러지기 쉬우므로 치료가 끝난 후 해당 치아에는 금속 치관을 만들어 씌워 줌으로써 치아 보호와 기능 회복을 할 수 있다. 즉 약해진 치아의 치관을 금속으로 둘러싸줌으로

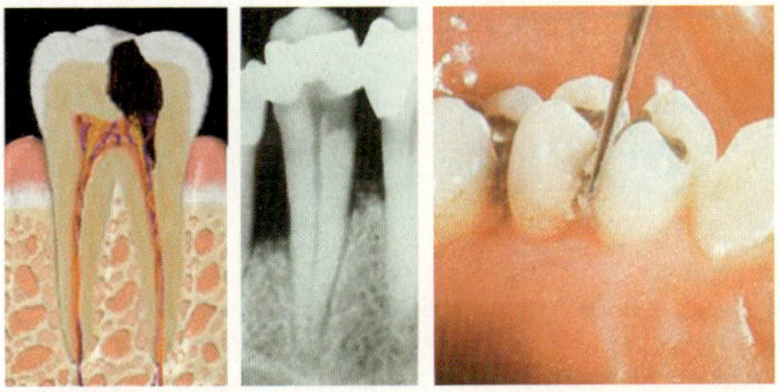

신경 치료 대상 치아

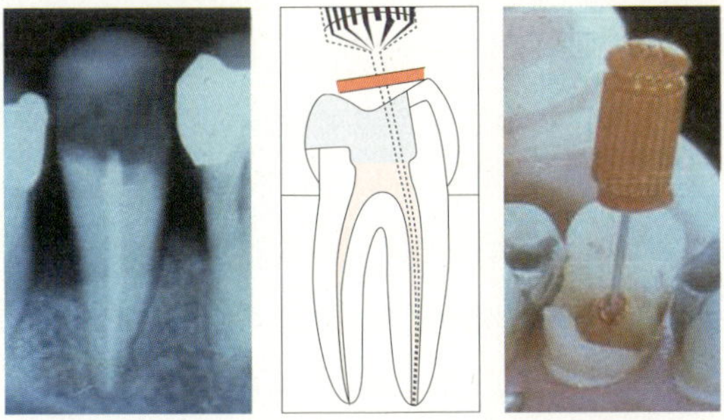

신경 치료 중 치수 제거

써 치아를 보호하고 파절된 치아의 형태를 수복해 주어 치아의 기능을 회복하도록 해준다.

치아의 뿌리가 남았을 경우, 흔히들 "썩은 치아 뿌리 뽑자"라는 정치적 구호의 영향으로 뽑아 달라고 요구하는 환자들이 많다. 그러나 뿌리만 남은 치아라 해도 그렇게 된 원인과 상태에 따라서는 잘 치료하여 사용할 수 있는 경우도 있다. 지주 금관(post crown)은 치아 우식이나 치아가 부러져서 치관이 심하게 손상된 치아를, 경우에 따라서는 치아의 뿌리를 이용하여 치아 모양을 원상태로 회복시키는 방법이다.

심하게 손상 받은 치아는 먼저 신경 치료로 치아 자체의 병을 치료하고 치아 속의 내용물을 제거해야 한다. 그 후 기둥으로 사용할 금속 또는 합성수지로 만든 핀을 치아에 2~3개 정도 단단하게 박아 준다. 이때 치수에 가까운 부분은 약제로 보호하며 핀은 수복물이 잘 견디도록 견고하게 박아 유지력을 높여 준다. 그리고는 치과 재료인 아말감을 쌓아올려 원래 치아와 비슷한 형태로 치관을 회복해 준다. 그러나 이것만으로 수복물이 약하므로 그냥 사용할 수 없다. 아말감으로 형성한 치관을 보호하기 위한 금속 치관을 씌워 줄 수 있도록 치아 모형을 깎고 다듬어 주며 그 위에 금속 치관을 만들어 씌워 줌으로써 심하게 손상되었던 치아의 원래의 기능을 회복시켜 줄 수 있는 경우도 있다.

뿌리만 남아 있는 앞니는 정밀 구강 검사 및 치과 방사선 검사를 통하여 신경 치료 후에 치관 회복이 가능한지를 결정하게 된다. 치아의 뿌리만 남아 있는 앞니는 다듬어서 치아의 뿌리 내부로 단단한 기둥이 들어갈 수 있도록 해준 후 거기에 맞도록 정밀하게 흰색의 도재 금관을 제작하기도 하며, 이것을 구강 내에 장착하면 어느 정도 자연스럽게 보인다. 그러나 본래 치아에 비하여 유지력은 약하기 때문에 사용상 늘 주의해야 한다. 또한 지주대를 제작해서 치아 뿌리 속에 들어

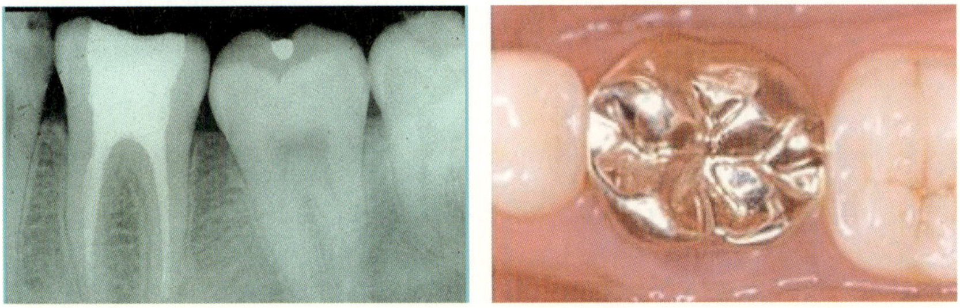

신경 내 충전된 X-선 사진과 신경 치료 후 금속 치관을 장착한 모습

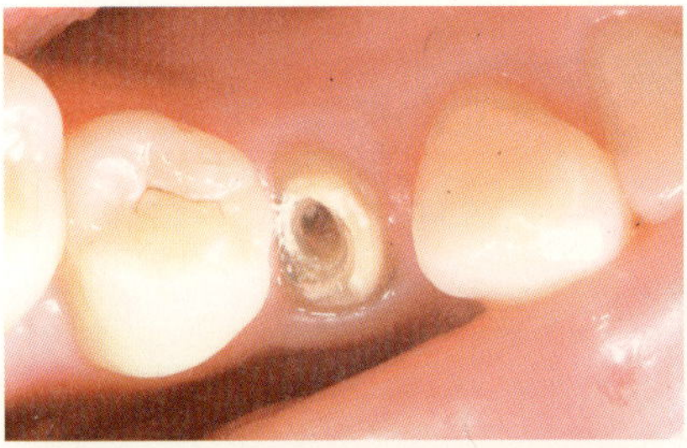

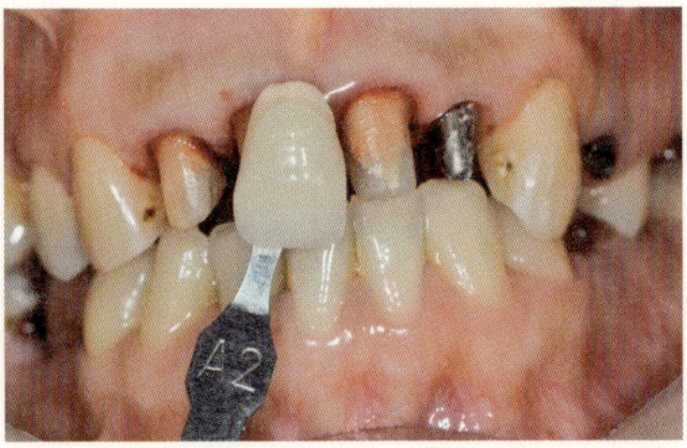

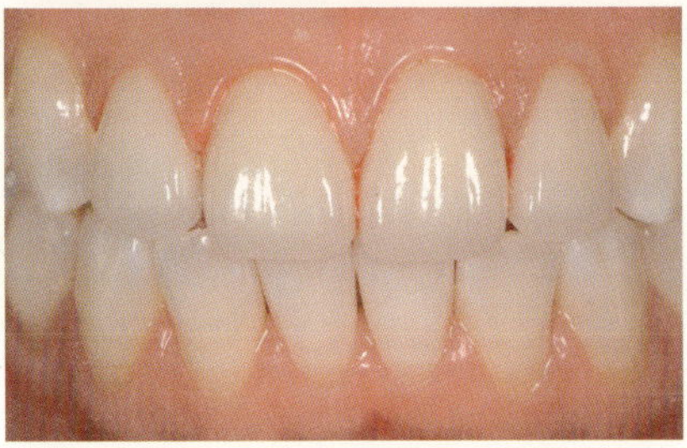

치아 뿌리가 튼튼한 경우에는 신경 치료 후 치아 뿌리에 핀을 박아 넣고 도재 치관으로 외형을 수복해 준다

갈 수 있도록 만드는 치료를 하기도 한다. 지주대를 치아 속에 끼운 후 그 위에 금관이 들어갈 수 있도록 지주대를 깎고 다듬어 준다. 경우에 따라서는 고도의 정교한 기술을 필요로 하기도 한다.

구강 내 지주 금관을 장착했을 때 매우 자연스런 모습을 보여 준다. 그러나 앞니는 도자기와 같은 도재 치관으로 만들어져 있기 때문에 심한 충격에 깨질 수가 있으며, 어금니의 지주 금속 치관은 유지력이 약한 경우가 있어 사용상 늘 주의해야 한다. 엿을 먹다가 인공 치아가 빠져서 오는 환자가 간혹 있다.

오늘날 치과 의술의 수준은 상당히 개발되고 발전되었다. 심한 구강 질환이나 치아 손실이라도 치과 의사와 자세히 상담하면 경우에 따라 자신의 치아를 유지할 수 있는 좋은 결과를 얻을 수도 있다. 치아에 한번 발생한 치아 우식은 다시 원상으로 회복되지 않는다. 그러므로 충치는 조기에 발견해 치료해야만 더 큰 손실을 막을 수 있다.

제4장 잇몸병

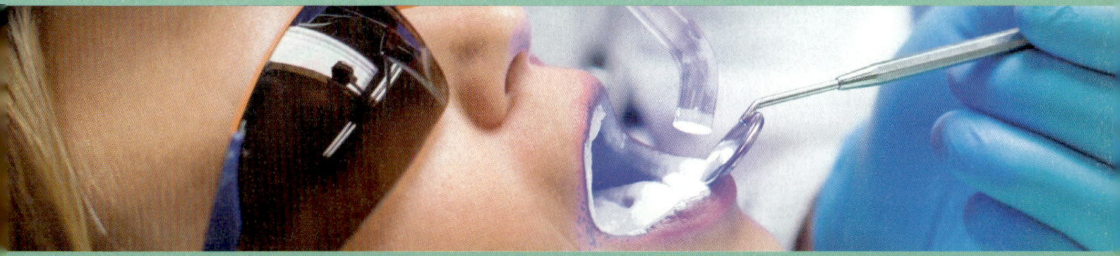

1. 중년의 고질병, 잇몸병(풍치)
2 잇몸병의 치료
3. 스케일링의 필요성

1. 중년의 고질병, 잇몸병(풍치)

우리나라 사람들의 대표적인 구강 질환은 충치와 잇몸병(풍치)이다. 충치는 아동이나 노인층에서 잘 발생하지만 잇몸병인 풍치는 성인, 장년, 노년층에서 잘 발생한다. 잇몸에 바람이 들었다고 풍치라 하는데 사람이나 무도 바람이 들면 못 쓰게 되는 것은 마찬가지이다. 청소년기, 사춘기 시절 잠시 잇몸이 붓고 피가 잘 나는 현상이 일시적으로 오기도 하나 청년층이 되면 대개 사라진다. 또한 임신이나 수유 기간 중 여성들은 잇몸에 염증이 잘 생겨 심할 때는 치아가 약간씩 흔들리기도 하나 출산 후에 그 증상들이 사라지기도 한다.

우리나라 장년층의 70% 이상, 노년층의 90% 이상이 풍치로 고생하는데 잇몸병도 충치와 마찬가지로 대개 만성으로 널리 퍼져있으며, 계속 쌓여가는 누진성을 지니고 있다. 한번 치아 주위 조직 특히 치조골이 파괴되면 아무리 치료해도 원상 회복이 거의 불가능하다. 그러나 희망은 있다. 젊었을 때 예방 관리만 잘 하면 얼마든지 건강한 잇몸과 치주를 간직할 수 있다.

건강한 잇몸은 비교적 단단하고 귤껍질과 같이 표면이 오돌토돌하며 색깔이 연분홍색이고, 치아와 치아 사이의 잇몸이 날카롭게 채워져 있어서 웬만한 자극에도 피가 나지 않는다. 이러한 상태를 유지하지 못한 잇몸을 치주병 즉 풍치에 이환되었다고 하며 잇몸 질환은 주로 염증 상태로 나타난다.

일반적으로 치주병은 대부분 치면세균막이나 치석, 음식물 찌꺼기, 불량 보철물 등과 같은 구강 내 요인에 의하여 발생되지만 가끔은 당뇨병이 있거나 간질병과 같은 전신 질환, 임신과 같은 구강 외적인 신체 요인에 의해서 발생되기도 한다.

칫솔질로 치면세균막을 잘 제거하지 못하면 치면세균막의 세균이 내뿜는 독소가 치아와 잇몸 경계부 사이에 박혀 잇몸을 자극하게 된다. 이때에는 잇몸이 조금 붓고, 입안이 텁텁하며 냄새가 나게 된다. 그러나 이처럼 초기의 치은염 상태는 칫솔질을 깨끗이 하면 건강한 상태로 되돌아갈 수도 있다.

치면세균막이 오래되어 치석으로 변하고 치아 표면과 치아 잇몸 경계부 사이의 잇몸을 자극하게 되면 잇몸이 많이 붓고 염증이 생겨서 빨갛게 보이며 조금만 건드려도 쉽게 피가 난다. 진행된 치은염 상태이다. 이 경우에는 치석을 제거하는 스케일링도 받고 잇몸 마사지도 해주어야 한다.

치주병은 주로 치아와 잇몸 사이에 치석이 많이 부착됨으로써 주위의 잇몸에 염증을 야기해 잇몸이 붓고 피가 잘나며 잇몸과 치아 사이가 벌어져 깊은 골을 형성하는 질병이다. 때로는 치주병이 있을 때 잇몸이 붓고 치조골이 퇴축되어 내려감으로써 치아의 뿌리 부분이 외부로 노출되는 경우도 있다.

치석이 점점 쌓여서 잇몸 속으로 파고들면 주위 조직에 자극을 주고, 치아 뿌리 밑으로 점차 확대되어 턱뼈에까지 영향을 미치는 단계에 접어들기도 한다. 이럴 경우에는 치석이 육안으로도 보이며, 잇몸이 서서히 퇴축되어 치아 뿌리가 보이기도 하고, 냄새가 나며 치아가 약간씩 흔들리기도 한다. 이때는 치과에서 잇몸에 대한 소수술을 단행하여 치료한다.

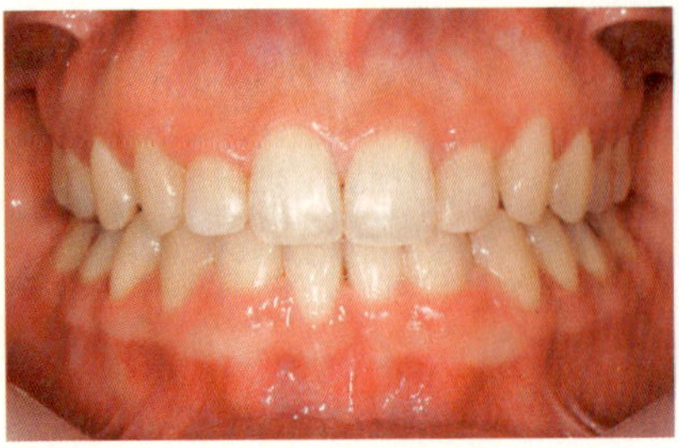

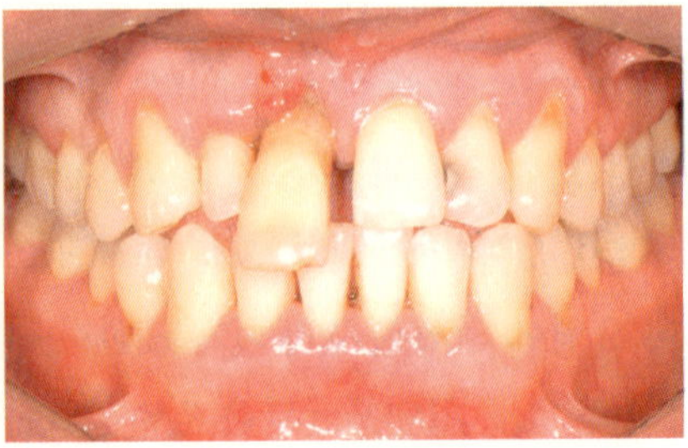

건강한 잇몸과 염증 상태의 잇몸

치석이 치아 뿌리의 밑 부분까지 침착되면 턱뼈 조직이 파괴되고 치아는 많이 흔들리게 된다. 그리고 이 경우에 잇몸은 많이 붓고 피가 잘 나며 냄새도 심하게 난다. 이쯤 되면 치과에 가서 정밀 진단 후에 잇몸에 대한 대수술로 치아를 유지 보존하거나 그 방법으로도 안 될 경우에는 할 수 없이 치아를 뽑게 된다.

건강한 잇몸을 보존하려면 올바른 칫솔질법으로 매 식후에 칫솔질을 철저히 하여 치면세균막이 부착되어 있지 않도록 해야 한다. 또한 정기적으로 치석을 제거하고 잇몸 마사지를 하는 예방 시술을 받음으로써 건강한 잇몸을 계속 보존할 수 있다.

■ 건강한 치주 조직

잇몸의 색은 연분홍색이고, 이를 닦을 때 피가 나지 않으며, 잇몸이 단단하고 부어 있지 않은 상태이다. 식사 후와 잠자기 전에 올바른 방법으로 칫솔질을 잘 한다면 건강한 치주 조직을 계속 유지할 수 있다.

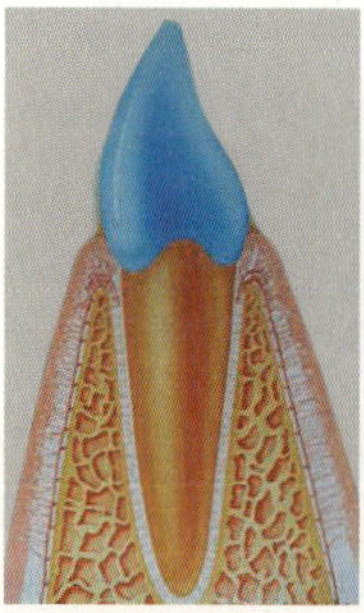

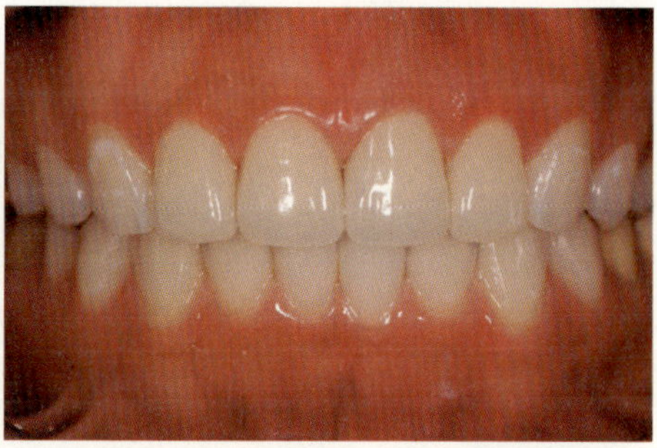

건강한 치주 조직

■ 초기의 잇몸 염증(치은염)

잇몸의 색이 붉어지고, 이를 닦을 때 종종 피가 나며, 잇몸이 부어오른 상태이다. 예방적 개념의 치면세마(스케일링)를 6개월 또는 1년 정도의 주기로 받고, 올바른 칫솔질법으로 이를 닦으면 건강한 치주 조직으로 다시 회복시킬 수 있다.

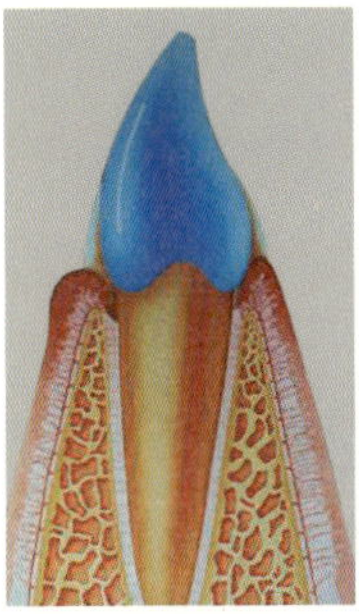
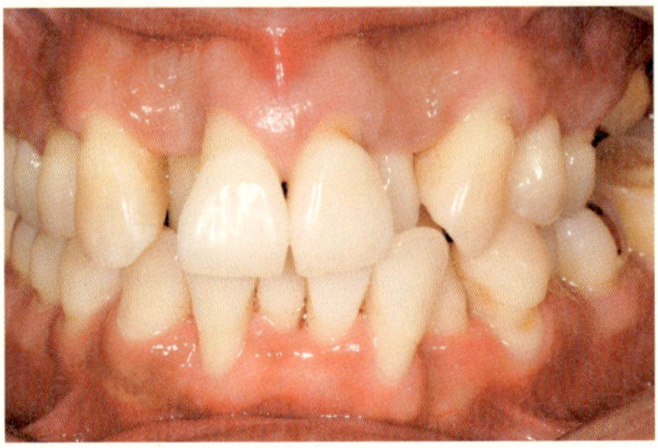

초기의 잇몸 염증

■ 진행된 치주염

치아에 붙은 세균 덩어리가 단단한 치석으로 변하고, 치아 주위 조직에 염증이 발생된다. 그 결과 잇몸이 부어서 피가 자주 나고, 치아가 솟아 오른 느낌이 들며, 입 냄새도 나고, 냉온 자극에 민감해지기도 한다. 치과에 가서 잇몸 치료를 받으면 치주병이 더 이상 진행되는 것을 막을 수 있다.

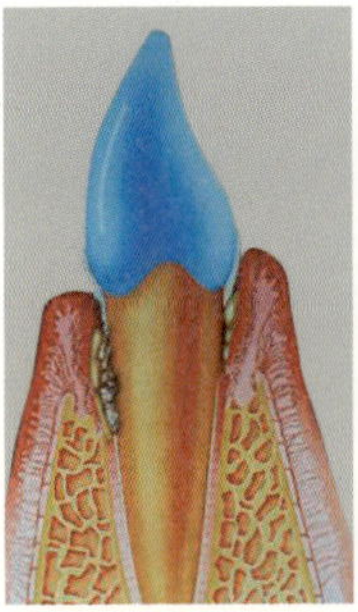
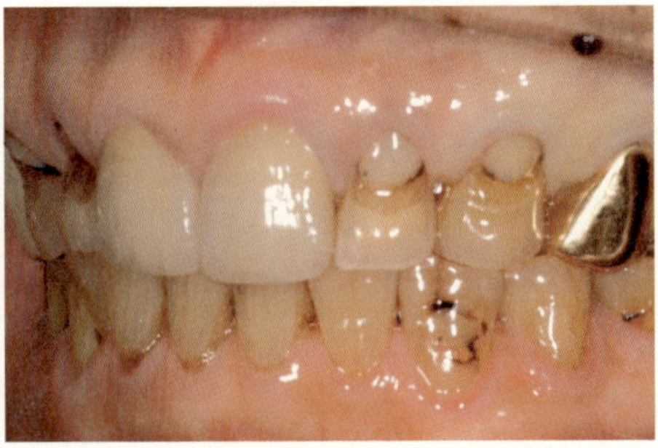

진행된 치주염(수술 가능)

■ 말기의 치주염

잇몸이 심하게 붓고, 피가 자주 나며, 이가 흔들리기도 한다. 이뿌리가 드러나기도 하며, 때로는 잇몸에 고름이 나와서 음식물을 잘 씹을 수가 없다. 치과 방사선 사진을 찍어 보면 턱뼈가 상당히 파괴되어 치아의 뿌리가 턱뼈 속에 조금만 심어져 있음을 알 수 있다. 하루 빨리 치과에 가서 잇몸 수술을 받아야만 하며, 더 심해지면 결국 치아를 뽑게 된다.

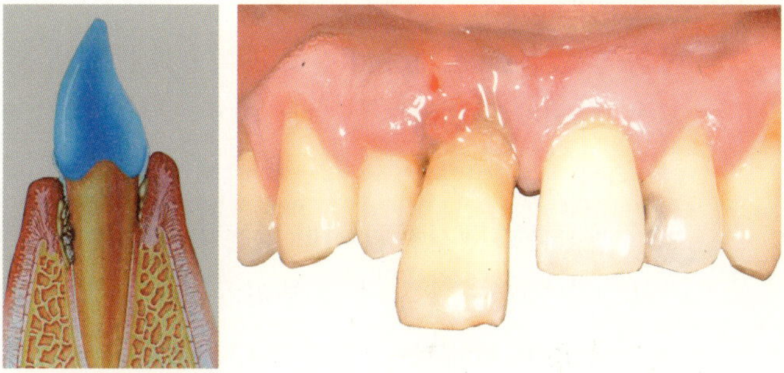

말기의 치주염(발치 대상)

2. 잇몸병의 치료

'소 잃고 외양간 고친다'는 말이 있다. 매사에 예방을 강조한 말로써, 건강도 건강할 때 지켜야 한다지만 불행히도 이 시기를 놓쳐서 소를 잃어버렸다고 하자. 그래도 외양간을 고쳐야만 새로운 소를 들여 놓을 수 있지 않겠나.

치주병은 치면세균막, 치석, 음식물 찌꺼기, 불량 보철물 등 주로 구강 내의 국소 요인으로 인해 발생되며, 간혹 임신이나 내과적 질환 등 전신적인 요인에 의해 발생될 수도 있음을 언급한 바 있다.

치아와 잇몸 사이에 치석이 부착되면 잇몸이 붓고 피가 잘 나며 잇몸과 뼈를 파괴해서 치주병을 일으킨다. 이때에는 치석을 제거해 줌으로써 치주병을 정지시킬 수 있다. 잇몸이 증식되어 비대해진 경우, 증식된 잇몸을 절제해 내고 국소적 자극 요소인 치석과 치면세균막을 잘 제거함으로써 치주병을 치료한다. 그러나 치주병을 방치하면 잇몸이 심하게 붓고 치아는 들뜨며 흔들리게 된다. 이때에는 정밀 검사를 받은 후 치주 수술을 받아야만 그 치아를 유지할 수 있다. 즉, 풍치의 치료법은 잇몸 수술밖에는 없다는 말이다.

치주병이 심한 경우에 일반적으로 시행하는 수술법은 잇몸에 국소마취 후 잇몸을 절개하여 젖히고 치아의 뿌리 부분이나 턱뼈를 노출시킨 후, 치석과 부패물 및 고름 등 병든 조직을 완전히 제거하는 것이다. 치아 주위 잇몸 속이 가시가 박혀 찔리고, 부패물로 차 있어서 풍치가 생겼다고 생각하면 거의 맞는 개념이라 할 수 있다.

치주 수술이 끝난 후 수술 부위가 잘 아물게 하고 외부로부터 감염을 막아 주기 위해 수술 부위를 잇몸 팩으로 싸서 보호해 준다. 잇몸 수술을 받았다고 해서 잇몸이 젊었을 때처럼 본래의 완전 건강 상태로 회복되지는 않는다. 치료가 끝난 후에는 잇몸이 조금 내려가 있는데 이러한 현상은 현 상태에서 그 수준에 맞도록 잇몸을 유지하도록 하기 위함이다. 치주 수술은 잇몸을 완전히 정상적인 건강한 잇몸으로 만들려고 하는 것이 아니라 현재의 잇몸이 더 이상 나빠지지 않도록 유지하기 위한 것임을 명심해야 한다. 잇몸 수술 대상자가 이 수술마저 받지 않았을 때는 결국 치주병이 더욱 심해져서 치아를 뽑게 되거나, 나중에 수술 받으면 잇몸이 더 퇴축되어 치아가 길어지게 된 상태를 유지하게 될 것이다.

치주 수술 후에는 몇 가지 지켜야 할 주의 사항이 있다.

수술 후 당일은 수술 부위의 턱이나 뺨에 얼음이나 찬 물수건으로 냉찜질을 해주어서 통증을 완화하고 붓는 것을 예방해야 한다. 냉찜질은 10~20분간 계속하다가 같은 시간 동안 쉬었다가 다시 반복하는 방법으로 당일 날 밤까지 계속 하는 것이 좋다. 그리고 시간에 맞추어 약을 복용하여야 한다. 약은 양과 복용 시간이 약효를 지속시키는 관건이다. 반드시 지정된 시간에 지정한 양으로 복용해야 한다.

수술 후 1~2일간은 죽 같은 유동식으로 식사를 해서, 상처 부위에 무리한 힘을 가해지지 않도록 한다. 수술 후 상처가 나을 때까지 술이나 담배는 절대 금하고 부드러운 단백질 식품을 많이 먹도록 한다. 일주일 정도 후 재약속 일에 치과에 내원해서 보호대인 팩을 제거하고 실밥을 뽑아야 한다. 만약 치과에 다시 가기 귀찮아서 실밥이나 팩을 제거하지 않으면, 제거되지 않은 실밥이나 팩은 오히려 잇몸에 해를 끼치게 된다. 치주 수술 후에는 계속적인 구강 위생 관리를 철저히 함으로써 치주 상태를 건강하게 유지하도록 해야 하며, 치과의사의 처방에 따라 구강 세정용액으로 몇 주일간 자주 양치하는 것도 좋다.

어떤 환자는 스케일링을 받는 대신, 근래에 많이 개발되어 판매되고 있는 잇몸을 튼튼히 한다는 약을 매일 복용하면 씹고 뜯고 맛보고 즐기는 데 큰 도움이 되지 않겠느냐고 묻기도 한다. 수술 받기가 귀찮고 겁나니까 이것저것 다른 방안을 생각해내는 것 같은데, 현실적으로 잇몸병의 주효한 치료 방법으로는 수술밖엔 없다. 절대로 잇몸을 튼튼히 한다는 약만 복용해서는 효과가 없다. 가시가 손가락에 박혀 주위에 빨갛게 염증 생겼을 때 어떻게 하는 것이 현명할까. 소염제 약을 먹는 것이 좋을까 아니면 가시를 뽑아내는 것이 더 좋을까. 먼저 치아에 붙은 치석을 반드시 떼어내고 난 후, 잇몸을 튼튼히 보강하는 약을 복용하면 더욱 효과적이다.

치료가 완전히 끝나서 보면, 잇몸이 약간 밑으로 퇴축되어 있기 때문에 치아가 길어 보이게 된다. 세월이 지나면 어느 정도는 회복이 되어 조금은 자연스럽게 보이게 된다. 일종의 노화 현상으로 노인들의 치아가 길어 보이는 것과 같은 이치이다. 그러니 이렇게 되기 전에 미

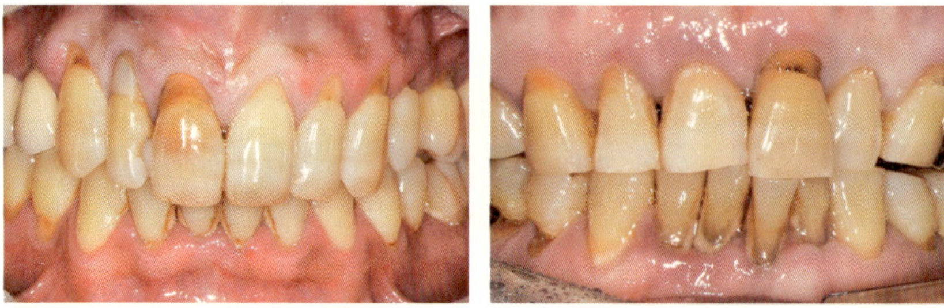

치주병의 주 원인인 치면세균막과 치석

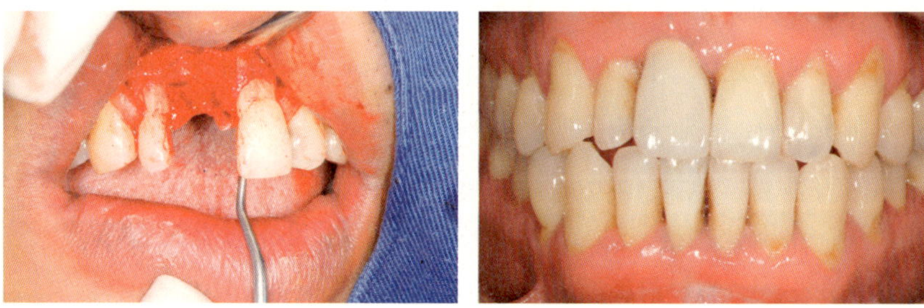

잇몸 수술 과정과 잇몸 수술 후 모습

리 미리 정기적인 구강 검진과 주기적인 스케일링으로 잇몸병을 예방하도록 해야만 한다. 치주는 치아라는 기둥을 떠받치고 있는 주춧돌이므로 치아 못지않게 관리를 잘해야 한다.

3. 스케일링의 필요성

음식을 먹고 나면 미세하고 끈적끈적한 잔사가 치아면에 붙게 되고 여기에 구강 내 세균들이 붙어살면서 충치와 잇몸병을 일으킨다는 사실은 이미 누차 설명하였다. 이를 닦아도 치아 틈 사이나 치아와 잇몸 사이에는 잘 닦여지지 않아 계속 치면세균막이 누적된다. 누적된 치면세균막은 입안에서 타액(침) 속에 있는 칼슘과 인 성분을 흡수해서 점차 석회화되고 마치 작은 돌처럼 치아와 잇몸 사이에 눌러 붙게 된다. 이것을 치석(calculus)이라 하는데 치석은 입안이 움직일 때마다 가까이에 있는 잇몸을 찌르거나 자극을 주어서 염증을 야기한다. 마치 피부에 작은 가시가 박힌 것처럼 주위에 염증이 생긴다. 이를 치은염(잇몸염증)이라 한다. 심해지면 잇몸 속으로 파고 들어가 치아와의 경계 부위를 찢어놓기도 하고, 악골(치조골)을 흡수하기도 한다. 치아 뿌리가 치조골 속에 깊이 박혀 있어야 함에도 불구하고 상대적으로 얕게 박히게 됨으로써 치아가 흔들리게 되기도 한다.

우리 몸에는 석회화 물질, 즉 석회돌(치석)이 잘 만들어진다. 특히 수분이나 체액이 흘러가는 기관에서는 쉽게 칼슘과 인을 조금씩 흡수하여 작은 덩어리를 만들 수 있기에 결석이 잘 생긴다. 즉 소변을 보는 생식기관에서도 요로결석증이 생기며 담낭, 콩팥 등에도 담석증, 신장 결석 등이 가끔씩 생겨서 사람을 매우 고통스럽게도 한다. 이러한 결석이 만들어지면 해결책은 꺼내는 것이다. 큰 덩어리 결석이라면 수술해서 집어내겠지만 크기가 작은 경우에는 초음파 충격기를 해당 부위 근처 피부에 대고 초음파를 보내서, 인체 장기에는 변화를 주지 않고, 초음파가 몸속 내부로 전달되어 석회화 물질을 잘게 분쇄한 다음, 소변을 통해서 배출하게 하는 방법을 쓴다.

구강 내에 생긴 치석도 마찬가지이다. 치과에 가서 치석 제거용 기구로 각 치아마다 조금씩 부착되어 있는 치석을 일일이 떼어내거나, 초음파 치석 제거기를 치석 근처에 대고 작동시켜 치석을 잘게 분쇄시킨 다음 입 밖으로 씻어낸다. 이를 치석 제거 또는 스케일링이라 한다.

스케일(Scale)이란 용어는 사전에는 규모, 천칭, 눈금 등의 뜻도 있고 녹이 낀 현상이나 물고기 비늘이란 뜻도 있다. 수관 내부에 산화

녹의 피막이 부착된 것도 스케일이며 이를 제거하는 작업을 스케일링(scaling)이라고 한다.

성인이면 누구나 정기적으로 치과에 가서 그동안 쌓였던 치석을 제거하는 스케일링을 받아야 한다. 비록 그 과정에서 잇몸에 피도 나고 찔끔찔끔 아프기도 하며, 초음파를 발생시키기 위한 날카로운 기계음이 짜릿하여 신경에 거슬리기도 하겠지만 1년에 한 번 씩, 치석이 자주 잘 부착되는 사람은 1년에 두 번 정도 해마다 정기적으로 스케일링을 받도록 해야 한다.

결혼을 며칠 앞두고 스케일링을 받으러 왔다는 젊은 남성 환자를 보고 "왜 하필 결혼 때에만 스케일링을 받으려 하는가, 그렇다면 다음 스케일링은 재혼할 때 받으려고 하는가."라며 핀잔을 준적도 있다. 결혼과 상관없이, 정기적으로 목욕하듯이 매년 정기적으로 스케일링을 받아야만 건강한 잇몸을 평생 유지할 수 있다.

간혹 스케일링을 받은 후 치아가 더 시리고, 치아 사이가 더 벌어져서 치아를 다 버렸다고 착각하는 환자가 상당수 있다. 그렇게 오해할 수도 있다. 왜냐하면 치아 사이에 막혀 있던 치석을 떼어내면 마치 치아 사이에 구멍이 난 것처럼 느껴지기 때문이다. 이 상태가 현재로서는 그 환자의 정상인 상태인데 그동안 치석으로 막혀 있었던 느낌에 익숙해 있었기 때문에 착각하는 것이다.

치아가 시린 원인은 그동안 치석이 부착되어 있어 외부의 냉·온 자극이나 시린 자극에 상당히 둔해져 있었던 것이, 치석 제거로 인하여 보호막이 없어지니 더욱 민감해진 것이다. 아무리 설명하고 이해시키려 해도 잘 들으려 하지 않는 환자도 있다.

극단의 예를 들어보자. 수년간 목욕을 한 번도 하지 않아 몸에 때가 엄청 많은 사람이 있다고 하자. 그 사람은 겨울에 좀 덜 추울 것이다. 그런데 그 사람이 한 번 온천 목욕으로 때를 깨끗이 씻고 나면, 그 사람은 그 날 추위를 느끼고 감기 걸리기 쉽다. 그렇다고 '목욕은 건강

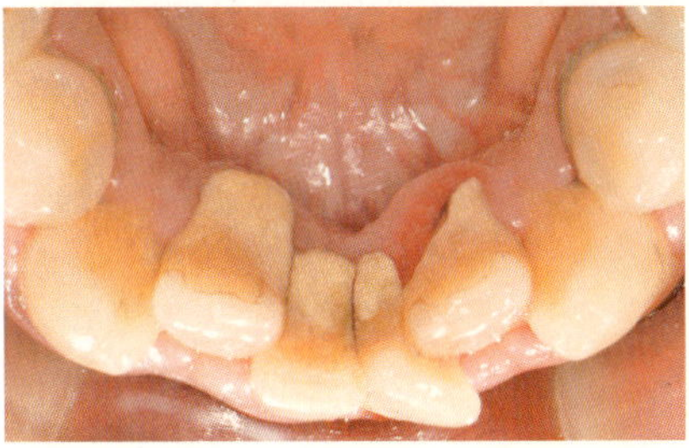

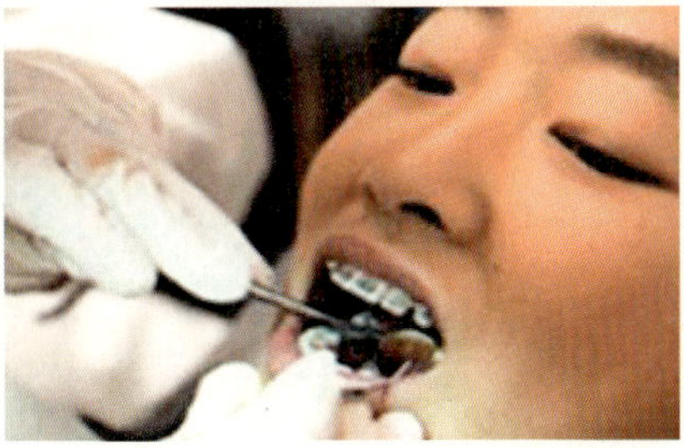

치석이 부착된 치아와 주기구를 이용해서 스케일링하는 모습

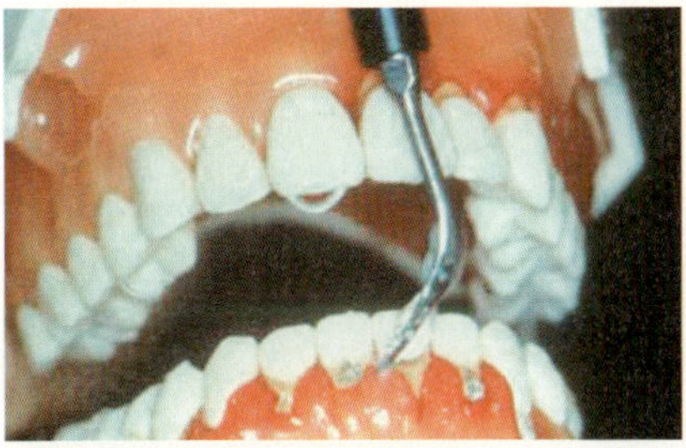

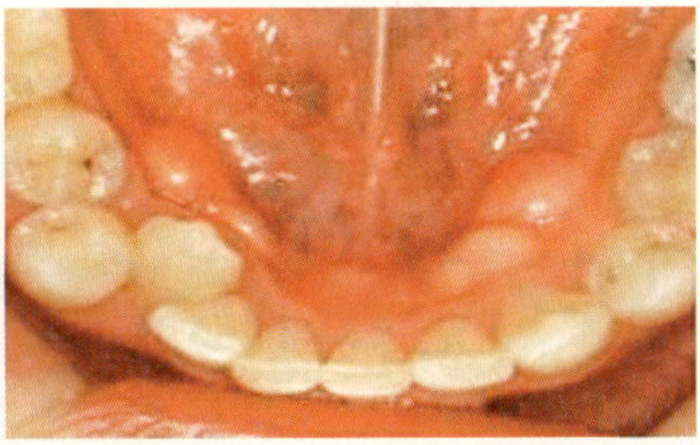

초음파 치석 제거기로 스케일링하는 모습과 스케일링 후 치아

에 해롭다'라고 말하면 안 될 것이다. 더러운 때로 피부를 보호할 수 없듯이, 치석으로 치아와 잇몸을 보호할 수는 없다. 치석은 떼어내고, 과민한 치아는 인체의 면역과 저항성을 차츰 길러서 완화시켜 나가도록 해야 한다. 스케일링 후 자극에 많이 예민해졌다면 그동안 치석이 그만큼 많았음을 간접적으로 증명해 주는 셈이다. 스케일링은 세수나 목욕을 정기적으로 하듯 매년 한두 번씩 정기적으로 받아야 하는 성인들의 필수적인 치주병 예방법이다. 이제 스케일링도 건강보험의 혜택을 받을 수 있게 되었으니 고비용 탓에 스케일링을 받지 못한다는 핑계는 안 통한다.

제5장 부정교합

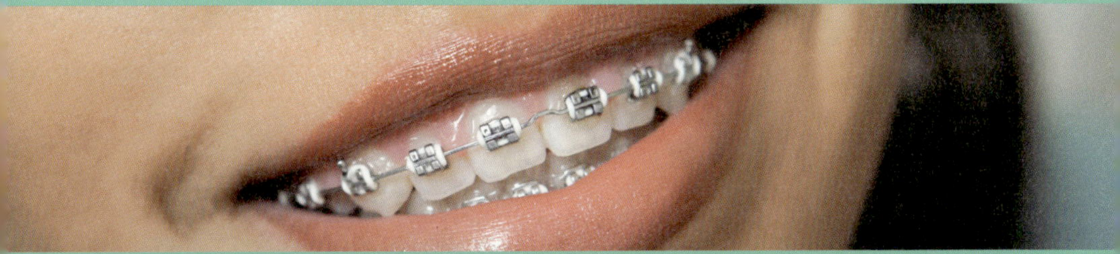

1. 비뚠이의 발생 원인
2. 비뚠이를 만들 수 있는 나쁜 습관들
3. 비뚠이의 치료법

1. 비뚠이의 발생 원인

비뚠이(부정교합)란 치아 배열이 가지런하지 못하거나 아래 위 치아나 턱뼈의 위치 관계가 알맞지 못한 상태를 말한다. 치열이 조금 비뚤거나 턱뼈가 튀어나와서 부정교합 환자인지 또는 정상인지 하는 문제는 보고 느끼는 사람의 주관적인 기준에 따라 다르며, 치과의사에 따라서도 다소 다를 수 있다.

대부분 부정교합의 원인은 선천성이다. 즉 태어날 때부터 치아의 배열 상태나 악골의 위치가 어느 정도 결정이 되어 있는 유전 인자를 갖고 태어난다는 말이다. 비뚠이(부정교합) 환자는 주로 자기 잘못이 아니라 대다수가 조상 탓이다. 부모나 조부모, 외조부모 형제들 중 자신과 닮은 비뚠이 가족을 한번 찾아보라. 분명히 닮은 사람이 있을 것이다. 그러나 간혹 턱을 다쳤거나, 젖니를 적당한 시기에 뽑아 주지 못했거나, 어린 나이에 영구치를 뽑아버렸거나, 구강과 관련된 나쁜 습관이 있는 경우에도 부정교합이 생길 수도 있다.

정상교합인 사람은 치아 배열이 가지런하고 아래윗니를 지긋이 다물면 윗니가 아랫니를 덮게 된다. 그리고 아래 위 치아는 마치 톱니가 맞물리듯 서로 꼭 맞게 물리게 된다. 아래 위 치아를 지긋이 다물었을 때 어금니는 정상으로 맞물리나, 앞니의 치아들이 가지런하지 못하고 비뚤 때 이를 1급 부정교합이라고 한다. 1급 부정교합은 우리나라 아동들에서 많으며, 치열이 비뚤거나, 덧니가 났거나, 치아가 뒤틀려서 나왔거나, 앞니가 뭉쳐서 나와 있는 등 다양한 형태로 나타나 있다. 그래도 부정교합 중에서는 1급 부정교합이 비교적 치료하기가 용이한 편이다.

윗니의 턱뼈가 아랫니의 턱뼈에 비하여 지나치게 커서 윗니의 턱뼈가 앞으로 튀어나와 보이는 경우 이를 2급 부정교합이라고 한다. 2급 부정교합은 서양의 아동에서 많고, 우리나라 아동에서는 그렇게 많지는 않다. 비교적 얼굴이 좁은 형에서 많고, 위 앞니가 지나치게 뻐드렁니를 나타내거나, 아래위가 수직 또는 안쪽으로 경사져 있는 옹니 형태로 나타나기도 한다. '어느 성씨의 옹니는 매우 고집이 세다'라는 말은 근거 없는 말이다. 2급 부정교합은 치료도 비교적 어렵고 기간도 오래 걸리는 경우가 많다.

윗니의 턱뼈에 비하여 아랫니의 턱뼈가 지나치게 크거나 튀어나와서 입을 지그시 다물면 아랫니가 윗니를 덮고 아래턱이 앞으로 튀어나와 보이는 경우 이를 3급 부정교합이라고 한다. 3급 부정교합은 일반적으로 아래턱이 길게 보이는 주걱턱의 형태인 사람이 많으며 우리나라 사람들 중에서도 가끔씩 있다. 단순한 교정 치료뿐만 아니라 심하면 수술로 아래턱의 길이를 짧게 만들어서 교정 치료를 수행하

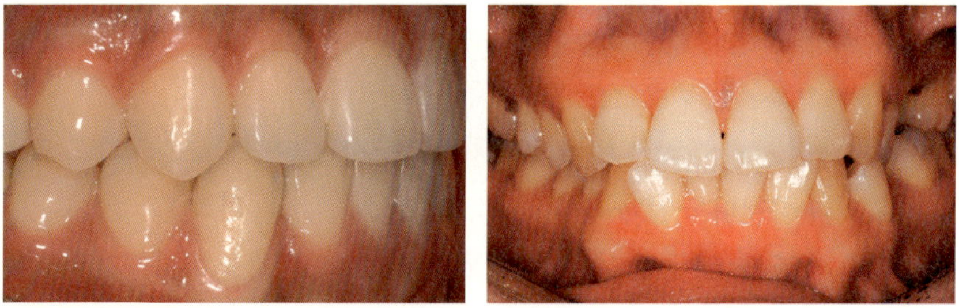

정상교합과 1급 부정교합(비뚠 배열)

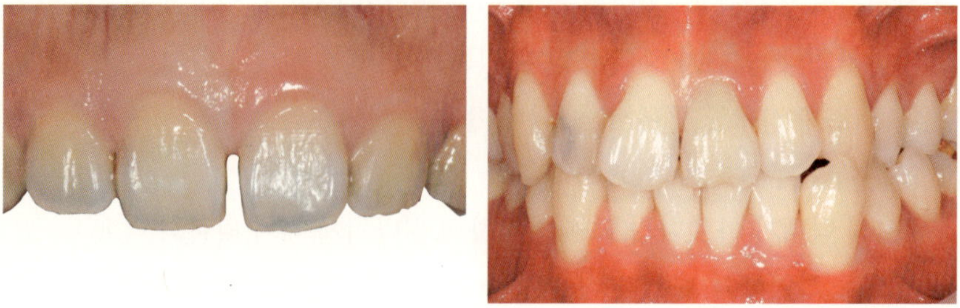

1급 부정교합(이개와 견치 돌출)

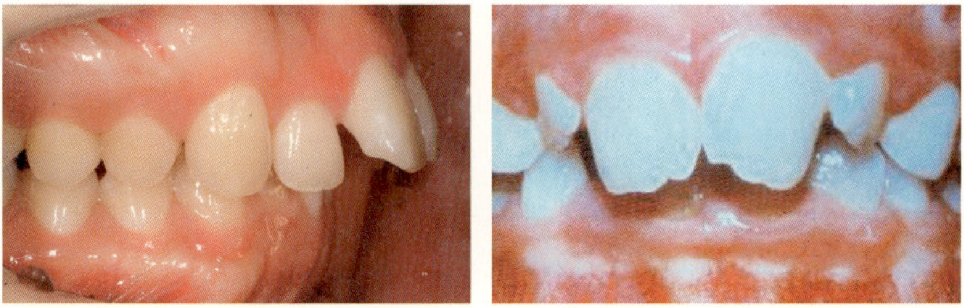

2급 부정교합(뻐드렁니와 옹니)

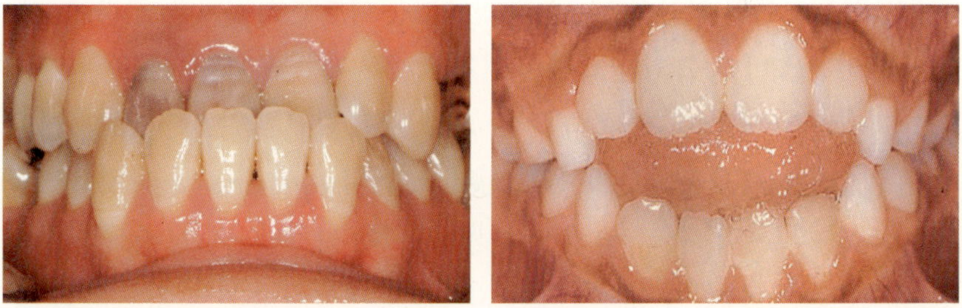

3급 부정교합(주걱턱)과 개방교합

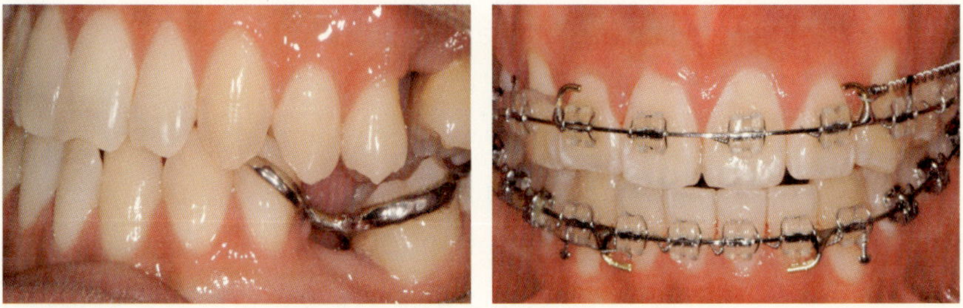

간격 유지 장치와 고정식 교정 장치를 이용한 치열 교정

는 경우도 있다. 또한 아래윗니가 조화 있게 맞물리지 못하고 아래치아가 위의 치아를 덮거나 비뚤게 맞물리는 경우 이를 반대교합이라고 한다. 아래윗니를 다물면 어금니 부위는 서로 맞물리는데 앞니 부

위는 전혀 맞물리지 못하고 공간을 형성하고 있을 때 이를 개방교합이라고 한다.

한번쯤 자신과 자녀들에게 아래윗니를 지그시 다물도록 한 후 상하관계가 정상인지, 치열은 고른지 체크해 보자.

부정교합의 원인 중 대다수를 차지하는 선천성 부정교합은 사실상 예방하기 어렵다. 대부분의 부정교합은 유전적인 원인으로 태어날 때부터 치열이 결정되기 때문이다. 그러나 일부 후천성 부정교합이 발생되기도 하며 이러한 후천성 부정교합은 예방이 가능하다. 후천성 부정교합의 원인으로는 성장 발육도중 턱뼈를 다쳤거나, 구강에 나쁜 영향을 미칠 수 있는 습관이 있거나, 유치가 영구치로 교환해야 할 시기에 유치를 빼주지 않고 너무 오래 남아 있게 되었거나 아동기에 영구치를 빼게 되었을 경우 등이다. 인간의 성장 과정 중 턱뼈가 주로 성장 발육하는 시기가 있다. 이때 불의의 사고나 외상으로 귀밑의 악관절 턱뼈를 다치게 되면 턱뼈의 성장 발육이 둔화되어서 부정교합이 발생되는 수가 있다.

어린이들이 무심코 하는 습관 중에서도 부정교합을 야기할 수 있는 것들이 있다. 나쁜 습관들을 장기간 계속할 경우 부정교합을 일으킬 수 있으므로 빨리 고쳐 주어야 한다.

만 11세나 12세가 되면 모든 유치(젖니)는 영구치(간니)로 교환되는데, 유치를 교환해 주어야 할 시기에 빼주지 않아서 너무 오랜 세월 구강 내에 남아 있으면 후속 영구치가 나와야 할 자리가 없으므로 결국 부정교합이 될 수 있다. 또한 반대로 유치를 너무 일찍 뽑았을 경우에도 양 옆의 치아들이 빠신 공간으로 밀려 들어와서 나중에 그 자리에 나와야 할 영구치가 제자리에 못나오고 치열이 비뚤게 될 수도 있다. 이런 현상을 방지하기 위하여 유치를 너무 일찍 뽑게 될 경우에는 그 자리에 간격 유지 장치를 끼워 넣어주게 된다.

어린 나이에 간니를 빼게 되었을 경우나 간니에 충치가 심하여 치아 사이에 간격이 많을 경우 양 옆의 치아는 빠진 치아 공간을 향하여 기울어지게 된다. 이로써 치아를 맞물 때 아래윗니가 꼭 맞지 않게 되는 것이다.

젖니와 간니의 교환 시기는 사람마다 조금씩 다르다. 그러므로 아동기에는 주기적으로 치과를 방문하여 구강 검사 및 치과방사선 촬영을 해봄으로써 나오는 간니에 대하여 자세히 알아볼 수 있다. 주기적 구강 검진으로 가능한 부정교합을 예방하여 바르고 고운 이를 간직하도록 해야 한다.

2. 비뚠이를 만들 수 있는 나쁜 습관들

부정교합, 즉 비뚠이는 주로 유전적 요인으로 나타난다. 그러나 드물기는 하지만 어릴 때 무의식적인 나쁜 습관으로 인해서 발생되는 경우도 있다.

1) 엄지손가락 빠는 습관

아기들은 대다수가 본능적으로 손가락을 빠는 습관이 있다. 어떤 아기는 주먹도 입안에 넣고 빠는 입 큰 아기가 있는가 하면, 구부려서 발가락을 빠는 유연한 아기도 있다. 그러나 크게 걱정할 것 없다. 자라면 이런 습관도 없어지고 할 수도 없기 때문이다.

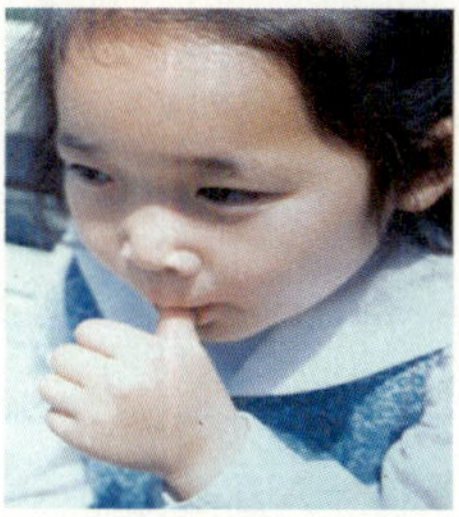
엄지손가락 빨기

만 6세, 즉 초등학교 1학년 무렵이면 6세 구치인 첫 번째 큰 어금니와 함께 곧이어 아래 위 앞니도 젖니(유치)가 빠지고 간니(영구치)로 갈게 된다. 아래 위 영구치 앞니가 나올 무렵까지 엄지손가락을 빠는 습관이 있으면 문제가 된다. 한창 앞니가 잇몸을 뚫고 나오려는데 주인이 엄지손가락을 자주 빨고 있으면 앞니가 맹출에 방해를 받고 거치적거려 제대로 나오지 못한다. 결국 완전히 다 나오지 못한 상태에서 정지하고 말아서 그 아이가 입을 다물면 아래위 앞니 사이에 구멍이 뻥 뚫어지게 되고 앞니가 안 다물어지게 된다. 때로는 손가락을 빨 때, 엄지로 위 앞니를 밖으로 훑는 습관으로 손가락을 빨기에 위 앞니가 전방으로 과도하게 뻐드러지기도 한다.

그러면 유아나 아동기에 왜 손가락을 빠는 습관을 갖는 것일까. 심리학자들은 영아기 때의 욕구불만으로 설명한다. 특히 모유를 못 얻어먹고 분유병, 즉 젖병으로 분유를 먹고 자란 아동들에서 잠재적인 욕구 불만이 생기기 때문이란다. 보통 아기가 엄마 품에 안겨서 모유로 젖을 먹을 때 걸리는 시간은 보통 7분 내지 10분 정도이나, 젖병으로 먹을 시에는 같은 양을 3분 내지 5분 정도에 먹을 수 있다. 너무 쉽게 분유를 빨게 되는 셈이다.

아기들의 볼에 젖살이 많은 이유는 귀엽게 보이기 위함도 있겠지만 엄마 젖이 웬만한 흡입력으로는 잘 안 빨리기에 힘껏 빨도록 조물주가 볼에 젖살을 붙여준 것이다. 엄마 품에 얼굴을 파묻고 젖 먹을 때마다 10분 정도는 힘껏 빨며 모성애를 느끼게 된다. 그런데 젖병을 통한 분유를 먹을 때는 이렇게 힘차게 빨아야 할 이유가 없다. 너무나 쉽게 분유가 흘러나오기 때문에 3분 내지 5분이면 같은 양을 쉽게 다 먹어버린다. 아기는 배는 부르나 무언가 입이 허전함을 느끼고 본능적 욕구 불만이 쌓이게 된다. 그래서 엄마 젖꼭지 대신 자신의 손가락을 빨게 되는 습관이 생긴다고 한다. 그렇다면 젖병의 꼭지 구멍을 더 작게 만들면 해결될 것 같다. 그래서 실제로 작게 만들었더니 엄마들은 자주 막히는 것으로 착각하고 불량품 취급을 하며 송곳으로 구멍을 더 넓혀 놓는 사례가 많단다. 부모가 무식하여 아동의 나쁜 습관이 생긴 셈이다.

그러면 엄지손가락 빠는 습관이 있는 유아나 초등 1학년 아동은 어떻게 고칠 것인가. 교육학적으로 잘 설명하고 타일러서 아이의 습관이 고쳐진다면 그건 아이도 아니다. 그렇게 되는 경우는 극히 드물다. 손가락 빨 때마다 혼내는 강압적 방법도 있으나 그것도 잘 안 되는 경우가 많다. 아이들은 빨간색을 무서워하니까 엄지손가락에 붉은 색소를 발라 놓고 손가락 빨려고 할 때마다 다소 멈칫하게 만들거나, 매우 쓴 맛의 양념을 손가락에 발라 놓기도 하고 붕대나 고무로 된 골무를 엄지에 끼워 놓기도 한다. 심지어는 골무 끝에 뾰족하고 큰 가시를 달아 아동에게 강한 자극을 주기도 한다. 그래도 안 되면 치과에 와서 앞 치아에 망을 치는 장치를 끼워 넣기도 한다. 아동의 습관은 대개 2~3일만 잘 길들이면 고쳐질 수 있기 때문이다. 이 시기를 그냥 방치했을 경우 나중에 수년이 걸리는 치열 교정 치료를 받아야 정상적인 치아 배열을 가질 수 있게 된다.

2) 입 벌리고 다니는 아이

근래에 들어 입 벌리고 다니는 아이들이 많아졌다. 입 벌리고 자는 아이들도 물론 많다. 입을 벌리고 있으면 구강 안이 쉽게 건조해지고 입 냄새도 심하며 구강 내 감염도 잘 된다. 뿐만 아니라 혀가 정상 위치보다 항상 아래로 내려가 있기에 미약하지만 은근한 힘을 아래턱 앞쪽으로 내밀도록 가하게 된다. 아동기에 턱뼈가 성장할 때 아래 앞니 쪽의 턱뼈를 조금씩 내미는 것이 후일 부정교합의 원인이 될 수도 있다.

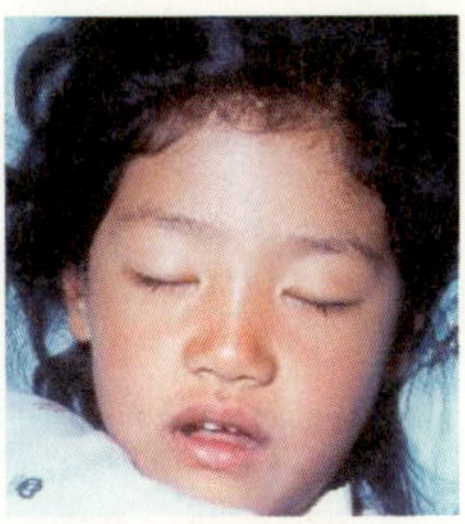
입 벌리고 자는 아이

근래 도시의 대기오염이 심해져서 코로 숨 쉬는 공기만으로는 아동의 활동에 필요한 산소를 다 받아들이기에 다소 부족함을 느낄 수도 있다. 그래서 더 큰 구멍인 입을 벌리고 다님으로써 더 많은 산소를 쉽게 받아들인다. 그런데 입으로 숨 쉬는 버릇을 하면 점차 코의 용도가 쓸모없게 되어 콧구멍이 막히는 비폐쇄 현상을 초래할 수 있고 나중에는 입으로 숨 쉬지 않으면 안 될 상황까지 갈 수도 있다. 그러므로 입을 벌리고 다니거나 입 벌리고 잠자는 아동들은 자주 주의를 줘서 입을 다물게 하고 코로 숨을 쉬도록 유도해야 한다.

3) 혀 내미는 습관

아이들이 가끔 남을 놀릴 때 혀를 날름 내밀기도 하는데 그것은 부정교합에 아무런 영향을 끼치지 않는다. 문제는 거의 매일, 일상생활에서 혀를 조금씩 앞으로 내밀어 살짝 물고 있는 듯한 상태로 지내는 경우이다. 이 경우 역시 혀로 앞니를 은근히 내밀게 되어 앞니의 뻐드렁니나 심하면 아래 위 앞니가 안 다물어지는 개방교합을 야기하기도 한다.

혀를 앞으로 살짝 내밀어 물고 있는 아동이나 청소년, 심지어는 20대 초반의 주로 여성에서 많다. 어릴 때 귀엽다거나 예쁘다는 말을 주위에서 듣고 자란 아이들은 내심 자신이 더 성장하고 어른이 되는 것이 싫어지기도 한다. 항상 어리게, 귀엽게 보이고자 혀 짧은 소리로 말을 한다. 그 준비 과정으로 항상 혀를 앞으로 조금 내밀고 있어야만 혀

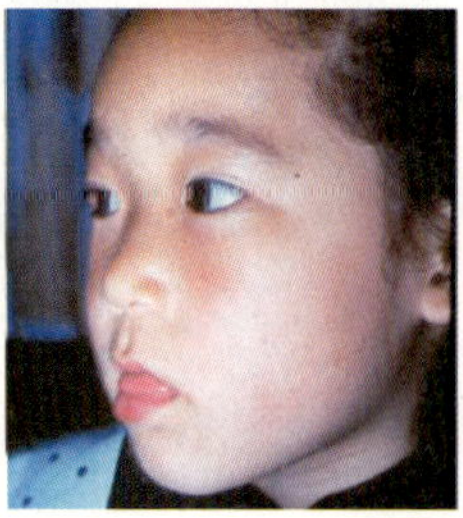

혀 내미는 습관

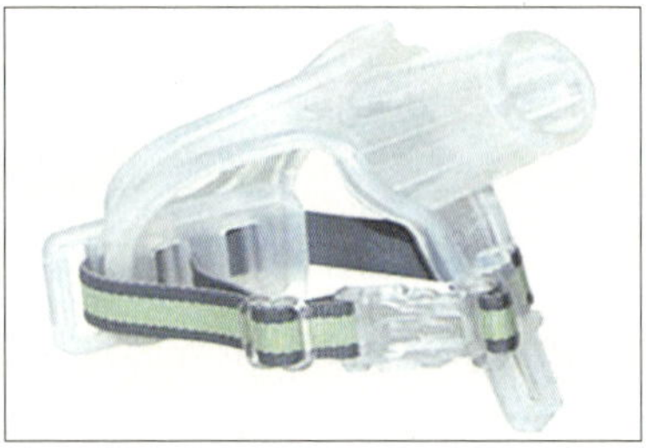

엄지손가락 빨기 방지 장치

짧은 소리로 말하기 쉬워진다. 그것이 습관화되면 부정교합의 원인이 될 수도 있다. 이런 아이나 어른에게는 주위에서 심리적 상담과 어른스러움 그리고 말을 또박또박 정상적으로 하는 훈련을 시켜야 한다.

3. 비뚠이의 치료법

1) 가철식 교정

치열 교정은 치아가 기능적인 교합 관계를 이루게 해주고 심미적으로도 보기 좋게 해주는 데 목적이 있다. 기능적인 교합 관계란 윗니와 아랫니가 서로 잘 맞물리어 음식을 씹는 기능을 원활하게 수행할 수 있는 상태를 말하고, 심미 기능이란 가지런한 치열을 유지함으로써 타인에게 예쁘고 자연스럽게 보이도록 하는 상태를 말한다.

위턱의 앞니가 앞으로 나와 있고 앞니 사이에 틈이 나 있으면 보기에 좋지 않다. 비교적 어린 나이의 부정 교합 환자에게는 합성수지로 만든 틀니와 비슷한 틀에 특수 강철로 된 스프링이나 가철식 교정 장치를 만들어서 구강 내 필요한 시간 동안 끼고 있게 하여 치아를 조금씩 이동시킬 수 있다. 가철식 교정 장치를 구강 내에 장착하여 치아를 조금씩 이동시키기 위해서는 이러한 장치를 적어도 하루에 10시간 이상 끼고 있어야 하며, 정기적으로 치과에 가서 그 힘을 조절해야 한다. 이러한 치료를 수개월 또는 수년간 하였을 경우, 치열이 어느 정도 교정이 되어 튀어나와 있던 앞니가 제 위치로 들어가고 앞니 사이의 틈도 없어지는 것을 볼 수 있다.

교정 치료가 끝난 후에도 바른 치열을 유지하기 위한 고정 기간이 필요하다. 본인이 끼웠다가 뺐다 할 수 있는 틀니 방식의 가철식 교정 장치는 주로 골격이 성장 과정에 있는 아동들에게 많이 사용한다.

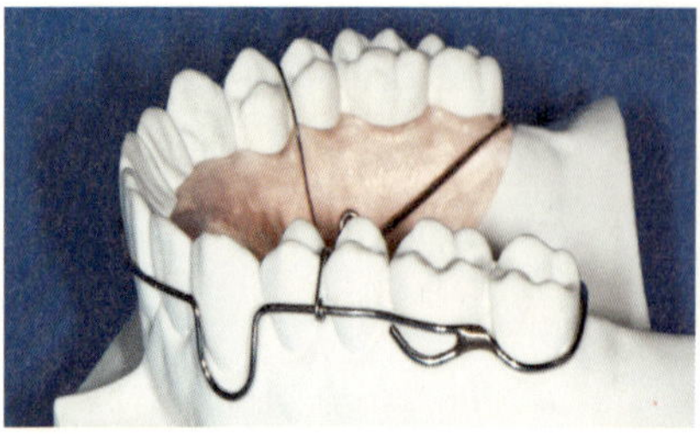

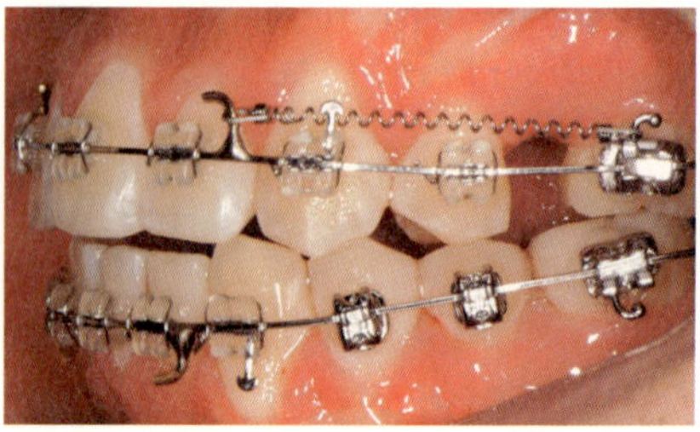

가철식 교정 장치와 고정식 교정 장치

2) 고정식 교정 치료법

치열 교정 치료는 환자의 성장 발육 관계를 고려하여 치아가 잘 배열되고 음식을 효과적으로 씹을 수 있도록 치아를 이동하거나 맹출을 유도해 내는 치료법이다. 이러한 교정 치료에는 복잡하고 정교하게 만들어진 교정용 기구 및 재료들이 사용된다. 치아가 울퉁불퉁 나 있어서 보기도 좋지 않을 뿐 아니라 음식물도 잘 씹지 못하는 환자가 있다.

일반적으로 부정교합이 어느 정도 심하거나, 환자의 연령이 청소년 이상 되었을 경우에는 환자의 각 치아에 작은 단추처럼 생긴 교정 장치를 붙이고 여러 가지 탄성이 있는 재료들로 치아를 당기며 장기간에 걸쳐 치아를 조금씩 이동시킨다.

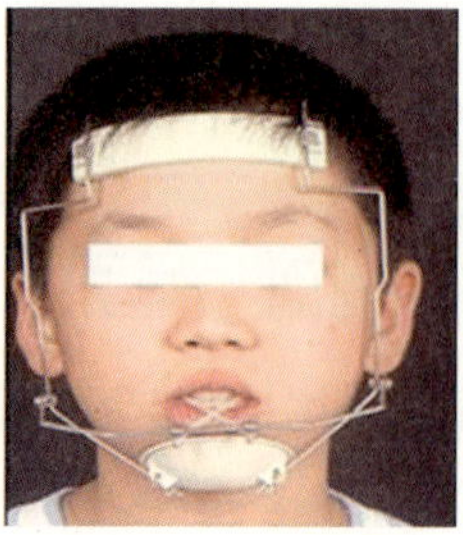

구강외 장치

환자의 구강 상태나 발육 상태에 따라서는 구강내 치아보다 머리나 목에 버팀대를 붙여 당기는 힘을 얻어 치열이나 악골의 발육을 변화시키는 구강외 장치를 끼우는 경우도 있다. 주로 성장기 아동에게 단기간 사용하는 장치이기도 하다.

교정 치료가 어느 정도 진행되어 치열이 고르게 되고 아래윗니가 점차 맞물리게 된

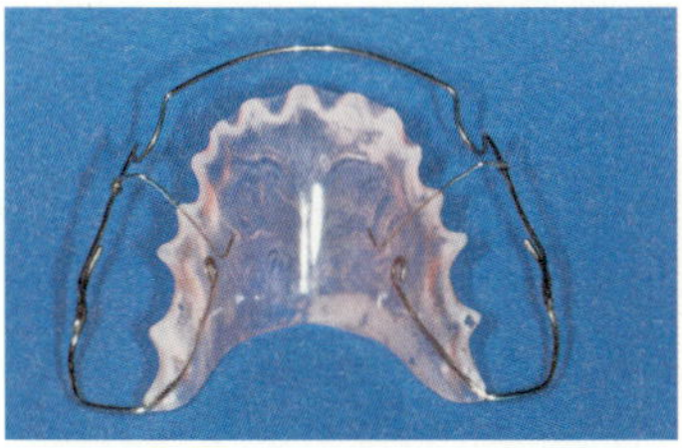

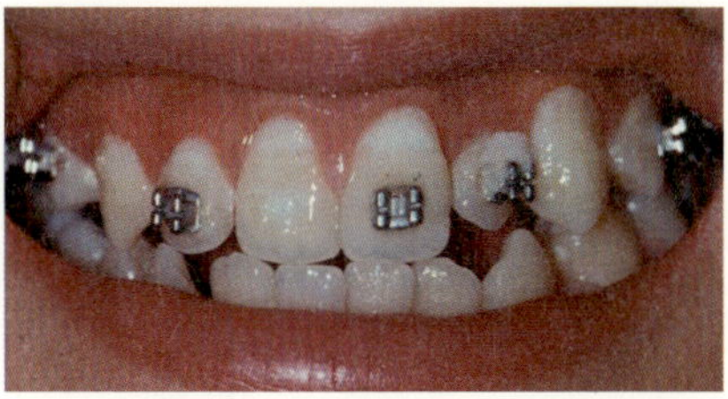

6개월 이상 교정 장치를 장착해야 하는 교정 환자는 충치와 치주병 발생률이 높기 때문에 관리에 주의해야 한다

다. 장기간의 교정 치료로 치열이 고르고, 상하악간의 관계가 정상으로 되면 교정 장치를 제거한다. 교정 치료가 끝났더라도 수개월간은 치열을 고정시키는 장치를 또다시 끼고 있어야 한다. 교정 치료 환자는 복잡한 구강 내 장치로 인하여 탈회나 치아우식이 발생하기 쉬우므로 특수한 방법으로 교정 환자용 이닦기 법을 철저히 함은 물론이고 치아에 불소를 입혀 치아우식을 예방하는 것이 좋다. 또한 치아 내의 틈 사이는 미리 막아버리는 치면열구전색을 하여 치아에 충치가 생기기 전에 예방을 하는 것이 무엇보다 중요하다.

고정식 교정 치료는 환자의 성장 발육에 따라 치아를 이동시키고 맹출을 유도하므로 장기간의 치료가 필요하다. 장기간의 교정 치료 중에는 구강 위생이 불결해지기 쉽다. 불결한 상태로 교정 치료가 진행되면 교정 치료가 끝난 후 치열은 고르나 치아우식이 많이 생겨 있

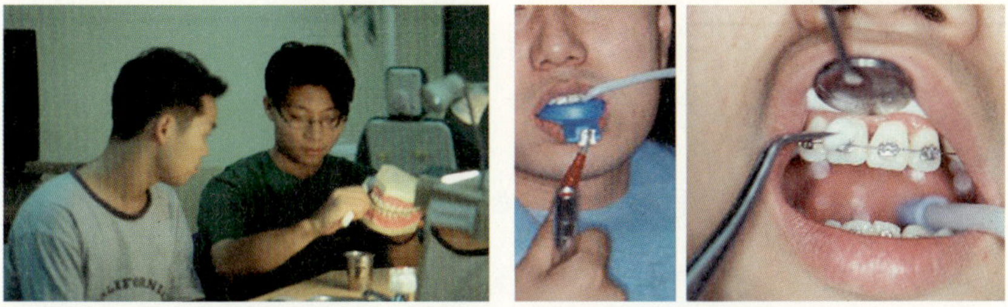

교정 환자의 잇솔질법 교습과 교정 치료 중 불소도포로 충치와 치주병을 예방한다

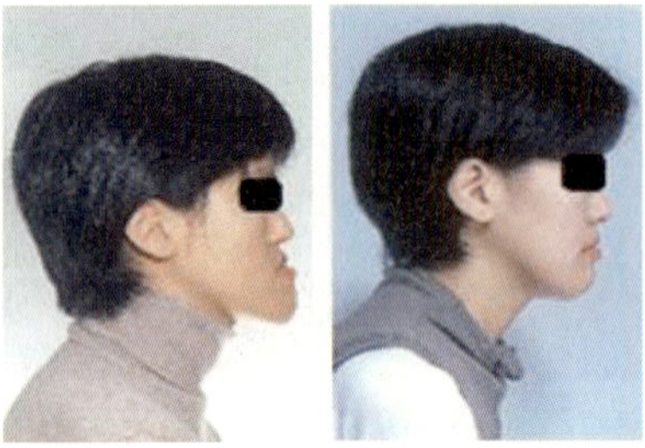

악골 수술을 통한 교정 전후

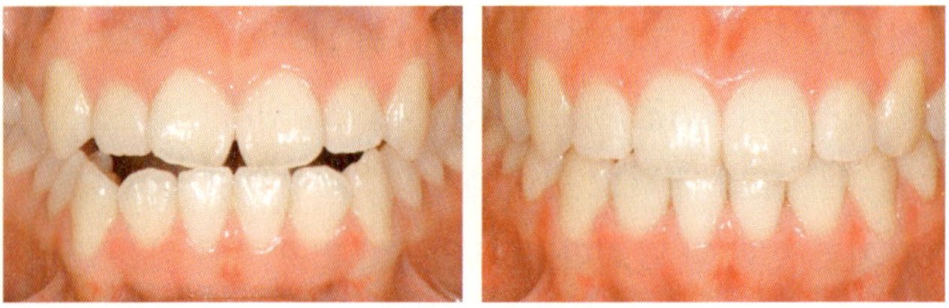

교정 전 · 후

든지, 잇몸에 염증을 유발해서 더욱 보기 싫고 구강 건강에도 치명적인 경우가 많다. 그러므로 더욱 철저한 구강 위생 관리가 필요하며 구강 내가 특수한 환경에 있으므로 특수한 칫솔을 가지고 특별한 방법으로 치아를 닦아야 한다. 교정 장치를 입안에 부착시키는 것은 동시에 충치나 잇몸병이 생길 여건을 함께 입안에 넣어 두는 것이나 다름없다고 생각해야 한다.

교정 치료 중에는 지정 날짜에 내원하지 않으면 그만큼 치료 기간이 길어질 뿐 아니라 치아에 좋지 못한 영향이 발생할 수 있으므로 내원 날짜를 꼭 지켜야 한다.

3) 수술과 교정을 함께 해야 하는 경우

아래턱이 지나치게 커서 교정 치료만으로는 효과를 보기 힘든 경우, 교정 치료와 더불어 아래턱을 다소 잘라내는 수술을 함께 하기도 하는데 반드시 치열교정 전문의와 구강외과 전문의가 서로 상의하여 수술 판단과 결정을 내린다. 이 경우 수술실이 완비된 구강외과가 있는 치과병원 급에서 전신마취를 한 후 수술을 하게 되며, 수술 후에도 약 2-3개월간 상하악 치아를 묶어 놓기 때문에 음식을 제대로 먹지 못함을 각오하여야 한다.

제6장 기타 구강병과 증상

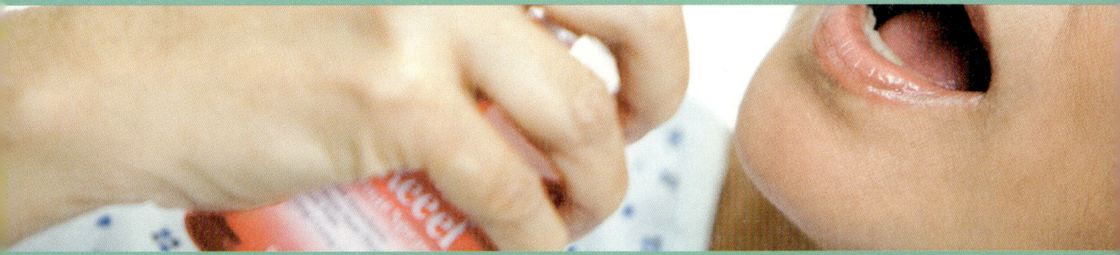

1. 구강 내 이상증상과 치아기형
2. 구강 질환
3. 치아 손상
4. 시린니
5. 입 냄새(구취)
6. 치아 미백

1. 구강 내 이상 증상과 치아 기형

1) 사랑니

사랑니는 사랑할 나이에 나온다고 해서 '사랑니'라 하지만 한자어로는 지혜로운 나이가 되어야 나온다는 뜻에서 지치(智齒), 영어로는 'wisdom tooth'라고 한다. 사랑니는 제3대구치, 즉 세 번째 큰 어금니이다.

인간의 치아는 한 쪽에 7개씩, 위와 아래 모두 28개이지만 과거 인류는 한 쪽이 8개씩인 32개였다. 그러나 점차 불필요한 인체 기관들이 퇴화되면서 근래에는 사랑니가 나오지 않는 사람도 많다.

그래도 우리나라 청년들의 약 절반 정도는 사랑니가 나오는데 그 중 윗니가 나올 때는 큰 문제가 되지 않는 경우도 많다. 그러나 아랫니의 경우 과거 인류보다 현대인의 악골 크기가 다소 작기 때문에 사랑니가 나올 공간이 없다. 그래서 바로 앞의 큰어금니를 밀면서 옆으로 나오거나, 아예 턱뼈 속에 매복된 경우도 있다. 이때는 주위에 압력도 가하게 되고 염증도 많이 일으켜서 소위 지치주위염을 야기한다. 사랑니가 날 때 매우 아픈 것은 이 때문이다. 이럴 경우 치과에서 사랑니를 뽑아야만 해결된다.

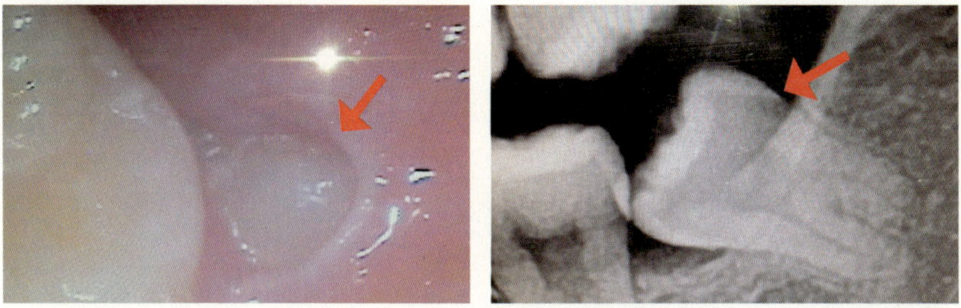

사랑니(바로 앞의 큰어금니를 밀면서 옆으로 나오는 모습)

2) 교모증

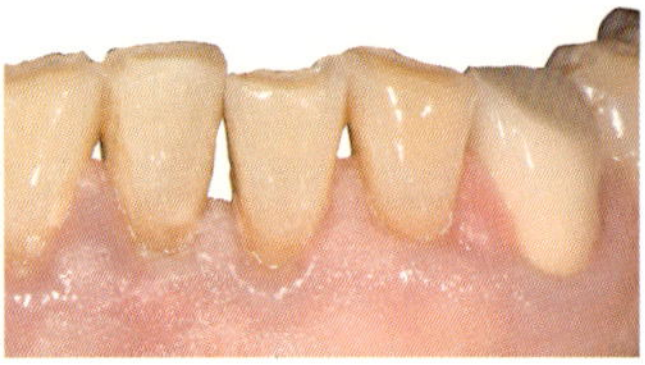

교모증

치아도 오래 씹다보면 세월이 지나 닳게 된다. 특히 질긴 음식, 딱딱한 음식을 즐겨 씹거나 이갈이가 심한 사람은 더욱 빨리 닳는다. 치과의사들은 치아가 닳은 정도를 보고 사람의 나이를 추정하기도 한다. 이런 현상을 교모증이라 한다. 일종의 치아 노화현상이다. 남을 험담하길 좋아하거나 잘 씹는 사람도 교모가 심할지도 모르겠다. 그러니 좋은 말만 하도록 하자.

3) 마모증

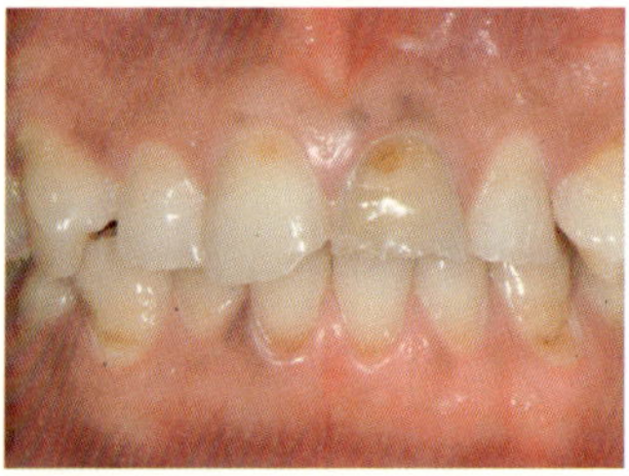

마모증

오랜 기간 치아를 옆으로 문지르며 닦아서 생긴 치아의 흠집이다. 주로 치아 표면이 잇몸이 닿는 부위에 옆으로 횡문이 생기며 시린니의 원인이 된다.

4) 부식증

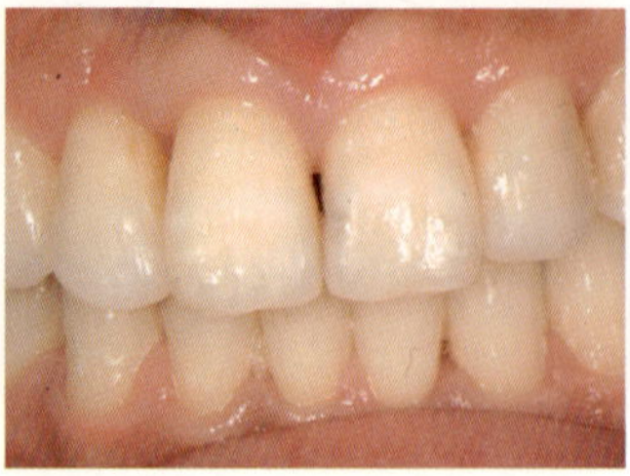

부식증

식초나 탄산음료 등 산성 식품이나 음료를 자주 오랜 기간 섭취하는 사람에게서 치아가 까칠까칠하게 부식되어 있는 현상이다.

5) 반점치

불소가 과량으로 들어 있는 음용수를 수년간 계속 사용했을 때, 특히 치아 발생기인 만 1-2세 경에 1ppmF 이상의 높은 불소 성분이 든 지하수를 계속 마시면서 자란 아동들에게서 치아에 흰 쌀알처럼 뽀얀 반점이나 갈색 반점이 생겨 있는 현상이다.

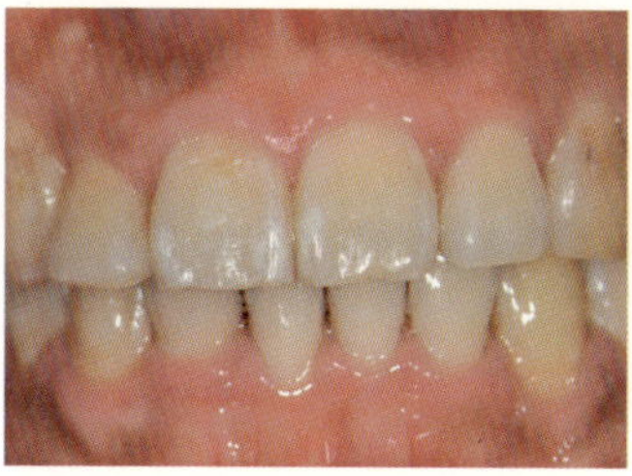

반점치

6) 치아의 수 이상

사람의 영구치아는 28개가 정상이지만 선천성으로 치아수가 26개나 24개인 사람도 있다. 또한 사랑니까지 합한 치아 수가 32개를 넘는 사람도 간혹 있다. 부정교합을 야기하는 원인이 될 수 있기에 가급적 빨리 치과 상담을 받아서 초기에 치열교정이나 보철치료를 하는 것이 좋다.

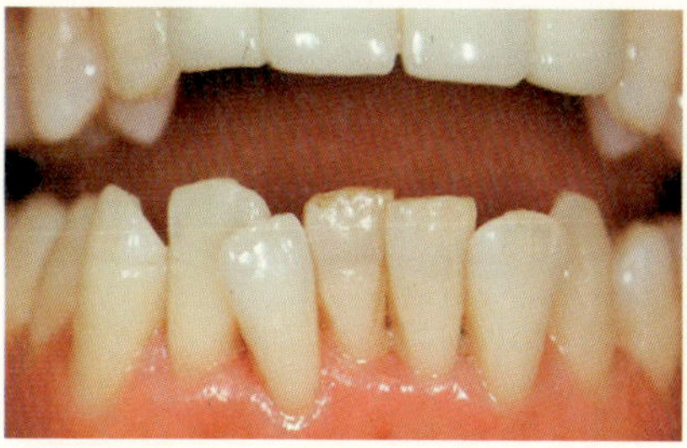

과잉 치아

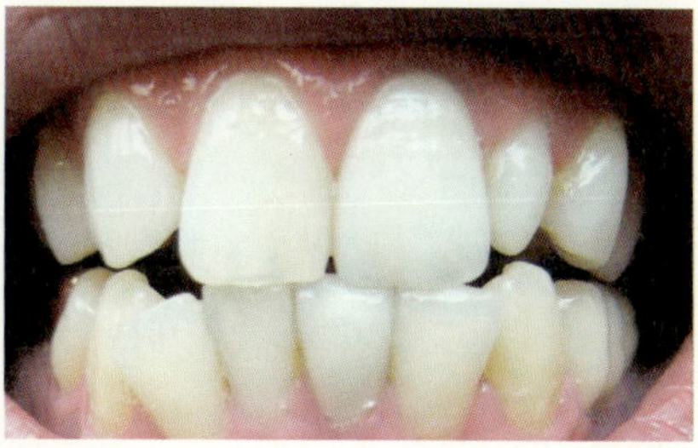

과소 치아

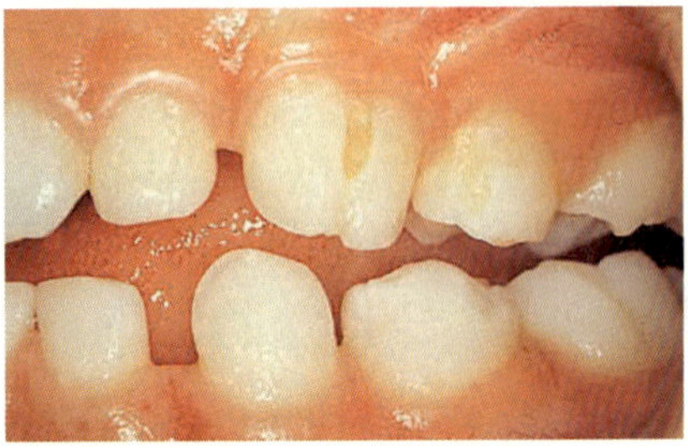

치아 형태 이상

7) 치아의 형태 · 상태 이상

치아의 모양이 정상이 아니거나, 성분이 다소 부족하여 상태가 좋지 않은 경우도 있다.

8) 악골의 결손/이상

치아뿐만 아니라 위턱, 아래턱, 윗입술, 아랫입술이 만들어질 때 접합이 원활하지 못하여 기형적인 모습이 되는 경우도 있다. 가급적 어린 시기에 구강외과 수술로 해결하도록 한다.

2. 구강 질환

입안의 점막에는 가끔 물집처럼 궤양이 생기기도 한다. 이 물집은 음식물뿐만 아니라 치아 자체에 의해서도 상처를 받아 궤양을 형성하기도 한다. 심하지 않은 경우에 1~2주 내에 자연 치유되기도 하지만 심한 경우는 수개월 동안 낫지 않기도 한다. 입안의 점막은 매우 얇기 때문에 수포가 형성되기 쉽다. 이렇게 수포가 형성되는 원인은 대개 바이러스에 의한 것이며, 대부분의 경우 얼마 지나면 저절로 없어지기도 하지만 어떤 경우에 있어서는 치과의사의 치료를 필요로 하는 경우가 있다.

일반적으로 구강 점막이나 잇몸 또는 입술 등에 세균(주로 헤르페스성) 감염으로 수포나 궤양이 생겼을 경우 가정요법으로 요드(Iodine) 제제를 바르거나 양치를 하면 2차 감염을 막고 구강내 소독이 되므로 감염된 병소가 낫는 데 도움이 된다. 요드 제제는 시중 약국에서도 베타딘이나 포비돈 등의 상품명으로 판매되고 있다.

아이들의 입꼬리 가장자리에 조그만 딱지가 눌어 붙어 입을 벌리거나 밥 먹을 때 쓰라려서 입을 벌리기도 힘들어 하는 경우가 있다. 옛 어른들은 '입 크려고 그런다'라고 위로를 하지만 입이 성장할 때 입꼬리가 찢어지면서 성장하는 것은 아니다. 이것을 구각염이라 하는데 침이나 불순물이 입꼬리에 흘러 붙어서 마른데다가 바이러스가 침입하여 염증을 만든 것이다. 이러한 증상들은 면역이 약한 아동들에서 잘 나타난다. 입 주위가 더럽고, 건조해서 세균이 번식한 것이다. 보통 1주일 정도 지나면 저절로 낫는다. 연고나 요드 제제를 발라도 7일 정도 걸리지만 통증을 줄이고 2차 감염을 방지하는 효과가 있다. 보습 효과를 위하여 바셀린을 발라주어도 좋다.

종종 혀에서 동통이나 작열감을 느끼기도 하고 혀의 등판에 무늬나 색깔의 변화를 볼 수 있다. 이러한 혀의 병적인 변화는 크게 국소적인 요인이나 정신적 요인 또는 전신적 장애로 인해 나타날 수 있다. 혀는 비교적 관찰하기 쉬우며 자신의 전신적 건강 상태에 대한 지표가 될 수 있으므로 관심을 갖고 항상 청결하게 유지해야 한다.

불결한 구강 위생과 불량 보철물과 같은 국소적인 자극을 받을 경우 잇몸은 자극 부위에 염증성 반응으로 육아종을 형성하기도 한다. 이러한 육아종은 특별한 증상이 없으며 구강 상태를 청결히 하고, 국소적인 자극을 제거할 경우 초기에는 저절로 없어지는 경우도 있다. 그러나 심해지면 치과에서 제거 수술을 해야 한다.

또한 감기에 걸리면 목젖이나 편도가 심한 염증으로 부어서 침 삼키기도 힘든 경우도 있다. 역시 감기 바이러스 침입에 의해 면역이 떨어진 상태에서 염증을 야기하는 포도상구균이나 연쇄상구균들이 번식하여 생기는 현상이다. 감기도 물론 치료해야 하겠지만 구강 내가 항상 건조하지 않도록 물이나 생리식염수를 자주 머금거나 입가심을 하는 것이 좋다. 증세가 심하면 구강 양치용액 중 소독력이 비교적 센 클로로헥시딘이나 리스트린 등을 처방받아 자주 입가심을 해야 한다. 증세가 미약하다면 일반 구강양치액을 사용해도 효과가 있다. 주의할 사항은 이러한 양치액을 너무 장기간 사용하면 구강 내 세균들의 평형을 깨뜨리게 되어 후일 면역 체계를 약화시킬 수 있다. 보통 2주나 한 달 이내로 한정하여 사용하는 것이 좋다.

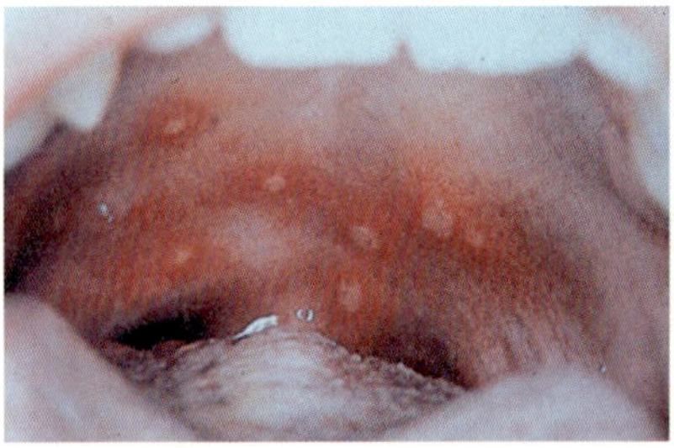
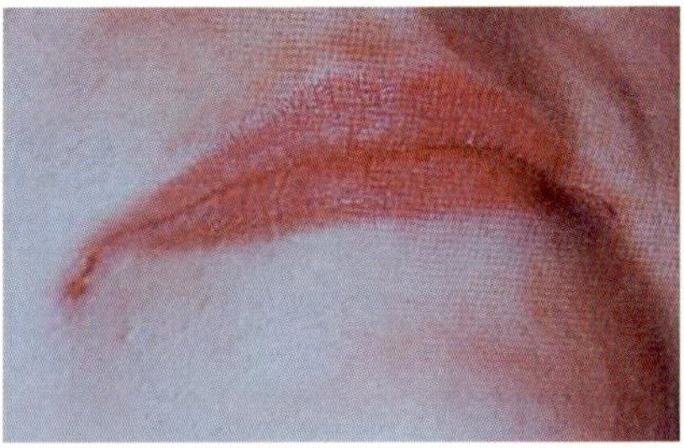

구강궤양과 구각염

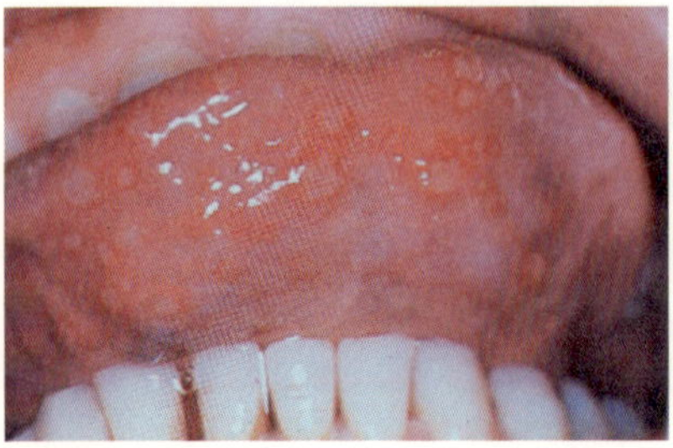
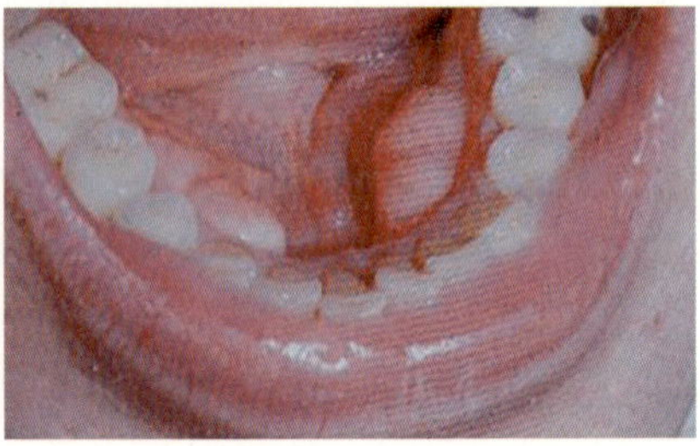

설염과 골수염

일반적으로 조직의 이상 성장인 종양은 양성 종양과 악성 종양이 있다. 양성 종양은 인체의 일부 조직이 과대로 성장하여 부분적으로 혹이 생긴 것을 말하며, 악성 종양은 흔히 말하는 암이다.

간혹 잇몸 부위가 딱딱하게 성장해 있는 것을 발견했을 때 일반적으로 사람들은 암을 생각하게 된다. 악골에 발생하는 악성 종양 즉 구강암은 상당히 치명적이지만, 그 발생률이 여타 암에 비해서 높지는 않다.

양성 종양의 경우 그 자체가 생명을 위협하지는 않는다. 양성 종양은 병소의 크기가 대개 한정성인 경우가 많으며 그 자체가 별문제가 안 될 경우도 있다. 그러므로 이러한 병소가 발견되었을 때는 정확한 진단 및 제거 수술이 필요하다. 조그마한 구강 내에서도 각종 질환이 많이 발생한다. 예방책은 역시 항상 청결한 구강위생을 유지하는 것이다.

3. 치아 손상

충치나 잇몸병 말고 뜻밖의 사고로 치아나 악골이 부러져서 치과에 찾아오는 사람이 있다. 앞니가 옆으로 한두 개 부러져 오는 사람들은 대개 청소년이나 청장년층의 남자들이 많다. 그들은 주로 계단에서 넘어졌다거나 방바닥에서 미끄러져서 앞니를 다쳤다고 말하지만 치과의사들은 속으로는 '어디 한 대 맞았구만.' 생각한다. 그러면서도 말로는 "아, 요즘 계단이 가파르거나 방바닥이 너무 미끄러운 데가 많지요, 조심하셔야지요."라고 위로해 준다. 보통 사람이 미끄러져서 넘어지면 팔이 부러지고 계단에서 구르면 다리가 먼저 부러지는 경우가 많다. 치아로 땅바닥에 지지를 하여 몸을 지탱하지는 않는다.

이유가 어찌되었든 폭행 사고로 치과에 오는 경우도 많고 이로 인해서 상해 진단서를 끊어야 하는 경우도 많다. 치아가 부러지면 최소한 4주 이상 치료 기간을 요하기 때문에 당사자들 간에 법정 분쟁에 괜히 치과의사까지 끼어들게 되는 수도 있어 참으로 난감한 경우도 있다. 더구나 폭행 사고로 치아를 발치하게 되었을 경우에는 치료비는 물론 나중에 브릿지나 매식 등 인공치아로 기능을 회복시켜 주는 진료비도 상당하다. 그것도 보철물의 평균 수명을 따져서 일생 동안 평균 몇 회를 다시 해 넣을 것인가를 계산하여 진료비에 곱하기를 한다면 그 보상액은 더 커진다. 가해자 입장에서 주먹 한 번 잘못 쓴 죗값치고는 감당하기 곤란한 지경에 놓이는 경우도 가끔 보았다. 그러니 아무리 속상하고 약 올라도 말로 해야 한다. 절대로 폭행을 가해서는 안 된다.

물론 가벼운 교통사고가 나거나 자전거, 롤러스케이트, 스키 등을 타다가 잘못 넘어져서 앞니를 부러뜨리는 경우도 있다. 또한 작업장에서 사고로 물체나 장비에 얼굴을 부닥쳐서 앞니가 부러지기도 하고 권투, 레슬링, 태권도 같은 격투기 운동이나 축구, 야구를 하다가 앞니를 부러뜨려 치과에 오는 사람들도 있다. 그래서 선진국 아동과 청소년들은 자전거, 롤러스케이트, 축구, 야구, 격투기 운동 시에 헬멧뿐만 아니라 마우스가드(Mouth guard)라는 구강 외상 방지 장치를 입안에 끼우고 스포츠를 즐기는 것을 습관화하고 있다.

구강 외상 방지 장치인 마우스가드는 치과에 가면 자신의 치아 배열에 맞는 것을 간단히 만들어 준다. 마우스가드를 끼면 센 충격에도 힘이 여러 치아로 분산되고 쿠션 역할을 하기 때문에 치아 보호에 도움이 된다. 자녀들의 안전한 스포츠를 위해서 치과에 가서 각자에 맞는 마우스가드 하나씩 만들어 선물해 주도록 하자.

치아가 부러졌을 경우에는 가급적 빨리 가까운 치과에 가서 응급처치를 받아야 한다. 치과 방사선 사진을 찍고 진찰해 봐서 악골 즉 턱뼈가 건전하고 치아 뿌리가 잘 박혀 있으면, 부러진 치관을 떼어내고 신경치료를 한다. 수회에 걸친 신경치료가 끝난 후 전혀 아프거나 감염이 안 되어 있으면 치아 뿌리 속으로 핀을 박거나 남은 치관을 잘 이용하여 전체 치관을 수복해 줄 수 있다. 그러나 치아 뿌리마저 부러졌거나 특히 치아 길이 쪽인 수직 방향으로 부러졌을 경우, 그리고 악골도 상당히 파괴되어 치아가 흔들릴 경우에는 할 수 없이 치아를 뽑아낼 수밖에 없다.

매우 드물긴 하지만 영구 치아가 뿌리째 쏙 빠져버리는 경우도 있다. 아동의 경우 아직 뼈 속에 단단히 박혀 있지 못한 성장기라서 외부 충격이나 추락 등으로 치아가 빠진 경우, 주위 사람들이 가급적 빠른 시간에 환자와 함께 부러진 치아를 들고 치과에 찾아와야 한다. 이때 너무 깨끗이 치아를 씻어오거나, 너무 늦거나, 마른 상태로 가져오면 안 된다. 젖은 수건으로 싸든지, 약국에서 생리식염수를 사서 담가오든지, 아니면 가게에서 흰 우유를 사서 그 속에 치아를 담가 오면 좋다. 치과의사는 빠진 치아를 검사한 후 희망을 갖고 빠진 치아를 치료해 본다. 그리고 환자의 구강 내 빠진 자리에 도로 끼워 넣고는 양 옆의 치아들과 철사로 꽁꽁 묶어 놓으면 한두 달 뒤에 다시 붙기도 한다.

턱뼈가 부러진 경우는 좀 심각해진다. 사람의 얼굴을 자세히 보면 오른쪽과 왼쪽이 대칭이며 정 가운데에서 만난다. 아래턱의 입술 하단 2~3cm 부위가 약간 오목한 주름이 잡혀 있고, 양쪽 하악골이 그곳에서 만나서 붙어 있다는 것을 알 수 있다. 바로 외력에 취약한 급소

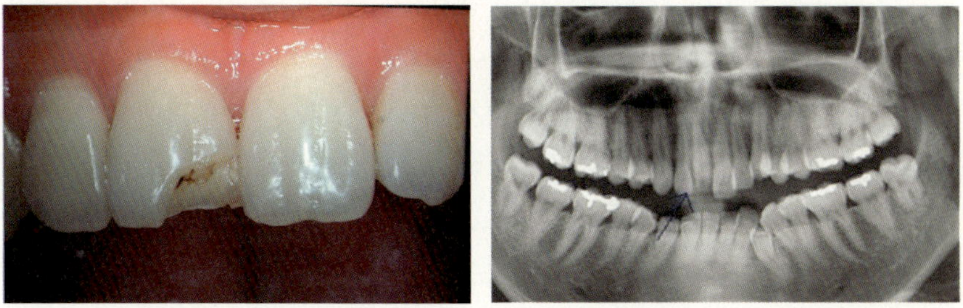

손상된 치아와 악골 골절 시 방사선 사진

지점이라는 뜻이다. 이곳에 충격을 잘못 가하면 하악골이 부러지는 경우가 있다. 오른쪽과 왼쪽이 약간 따로 움직임을 느끼고 통증이 매우 크다. 일반적으로 팔, 다리뼈가 부러진 경우에는 2~3개월 간 깁스를 하여 뼈가 붙을 때까지 움직이지 못하도록 고정시킨다. 악골이 부러져도 두세 달간 깁스를 해 놓아야 할 텐데 입 주변 악골에는 형태상 깁스를 하기가 참 힘들다. 그래서 이 경우 아래위 모든 치아들을 고정판과 철사로 꽁꽁 묶어 놓음으로써 입이 움직이지 못하게 고정한 채 두세 달을 기다려야 한다.

어른들이 말대꾸하는 애들에게 '저 녀석 입을 꿰매어야 할까 보다.' 라고 야단치기도 하지만 실제로 아래위 치아를 묶어 놓았으니 말도 잘 못하고 이를 닦을 수도 없다. 무엇보다도 음식을 먹을 수 없어 주로 물, 주스, 우유를 빨아 먹고 두세 달을 버텨야 한다. 이 경험이 있는 환자들은 후일 누구나 말한다. 차라리 팔다리가 부러진 것이 훨씬 낫다고. 다 낫고 나면 음식 가려먹는 편식 버릇은 깨끗이 없어질 수 있을 것이다.

4. 시린니

나이 30세경이 되면 이를 닦다가 찬물로 입가심을 할 때 갑자기 짜릿함을 느끼는 경우가 있다. 시린니의 시초이다. 왜 이럴까? 그동안 이도 깨끗이 잘 닦았는데 무엇이 잘못되었을까? 여러 가지 생각이 들지만 이 정도는 참을 수 있으니까 그냥 괜찮겠지 하며 지낸다. 그런데 그 후로는 찬 것은 물론 신 것, 단 것에도 짜릿함을 느낄 때도 있고 겨울에 찬바람만 불어도 치아가 시리게 된다. 시린니는 치아의 지각 과민증이다. 같은 자극에도 다른 사람은 못 느끼는 통증을 본인의 치아는 느끼게 되는 현상이다.

일반적으로 치아를 닦을 때, 옆으로 문지르며 닦는 잘못된 이닦기 습관을 20~30년 계속하다보면 치아의 최외각인 법랑질은 워낙 단단하여 닳지 않지만 법랑질의 끝부분인 치아 뿌리와 닿는 부분 즉 치아의 뿌리 쪽으로 치관의 목에 해당되는 치경부 부위가 옆으로 닳는다. 작은 홈이 여러 줄로 패여 있거나 크게 한 줄로 패여 있는 경우이다. 칫솔과 치약으로 문지르는 것이 얼마나 치아를 마모시키겠는가 하며 의심하는 사람도 있지만 20~30년을 매일 문질러 보아라. 분명히 홈이 파이게 된다. '쇠뭉치를 갈아서 바늘로 만든다'는 중국 고사도 있지 아니한가.

치경부 치아 표면이 닳아서 패이게 되면 치아 내부인 치수 속에 있는 신경조직과 거리가 가깝게 되어 찬물이나 찬바람의 자극이 쉽고도 빨리 신경조직에 전달되기 때문에 치아가 과민해 지는 것이다. 더구나 치경부 치아 표면이 닳아서 패여 있을 때에는 음식을 씹거나 아래위 치아의 씹는 교합 압력에 의해서 닳아 패여 있는 치아 표면의 주변에 미세한 금이 잘 생기고 이로 인해서 닳고 파이는 현상이 더욱 빨리 가속화되기도 한다.

이러한 현상을 치경부 마모증(Cervical Abrasion)이라 한다. 치경부 마모증은 보통 열심히 치아를 잘 닦아 구강 내가 깨끗한 30대 초반 여

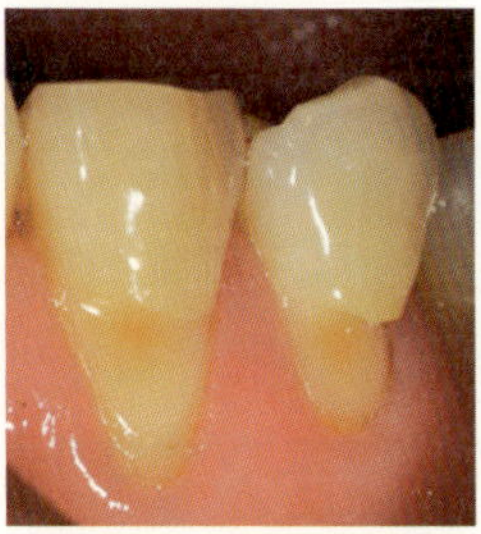

치경부 마모증
(치아 표면이 닳아서 패인 모습)

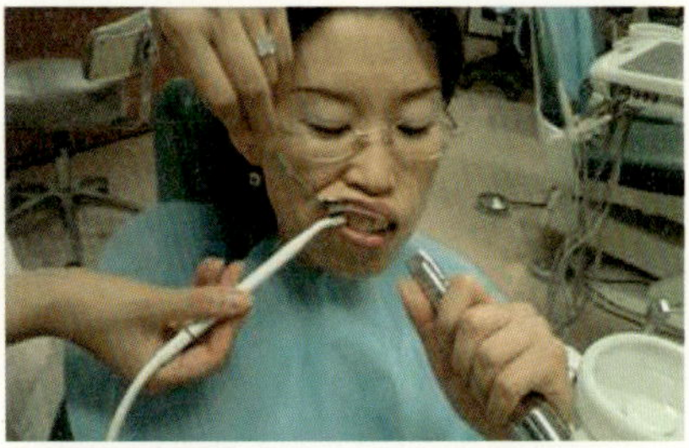

시린니 환자 치료 불소 도포

자 환자에게 잘 발생한다. 연마도가 센 치약과 강도가 높은 뻣뻣한 칫솔을 즐겨 사용하는 사람들에게서 더욱 잘 발생한다.

특히 대다수 사람들이 오른손잡이이기에 왼쪽 송곳니나 첫 번째 작은 어금니에 더욱 심하게 나타나고 아랫니보다는 윗니가 좀 더 심한 경향이 있다. 사람의 치열을 평면 구조로 보면 둥근 아치 형태이지만 자세히 관찰하면 상 · 하악 송곳니 부위에서 각이 져서 꺾여 있기에 치아를 옆으로 문지르며 닦다보면 그 부위가 가장 먼저 마모되는 것이다.

어른들은 어린 시절 초등학교 선생님으로부터 노래와 무용을 배운 걸 기억 할 것이다. "둥근 해가 떴습니다. 자리에서 일어나 제일 먼저 이를 닦고……" 하면서 손가락으로 치아를 옆으로 문지르는 동작을 예쁘게 해 보였다. 아침에 일어나서 식사 후에 이를 닦도록 가르치는 교육과도 차이가 있지만 치아를 옆으로 문지르며 닦는 무용도 문제가 많았던 것이다. 은연중에 우리나라 국민들은 옆으로 문지르며 이를 닦는 것이 자연스런 습관이 되었고, 따라서 치경부 마모증과 시린니 현상이 매우 높은 실정에 이르게 된 것 같다.

그러면 시린니 증상은 어떻게 해결해야 하나? 시린니 증상이 나타나기 이전이나 나타났을 때라도 일단은 이 닦는 동작을 바꾸어야 한다. 윗니는 위에서 아래로, 아랫니는 아래에서 위로, 칫솔을 잡은 손목을 돌리면서 이를 닦는 회전법 이 닦기 방법으로 빨리 바꾸고 이를 습관화시켜야 한다. 요사이 아동들에게는 초등학생 때부터 이러한 회전법 이닦기 방법으로 이 닦는 교육을 시키고 있다.

이를 옆으로 문지르며 닦으면 많은 음식물 미세 찌꺼기들을 치아와 치아 사이의 골에다 밀어 넣는 현상이 생긴다. 우리가 마루 청소를 할 때 마룻장 골을 따라 비질을 해야지, 옆으로 쓸면 먼지를 모두 마루의 골속에 박아 넣는 꼴이 되는 것과 같은 이치다.

그리고 시린니 환자는 부드러운 칫솔과 연마도가 약한 치약, 또는 시린니를 둔화시키는 약제가 든 치약을 사용하는 것이 좋다. 치아 성분과 비슷한 수산화 인회석(OH-Apatite) 성분이나 심지어는 빵 구울 때 부풀어 오르게끔 사용되는 미세한 베이킹 파우더를 주원료로 사용하는 연마도가 매우 약한 특수 치약도 판매되고 있다.

치과에서는 시린니에 불소를 수차례 국소 도포하기도 한다. 조금 더 심할 때는 지각 둔화 약제를 바르기도 한다. 그런데 약제를 피부나 근육에 바르면 잘 침투해 들어가지만 매끈한 치아에 바르면 거의 대부분은 타액에 씻겨 나가버리고 매우 적은 양만이 치아 표면과 결합된다. 그러므로 여러 번 치과에서 수차례 도포해야만 어느 정도 효과가 있다.

때로는 레이저로 해당 부위를 지지는 치료를 행하기도 한다. 치아 내부로 통하는 수십만 개의 미세한 통로관인 상아세관을 약제나 레이저로 밀폐시킴으로써 자극이 치아 내부까지 덜 전달되도록 치료하는 것이다.

심하게 치경부가 패여 있으면 그 자리를 잘 다듬어서 합성수지로 메우는 충전 치료를 하기도 하고, 도저히 못 참을 만큼 자주 시리면 아예 치수 내 신경을 제거하는 신경치료로 해결하기도 한다.

어릴 때 잘못된 이 닦기 습관이 어른이 되어 고통을 받게 되는 것이다. 지금이라도 늦지 않았다. 이 닦는 방법을 회전법으로 바꾸도록 하자.

5. 입 냄새(구취)

입 냄새, 즉 구취(口臭)란 입안을 통해서 입 밖으로 나오는 불쾌한 냄새를 말한다. 입 냄새는 본인은 물론 마주 대하는 상대편 사람에게까지 불쾌감을 주기에 심적, 정신적 고통이 따른다. 그러므로 하루빨리 조절이나 치료를 해야 한다.

누구나 입에서 냄새는 난다. 정상적인 기준이란 주로 상대적이다. 입을 벌리고 코로 숨을 쉴 때, 상대방이 약 20cm 거리 이내에서만 다소의 입 냄새를 느낀다면 그것은 대개 정상이라 할 수 있으나 30cm 이상 거리에서도 불쾌한 냄새를 느낀다면 진짜 조절해야 할 환자라 할 수 있다.

일반적으로 입 냄새는 아침에 자고 일어난 후 공복 시 가장 심하며 하루 중에는 식사 전에 다소 난다. 배고플 때나 입안이 건조하거나 몸이 피곤하고 심한 운동 후에도 입 냄새가 난다. 음식 중에 냄새를 풍기는 마늘, 고추, 양파, 파 등 양념을 즐겨 먹으면 음식의 독특한 냄새가 나게 마련이다. 이런 것들은 모두 정상이며 생리적인 구취 현상이다. 생리적인 구취 현상은 이를 깨끗이 닦거나 물을 조금씩 자주 머금어 구강 내가 촉촉이 젖게 되면 상대방은 구취를 못 느끼게 된다. 또한 자극적인 향이 있는 사탕, 껌 등은 냄새의 휘발되는 성분을 향이 덮어버리는 가면효과(마스킹) 때문에 상대방이 냄새를 못 느끼게 하는 데 도움이 된다. 가장 손쉽고 효과 있는 방법은 물을 조금씩 마시는 것이다. 대부분의 입 냄새는 입안을 촉촉이 적셔주면 일시적 또는 상당 기간 해결이 된다.

입 냄새의 주성분은 휘발성 황(S)화물이며 두 번째 요소가 암모니아이다. 이 성분들은 건조할 때 휘발되면서 고약한 냄새를 풍긴다. 길에 오물이 있어 냄새가 진동하다가도 비가 와서 모두 젖으면 냄새가 나지 않는 원리와 같다. 입안은 본래 촉촉이 젖어 있어야 할 기관이다. 자주 물을 머금어 입 냄새도 줄이고 건강도 유지토록 하자.

그런데 진짜로 병적으로 입 냄새가 나는 경우가 있다. 이런 원인의 90%는 입안에 그 문제가 있으며 10% 정도는 전신 질환이 있을 때 기도나 식도를 타고 불쾌한 냄새가 올라와서 입 밖으로 나오는 것이다. 즉 위장이나 간, 폐의 상태가 나쁘거나 병에 걸려 있으면 전신 요인에 의한 입 냄새가 나는데 그 경우는 전체의 10% 정도밖에 되지 않는다.

90%에 해당되는 대다수의 진성, 병적 구취는 입안에 병이 있기 때문이다. 충치나 치주병(잇몸병)이 있으면 입에서 냄새가 나는 것은 당연한 이치이다. 이 경우 입 냄새 치료는 참 간단하다. 해당 구강질병을 치료하면 입 냄새도 해결된다.

구강 내가 항상 불결하고 치면세균막이 잘 부착된다면 이만 잘 닦아도 어느 정도 해결이 된다. 더구나 구강 위생이 불결한 것 중 혀의 안쪽 중앙에 허옇게 또는 누렇게 끼어 있는 이끼 모양의 설태(舌苔 : Tongue plaque)는 입 냄새 요인 중 가장 큰 요인으로 꼽힌다. 이를 닦을 때 혀도 깨끗이 그리고 가볍게 힘을 주어 닦아야만 불결한 구강위생으로 인한 입 냄새를 줄일 수 있다. 치과에 가면 혀 세척기구(Tongue Cleaner)를 판매할 것이다. 이것으로 혀 안쪽부터 바깥쪽으로 살살 긁어 설태를 제거하면 입 냄새를 줄일 수 있다.

입 냄새 환자를 위한 치약도 개발되어 판매되고 있다. 일반적인 치약은 세제 즉 이 닦을 때 거품이 나는 계면활성제(SLS)가 들어 있어서 이를 닦고 난 후 얼마 지나면 구강 내를 건조시켜 오히려 입 냄새가 더 날 수도 있다. 그러나 입 냄새 환자용 치약에는 이 성분이 빠져 있어 비록 치아는 덜 닦이더라도 이 닦은 후에 구강 내 타액이 잘 마르지 않아 입 냄새를 줄이는 데 보탬이 될 수 있다.

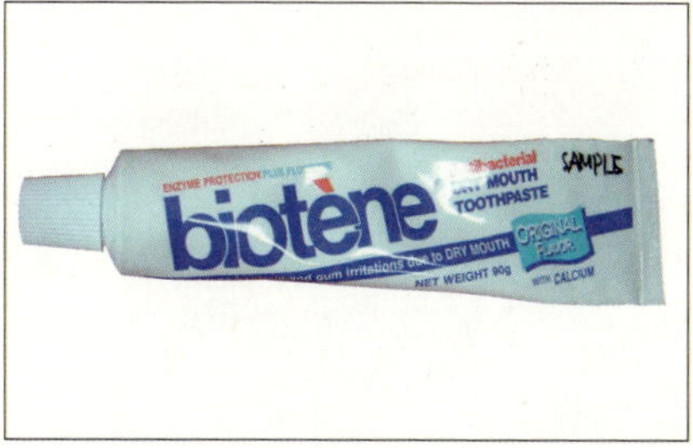

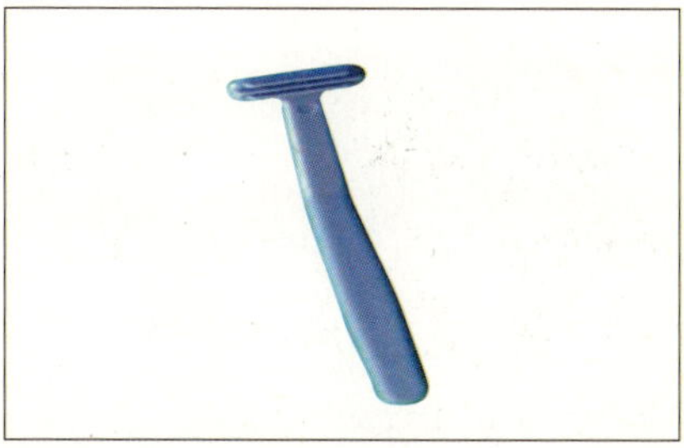

구취 환자용 치약과 혀 세척기를 사용하면 입 냄새를 줄일 수 있다

구강이 건조하여 입 냄새가 날 경우 혀 체조를 해보자. 혀로 구강 내 볼을 한 번 치고, 입천장, 그리고 반대편 볼 및 혀 밑을 돌아가며 톡톡 건드려 보자. 하나, 둘, 셋, 넷 체조하듯이 구령에 맞추어하면 효과적이다. 그러면 입 안에 약간의 습기가 돌게 되고 입 냄새가 줄어든다. 특히 노인들에게 이 혀 체조는 입 냄새 예방에 매우 효과적이다.

치석이 많아서 입에서 조개껍질 냄새가 자주 나는 사람도 있다. 이런 환자에게는 치석 제거, 즉 스케일링을 하고 나면 냄새를 확연히 줄일 수 있다.

내과질환 즉 위, 간, 폐, 신장 등에 질병이 있는 경우는 구강의 문제라기보다는 목구멍이나 식도로부터 올라오는 전신 질병의 부산물이 부패되어 입을 통하여 배출되는 것이다. 그러므로 이렇게 진단된 환자는 내과 치료를 받아야만 입 냄새 개선에 도움이 될 수 있다. 입 냄새 조절을 전문으로 하는 치과에서는 여러 가지 입 냄새 성분 측정 장비와 기기들을 비치하고 있어 구취 가스 성분 검사와 환자의 상태에 대한 면접 및 설문조사를 한다. 해당 환자가 어떤 원인이 주로 작용하여 입 냄새를 유발하고 있는지를 구분하여, 환자별 적절한 치료 방법과 대상자별 권장되는 양치용액의 선별 사용 등으로 이 문제를 해결하고 있다.

그런데 간혹 진짜로는 입 냄새가 나지 않고 기기로 측정해 보아도

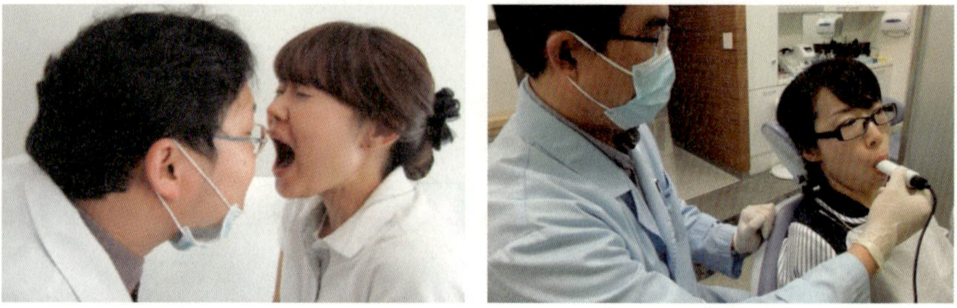

입 냄새의 관능 검사와 기기적 검사

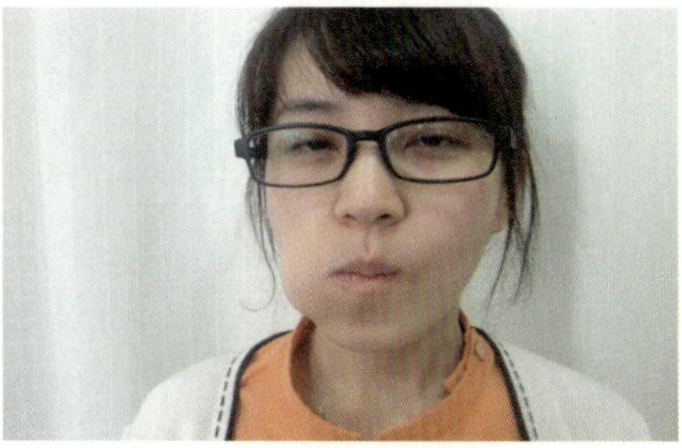

① 구령 하나에 혀끝을 오른쪽 볼에 댄다

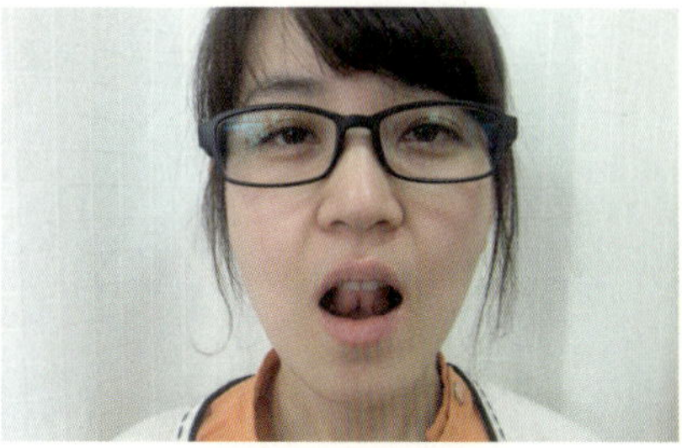

② 구령 둘에 혀끝을 입천정에 댄다

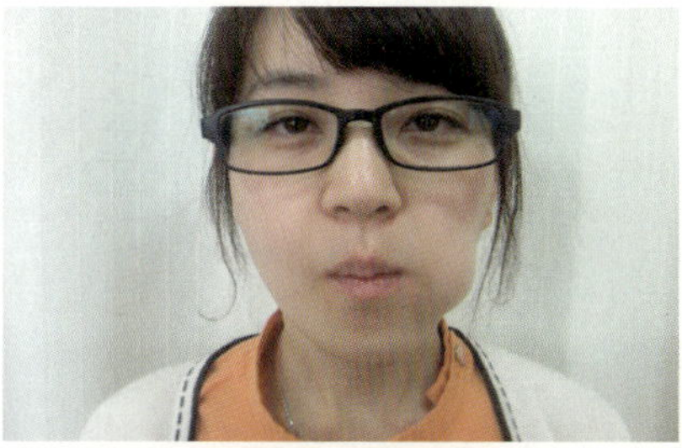

③ 구령 셋에 혀끝을 왼쪽 볼에 댄다

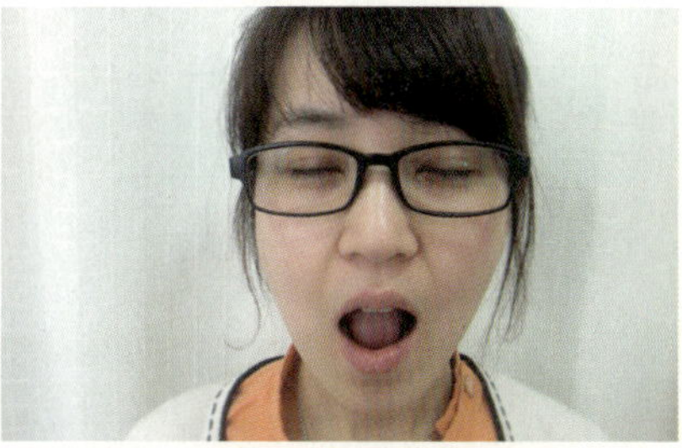

④ 구령 넷에 혀끝을 아래 앞니 안쪽에 댄다

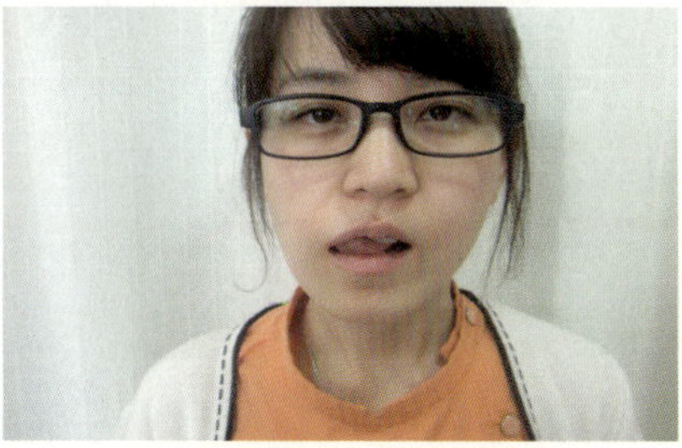

⑤ 구령 다섯 여섯에 혀끝을 오른쪽 볼을 따라 돌린다

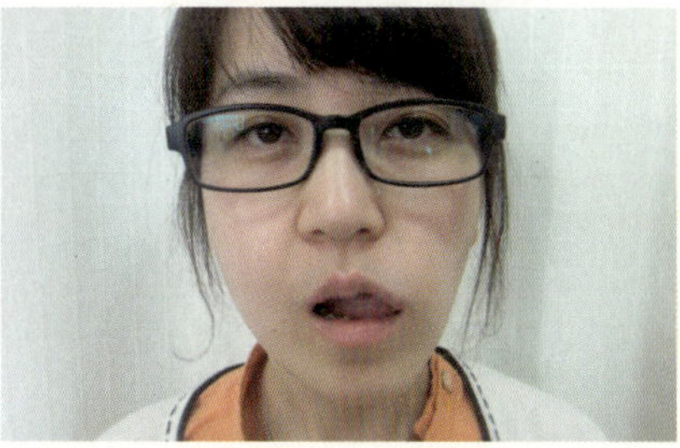

⑥ 구령 일곱 여덟에 혀끝을 왼쪽으로 볼을 따라 돌린다

혀 체조

분명히 정상인의 범주에 들고 있는데 본인은 물론 가까운 사람들도 자신의 입 냄새를 느낀다고 고통을 호소하는 사람들이 있다. 대개는 성격상 예민하고 일 처리를 완벽하게 하고자 노력하는 소심한 성격

의 사람들에게서 이러한 경우가 많다. 일명 입 냄새 공포증 또는 염려증 환자이다. 사회생활에서 남을 너무 의식하다보니 생긴 결과나 후유증이다.

수개월의 확인과 꾸준한 상담을 통해서 본인이 정상임을 확신할 수 있을 때까지 치과에서 입 냄새 조절 및 확신 치료를 한다. 도저히 신뢰나 확신을 하지 못하여 강박증으로 의심되면 할 수 없이 정신신경과로 소개할 수밖에 없다.

입 냄새는 질병 자체는 아니지만 사회생활에 지장을 주는 골치 아픈 구강 증상이기에 전문가로부터 꾸준히 조절 진료와 상담을 받도록 해야 한다.

6. 치아 미백

치아 색깔이 하얀 것은 누구나 다 알고 있다. 그런데 치아의 색깔이 하얀색으로 일률적이지는 않다. 그런데도 많은 사람들은 막연히 하얀 치아를 선호한다. 치아가 하얀색이면 깨끗하게 보일 것이라는 착각 때문이다. 실제로 치아의 색은 순백색이 아니라 약간의 회색과 미량의 노란색이 섞인 회백색 또는 백갈색이다. 게다가 투명성을 고려해야 하고 광택도도 고려해야 한다. 그리고 앞니라도 정중앙 치아와 바로 옆 치아, 그리고 세 번째에 있는 송곳니의 색깔이 조금씩 다르고, 위 치아와 아래 치아의 색깔이 또 다르다. 한 치아 내에서도 정중앙 부위와 치아 가장자리 또는 치아와 잇몸 경계 부위의 색깔과 투명도가 다 다르다. 그러므로 일괄적으로 하얀 치아로 만든다면 매우 어색하게 보이게 되고, 비록 자신의 자연 치아일지라도 마치 인공 치아를 만들어 넣는 것처럼 부자연스럽게 보이게 된다. 치아를 하얗게 미백하거나 표백할 때는 반드시 치과의사의 진료를 받으며 시도해야 한다.

일반적으로 색깔을 나타내는 표준 색조에는 밝기를 나타내는 명도와 색의 순수함을 나타내는 채도, 색깔의 종류를 나타내는 색상이 있으며, 치아의 색조를 따질 때는 여기에다 투명도와 광택도를 함께 고려하고 있다. 이러한 요소들을 고려하여 A, B, C 등의 기호와 1, 2, 3, 4 등의 정도를 조합하여 A1, B3 등 표준 색조 분류를 해 놓고 진료에 이용한다.

일반적으로 윗니는 정중앙 치아가 다소 밝은 하얀색이고 그 옆의 치아는 미세한 회백색이 있는 하얀색이며 송곳니는 회백색 또는 누런 색조가 다소 더 섞여 있다. 그리고 한 치아에서도 약간 볼록하고 둥글게 튀어나온 정중앙 부위가 가장 하얗고 가장자리로 갈수록 약간씩 회백색이 섞여 있으며 가장자리에는 투명도나 광택도가 높아 반질반질하여서 마치 등고선 지도를 그리듯이 색조도를 그릴 수도 있다. 이러한 부분별 색조를 미세하게 다르게 해야만 보다 자연스럽게 보이기 때문에 미백 진료 시 이들 요소들을 고려하며 진료하고 있다. 치아를 하얗게 변색시키는 진료는 대략 다음 두 가지 방법이 있다.

첫 번째 방법은 전문가 치아 미백(Tooth whitening)이다.

치아 미백은 미용 목적으로 현재 질병이나 이상이 아닌 정상 치아의 색을 보다 더 하얗게 함으로써 삶의 질 향상을 도모하는 치과진료이다. 그러므로 이 시술은 치아를 보다 깨끗이, 그리고 희게 보이도록 하여 더 즐겁고 행복한 생활을 영위함으로써 자신의 만족도를 높인다는 목적의 일종의 예방치과 진료의 개념으로 많은 사람들에게 적용하고 있다.

치아 미백 과정도 두 단계가 있다. 먼저 치과에서 시술하는 전문가 미백 방법이다. 치과에서는 과산화수소나 약한 산 제제를 해당 치아 표면에 바르거나 여기에 레이저 광 또는 집중적인 가시광선을 쬐임으로써 발생기 산소나 산의 부식작용을 활성화시킨다. 치아 표면에 결합된 미세 색소나 치아 조직을 부식시킴으로써 치아 색깔을 하얗게 보이도록 하는 시술이다. 보통 1주 간격으로 여러 번 시술하며 한 번 시술 시 30분 정도 소요된다. 치과에서 하는 전문가 미백은 색깔의 변화를 크게 바꾸는 데는 기여하지만 오래지 않아 다시 음식 등

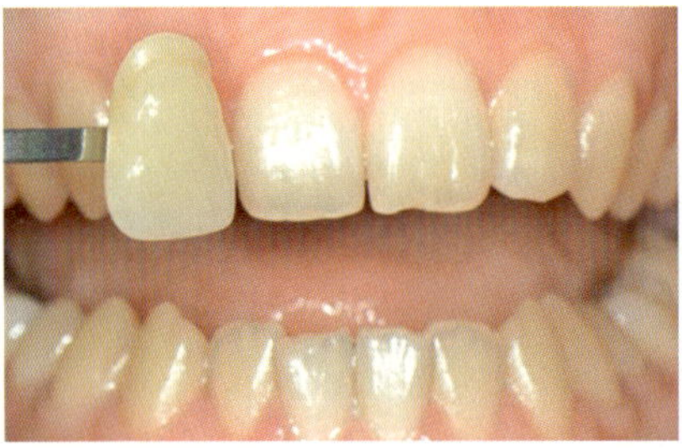

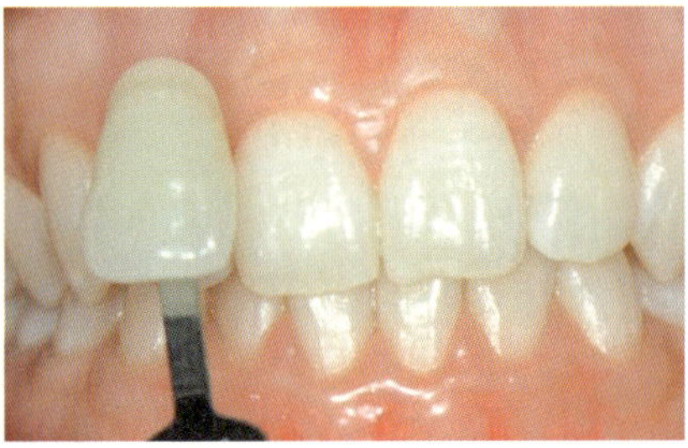

미백 전(상악)과 미백 후(상악)

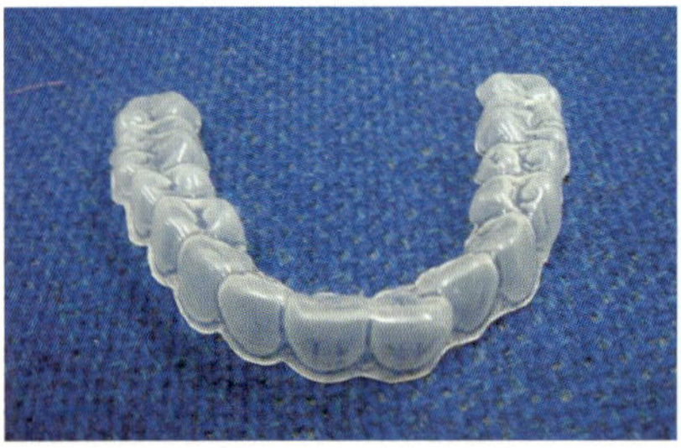

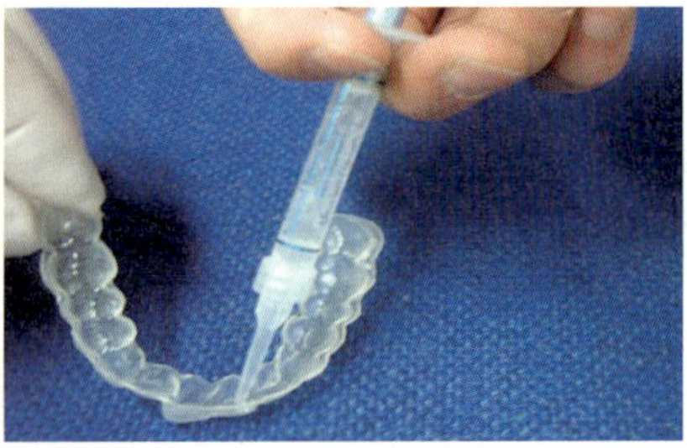

가정용 미백용 트레이와 미백제 주입

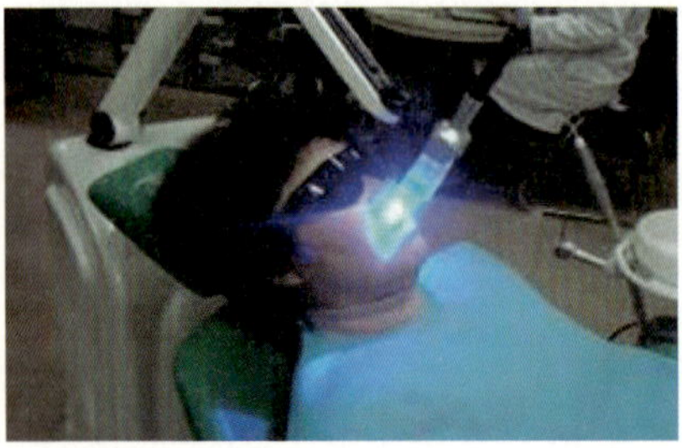

미백제 주입 후 활성화를 위한 광선 조사

색소가 부착되어 원래 색깔로 돌아가기 쉽다. 그러므로 치과 진료실에서 받는 전문가 시술과 더불어, 가정에서도 꾸준히 미백을 도모하고 미백된 치아 색깔을 유지하기 위해 가정용 미백 방법을 함께 사용해야 한다.

두 번째 방법은 자가 가정용 미백법이다. 이는 우선 치과에서 치아의 본을 떠서 치열 석고 모형을 제작하고 치열 석고 모형 상에서 자신의 치열에 꼭 맞는 투명하고 얇은 트레이 장치를 만든다. 물론 매우 미약한 농도의 산용액 등 미백제가 함유된 약제도 함께 제공받게 된다. 이 트레이 내에 미백제를 조금씩 넣어서 매일 8시간 이상씩 치아에 부착하여 끼고 있으면 치과에서 받은 치아 미백 시술 효과를 유지할 수 있을 뿐만 아니라 추가적인 미백 효과를 얻을 수 있다.

주의할 점은 미백 진료 후나 자가 도포 장치를 끼고 있을 때는 가급적 커피, 홍차 등 색소가 침착될 수 있는 음식은 피하고, 흡연은 금물이다. 물론 치아가 시린 증상이 나타나면 더 이상 미백을 시도하면 안 된다. 항상 치과의사의 지시에 따라야 한다.

그런데 미용 목적이 아닌 치료 목적으로 치아 색조를 바꾸는 진료를 받아야 할 환자가 있다. 바로 치아 변색, 또는 탈색(Tooth Bleaching)이다. 사고로 치아를 심하게 다쳐 신경이 훼손되거나 신경치료를 받은 치아는 색조가 서서히 짙은 검은색이 되는 경우가 있다. 신경과 혈관이 죽었거나 없기 때문에 치아 결정 성분들이 점차 괴사되기 때문이다. 신경치료 받은 앞니가 수개월 또는 수년이 지나면 검게 보이는 현상이다. 이 경우는 필수적으로 변색 또는 탈색 진료를 받아서 치아를 보존해야 하는 치료적 성격의 보존치과 치료에 해당된다.

일반적으로 치아 표면의 탈색뿐만 아니라 치아 뒷면에 구멍을 뚫어서 불순물을 제거하고, 치아 내부도 탈색을 시켜야만 치아 색조를 바꿀 수 있다.

치과에서 행하는 전문가 탈색법과 집에서 행하는 가정용 탈색을 겸

하여 하게 되는데, 치아 미백 시보다는 다소 강한 농도의 과산화수소나 산 제제를 사용하고 시술도 미백보다는 좀 힘들며 탈색 기간도 더 걸린다.

치아 미백이나 치아 탈색은 질병이라기보다는 본인의 만족도 증진을 위해서 행하는 경우가 많다. 중요한 점은 치아나 잇몸을 너무 손상시키면 안 되고 부작용이 있어서는 안 된다. 이러한 미백, 탈색 진료를 받는 동안에는 가급적 미백 효과가 있는 치약을 사용하도록 권장하나, 미백 진료가 끝나고 일정 기간 후에는 계속 이러한 성분의 치약을 쓰지 않도록 주의해야 한다.

치아의 색을 하얗게 하는 것이 좋은 것이 아니라 자신의 얼굴색, 잇몸색 그리고 다른 치아색과 조화를 이루어 자연스럽게 보이도록 하는 것이 가장 바람직하다.

제 7 장 인공치아 보철

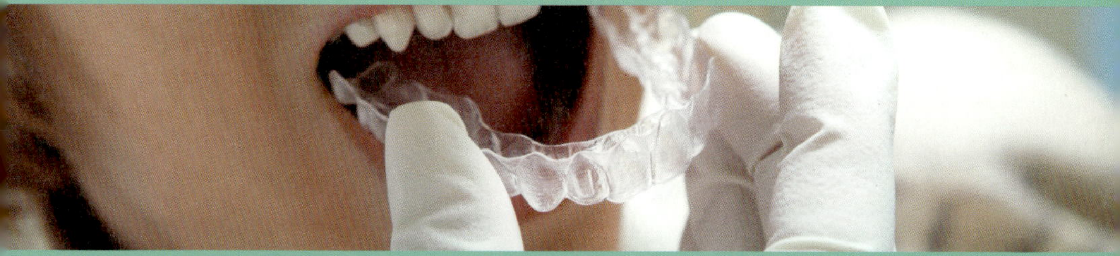

1. 인공치아 보철물
2. 틀니의 특성과 효율적 관리법
3. 부정 치과 진료의 위해

1. 인공 치아 보철물

1) 금관 계속 가공 의치

금관 계속 가공 의치란 상실된 치아 부위를 양옆의 자신의 치아를 이용하여 인공 치아로 수복시켜 주는 술식을 말한다. 즉 치아가 빠졌을 때 양 옆의 치아를 깎아서 연결된 3개의 인공 치아를 마치 다리를 놓듯이 만드는 방법이다. 빠진 부위에 인공 치아를 해 넣어 주는 기능 회복 치과 진료법을 말하며 흔히 브릿지(bridge)라고도 한다.

하나의 치아가 빠지면 전체 치열에 많은 영향을 미친다. 오랜 세월 동안 빠진 치아를 방치하면 양옆의 자연 치아는 빈 공간으로 기울어지게 되며, 상하 간에 반대편 어금니도 빈 공간으로 내려오게 된다. 이로써 전체 치열의 긴밀했던 조화가 깨지게 된다. 치아는 음식을 씹는 기능뿐 아니라 양 옆의 치아들 사이에 존재함으로써 자기 자리를 유지하고 버티어 주는 역할을 해준다. 그러므로 치아가 빠진 자리에 치아와 유사한 모양의 인공치를 만들어 넣어 줌으로써 간격도 유지되고 치아의 씹는 기능을 회복할 수 있게 된다.

구강 내에서 치아를 뺀 후에는 치과에 가서, 국소 마취 후에 양 옆의 자신의 치아를 갈아서 상당히 작게 깎게 된다. 그 후 치과의사는

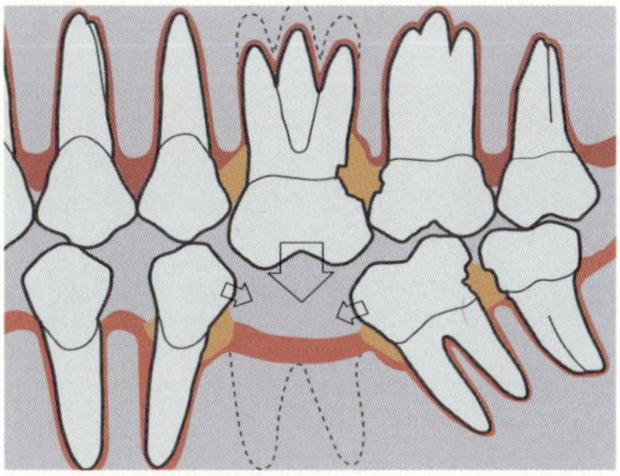

치아 상실 후 장기적인 현상

환자의 깎은 치아에 본을 떠서 석고를 부어 환자의 깎은 치아와 똑같은 모양의 치아 모형을 만든다. 치아 모형에서 주위의 치아나 반대편 치아 형태를 고려해서 계속 가공 의치를 제작한다. 일반적으로 가공 의치를 구강 내에 장착하였을 때 다른 사람의 눈에 잘 띄는 앞쪽의 치아는 흰색의 도재 금관으로, 잘 안 보이는 어금니 쪽은 금속 치관으로 제작하기도 한다. 만들어진 가공 의치를 구강 내 장착하고 시멘트로 접착함으로써 원래 치아가 빠졌던 부위가 회복되어 전체 치열과 조화를 이루게 된다.

앞니가 빠졌을 때에는 외관상 더욱 문제가 되며, 발음도 잘 안되기 때문에 타인과의 사회생활에서도 원만하지 못하게 된다. 그러므로 앞니가 빠졌을 경우에는 자연스럽고 깨끗이 보이도록 인공 치아를 만

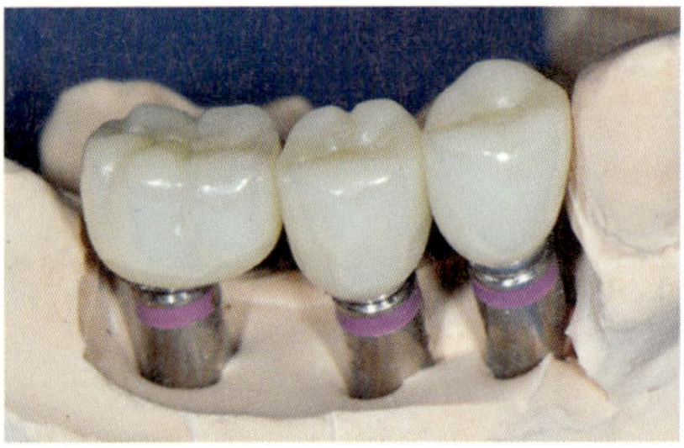

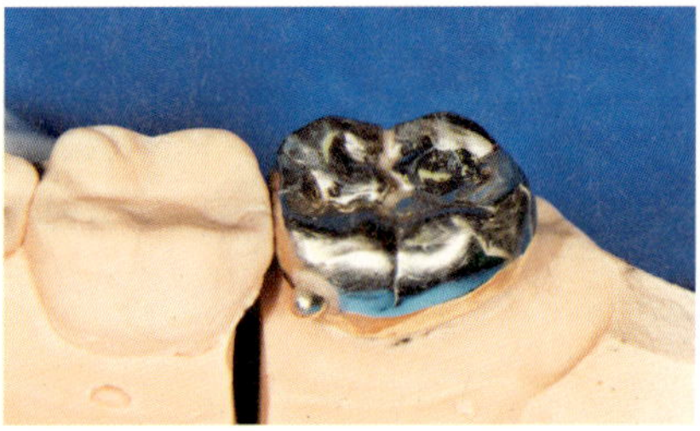

도재치관과 금속치관

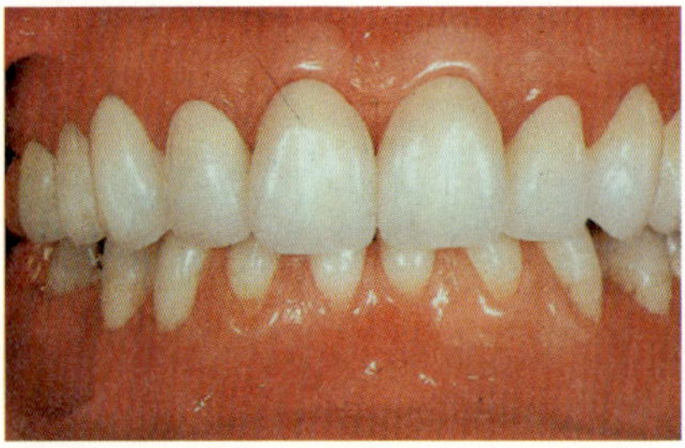

전치부 계속가공의치(도재)

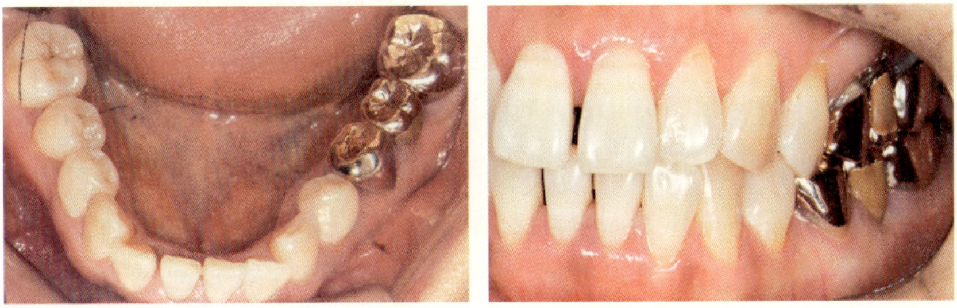

구치부의 계속가공의치(골드와 메탈)

들어 넣어 주어야 한다. 빠진 앞니를 해 넣을 때에는 치아 상실 부위의 양 옆 치아를 적절히 삭제해야만 한다. 자연스런 인공 치아를 만들기 위해서는 양 옆의 치아를 상당히 많이 깎아야만 한다. 그 후 3개의 치아를 연결해주면 된다. 근래에는 가급적 자신의 치아를 깎지 않도록 하기 위해서 치아의 뒷면만 조금 깎아내고 인공 치아를 만들어 강력한 접착제로 자신의 치아에 붙이는 메릴랜드 브릿지라는 방법이 개발되었으나, 통상적인 방법의 계속 가공 의치보다는 잘 떨어지기 때문에 해당 대상자가 일부에만 한정된다. 그러므로 보철물로 치아 기능을 회복할 때는 치과의사와 충분히 상의를 한 후 결정해야 한다.

자연치와 유사한 색깔과 모양의 도재 금관 가공 의치로 앞니를 회복시켜 줌으로써 더욱 자연스럽고 심미적인 외모를 유지할 수 있다.

2) 부분 틀니(국소 의치)

부분 틀니란 여러 개의 치아가 빠졌을 때 구강 내에 존재하는 일부 자연 치아를 고정시켜 유지되도록 하여 놓고, 빠진 치아 부위만을 틀니로 만들어 치아 기능을 회복시켜 주는 치과 보철물을 말한다. 부분 틀니가 필요한 사람은 구강 내에 일부의 자기 치아가 건강한 채 남아 있어야 한다. 치아의 종류와 수 및 상태에 따라 어떠한 형태의 틀니를 할 것인가에 대해서는 치과의사와 충분히 상담한 후 결정해야 한다.

부분 틀니는 빠진 치아 부위들을 하나의 장치 위에 연결하여 만드는 것으로, 치아를 감싸는 부분과 틀니를 유지시키는 부분이 금속으로 된 연결 장치에 의해 하나의 몸체를 이루고 있다. 모형 상에서 다른 자연치와 비교하면서 조화되도록 금속 연결 장치 위에 인공 치아와 잇몸 형태를 합성수지로 제작한다. 완성된 부분 틀니는 인공 치아 부위와 잇몸 부위 및 연결 부위가 있으며 구강 내에 끼거나 벗겨낼 수 있다.

부분 틀니를 구강 내에 장착하면 금속 부분이 타인에게 약간 보이게 되나 크게 보기 싫지는 않으며, 다른 자연치와 조화를 이루게 된다. 간혹 한쪽 일부 부위만 치아 결손이 된 경우에도 부분 틀니를 만들어 그 치아 부위를 회복시켜 줄 수 있다. 이 경우에는 어태치먼트라고 하는 부분 틀니의 일종을 제작하여 간단하게 결손 부위를 회복시킬 수 있다. 어태치먼트를 구강 내에 장착하면 치아 기능과 외모를 어느 정도 만족시켜 줄 수 있다.

부분 틀니를 사용할 때에는, 처음에는 본인이 장착하기도 힘들고 장착 후에도 어색하고 거부감이 있어 사용에 어려움을 느끼지만, 세월이 지나면 점차 적응되어 편안해진다. 틀니가 잘 안 맞을 때 본인이 수리하는 것은 파손이나 변형의 원인이 되므로 절대로 해서는 안 되며 반드시 치과에 가서 치과의사에게 맡겨야 한다.

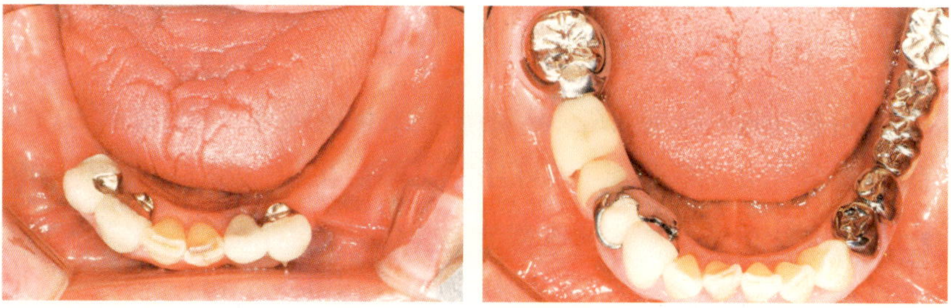

부분 틀니 대상자의 틀니 장착 전과 후

틀니도 치아의 일부분으로 생각해야 하며 자연 치아와 같이 매일 깨끗이 닦아 주어야만 오래 사용할 수 있다. 이때 부분 틀니를 효과적으로 닦을 수 있는 부분 틀니용 칫솔이 시판되고 있으므로 이를 사용하면 틀니의 세밀한 부분까지 깨끗이 닦을 수 있다. 부분 틀니를 오래 사용하면 느슨해지고 다른 치아와 잇몸에도 영향을 줄 수 있으나 정기적으로 치과를 방문하여 조절하면 구강 건강을 계속 잘 관리할 수 있다.

3) 전체 틀니(총의치)

자연 치아가 하나도 없는 무치아 상태에서 전체 치아를 인공 치아로 수복해 주는 틀니를 전체 틀니 또는 총의치라 한다.

치아가 하나도 없을 때는 잇몸과 턱뼈만 남아 있게 된다. 이러한 상태로는 음식물을 씹기도 불편할 뿐만 아니라 보기에도 흉하므로 틀니를 만들어 끼워야 한다. 틀니를 잘 만들려면 남아 있는 턱뼈가 튼튼하고 모양이 좋아야만 한다.

틀니를 만들려면 치과에 가서 진찰을 받은 후 구강 내 상태의 본을 떠놓아야 한다. 본을 얼마나 정밀하게 잘 뜨는가 하는 것이 틀니를 잘 만드는 기본이 된다. 그러므로 환자가 다소 불편하더라도 몇 차례 치과에 가서 여러 번 정밀하게 본을 떠야 한다. 상 · 하악 모형을 구강 내와 같은 운동 상태를 재현할 수 있도록 만들어진 기구에 장착 후 여러 가지 조작 및 조절을 해가면서 틀니를 만들어 간다. 이 과정에서 정교한 기술이 필요하다. 틀니가 완성되면 구강 내에 정착시킨다. 이렇게 함으로써 어느 정도 음식을 씹을 수 있고 발음도 좋아지며 외모도 자연스럽게 된다.

틀니를 처음 낀 후에는 연한 음식부터 잘게 썰어서 좌우 양측 골고루 천천히 씹도록 연습해야 한다. 밤에 잘 때에는 물이 담긴 컵 속에

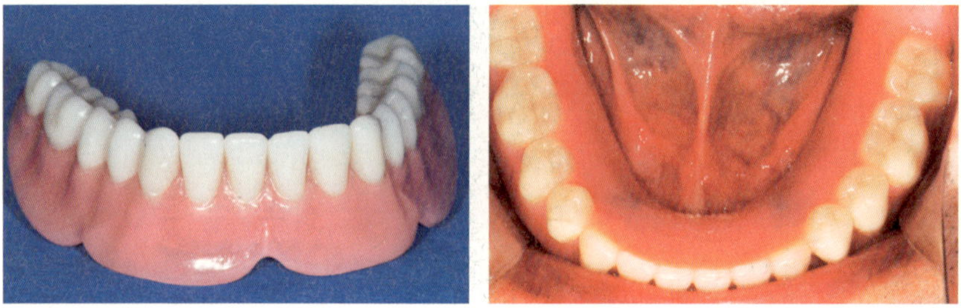

전체 틀니(좌)와 전체 틀니 장착 모습

틀니를 보관하며 이 시간 동안에는 잇몸이 휴식하도록 하여야 한다. 틀니도 매 식사 후에는 빼내서 깨끗이 닦아주어야 하며, 닦을 때는 반드시 그릇에 물을 받아놓고 그 위에서 닦아 주어야만 혹시나 떨어뜨리더라도 깨지지 않는다. 틀니는 틀니 닦는 칫솔이 시판되고 있으므로 이를 사용하는 것이 효과적이다.

틀니를 장착한 사람의 잇몸은 세월이 흐름에 따라 잇몸의 상태가 변하기 마련이다. 그러므로 점차 틀니가 헐거워지거나 잘 안 맞는 수가 생긴다. 정기적으로 치과에 내원하여서 검진을 받고 필요한 보수를 해야만 한다. 잘 만들어지고 잘 사용된 틀니는 큰 불편이 없을 뿐 아니라 나중에는 신체의 일부처럼 여겨져서, 틀니 없이는 생활할 수가 없게 된다.

4) 인공 치아 매식(임플란트, Implant)

인공 치아 매식술(임플란트)이란 치아가 상실되었을 때 이를 해 넣는 방법 중의 하나로 최근 들어 연구와 실제 환자에 대한 적용이 활발히 진행되고 있는 치과 술식이다. 즉, 턱뼈에 치아의 뿌리 역할을 하는 인공 구조물을 직접 심고 그 위에 치아 모양의 보철물 즉 치관을 만들어 올리는 것이다.

임플란트는 일반적으로 많이 행하고 있는 가공 의치이나 틀니 등의 보철술식과 비교할 때 시술이 비교적 까다롭고, 시술 기간이 몇 개월로 오래 걸리며, 비교적 진료비가 고가라는 단점이 있다. 반면에 그 어떤 술식보다 원래의 자연 치아에 가까운 저작력과 심미성이 뛰어난 장점이 있다. 그러나 상실된 치아가 있다고 해서 모두 이 시술에 적응증이 되는 것은 아니다. 환자의 나이, 악골의 상태, 빠진 치아의 위치와 수 등에 따라 인공 치아 매식술을 할 수 있는 사람이 있고, 하기 어려운 사람이 있다. 무리하게 시술을 받다보면 오히려 해로울 수 있고 고가의 장치가 무용지물이 될 수도 있다. 반드시 전문가와 상의하여 시술을 받아야 한다.

인공 치아 매식술은 매식되는 재료의 종류와 술식의 차이에 따라 여러 가지로 분류할 수 있고, 매식물의 제작 방법에 따라서도 여러 가지로 분류할 수 있다. 일반적으로 흔히 사용되고 있는 인공 치아 매식의 재료에는 티타늄, 세라믹, 강철 등이 있다. 인체의 면역계는 인체에 삽입되는 인공 이물질을 항원, 항체 반응과는 별도로, 기관화 반응이라고 하여, 이물 반응을 일으키지 않고 인체의 일부로 받아들이는 반응을 보이기도 한다. 따라서 인공 치아 매식술에 쓰이는 재료는 저작력에 충분히 견디는 강도와 이물 반응을 일으키지 않는 것이어야 한다. 최근에 개발된 물질로 티타늄(Titanium)이나 티타늄에 뼈의 성분인 수산화인회석(OH-Apatite)을 결합한 재료가 매식재로 많이 쓰이는 것도 거의 이물 반응을 일으키지 않는다는 이유에서이다.

일반적인 술식은 1차 수술과 2차 수술 및 보철 술식의 3단계로 나누어진다. 1차 수술은 앞서 말한 치근 역할을 하는 매식물을 턱뼈에 심는 과정이다. 그 후 상악에서는 6개월, 하악에서는 2개월이면 매식물과 턱뼈가 융합을 이루게 된다. 2차 수술은 1차 수술 후 성공적으로 매식물이 턱뼈에 융합되면 그 위에 치아 모양의 보철물을 올릴 수 있도록 구조물을 첨가하는 것이다. 이렇게 두 단계로 나누는 이유는 턱

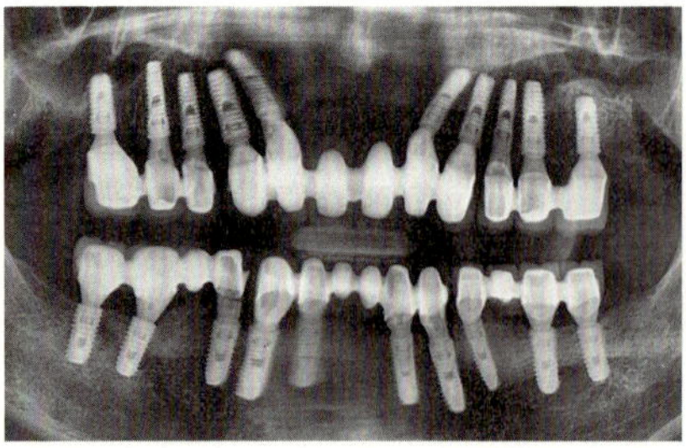
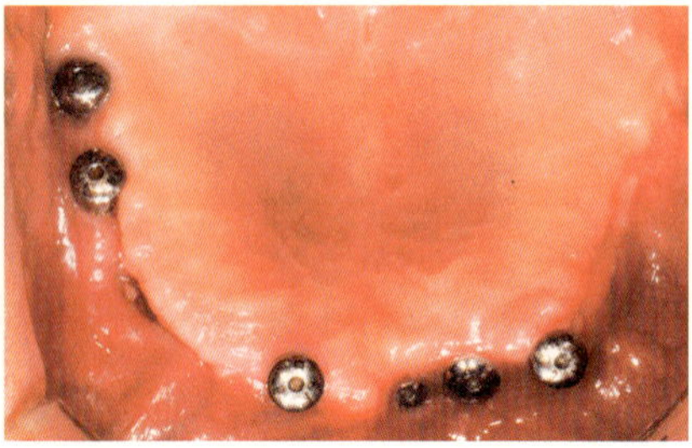

임플란트 환자의 구강내 방사선 사진과 매식체 식립 모습

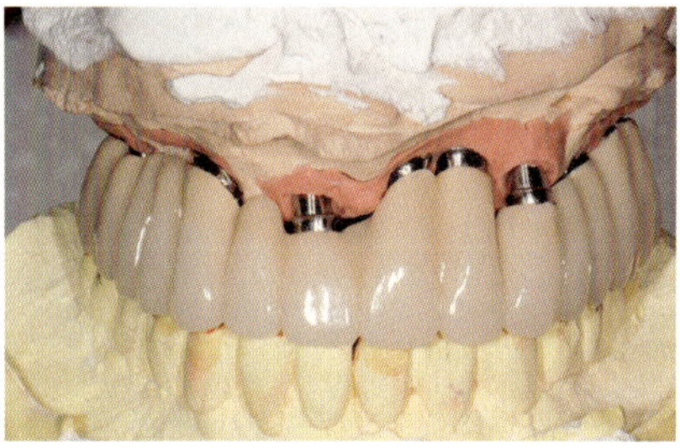
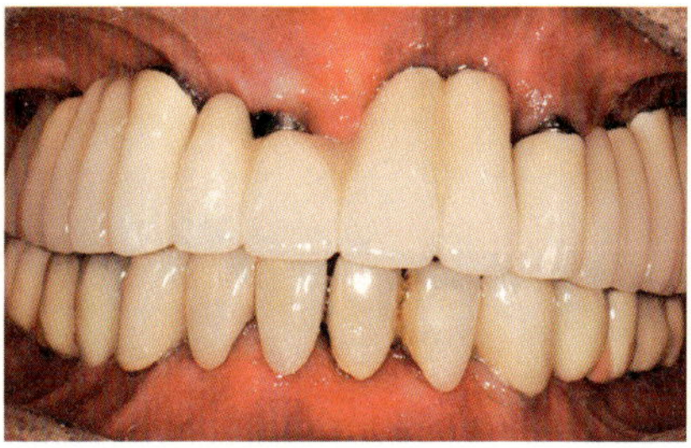

치아 모양의 보철 장치를 가공하여 매식물이 턱뼈에 융합되면 보철물로 완성한다

뼈와의 융합 과정을 촉진하고 보호하기 위해서이다. 2차 수술이 끝나면 일정 기간이 지난 후 그 위에 보철물을 올리게 되며 정상적인 인공 치아 보철물처럼 사용이 가능하게 된다.

이러한 술식이 성공적으로 행해지면 수혜자는 기능적으로나 심미적으로 자연 치아와 거의 유사한 상태가 된다. 하지만 매식된 인공 치아에는 자연 치아일 때보다 음식물이 더 잘 저류되고 치면세균막이나 치석도 더 빠르게 생성된다. 만약 이를 그대로 방치한다면 인공 치아를 지지하고 있는 턱뼈에 염증이 생겨 녹게 된다. 지지가 약해진 인공 치아 매식물은 결국 흔들리다가 탈락하게 된다.

인공 치아 매식술은 여러 가지 장점을 가진 우수한 치과 보철 술식이지만 그만큼 구강 위생 관리를 철저히 해야 매식물을 유지할 수 있다. 정기적으로 치과에 가서 상태를 점검해야 하고 미리미리 치면세균막이나 치석이 생기지 않도록 예방적인 진료를 받아야 한다. 특히 치과에 가서 스케일링 진료를 받을 때는 미리 치과의사에게 인공 치아 매식을 하고 있는 환자임을 밝히는 것이 좋다. 스케일링 시에 가급적 금속으로 된 기구를 사용하지 않고 플라스틱으로 된 기구들을 사용함으로써 인공 치아 매식물 표면에 흠집을 내지 않도록 주의하게 하기 위함이다.

2. 틀니의 특성과 효율적 관리법

우리의 구강 내는 매우 민감하다. 아마도 인체 중 가장 민감한 부위 중 하나라 할 수 있는데 머리카락 하나의 두께라도 감지해 낼 수 있다. 이렇게 민감한 구강 내에 커다란 플라스틱 물체인 틀니가 한 개 또는 두 개가 들어가 있다면 불편하고 입안이 아픈 것은 당연한 이치이다.

틀니 제작 과정이 복잡하고 진료비가 비싸니까 어르신들이 쉽게 틀니를 갖지 못하다가 명절 때 자식들이 돈을 모아 드리면 큰 마음먹고 치과에 가서 틀니를 하나 하게 된다.

과거에는 진료비의 문제로 치과가 아닌 동네 사람들 소개로 부정 치과진료를 받아 틀니를 만들어 끼는 이들도 있었다. 그러나 잘 안 맞고, 구강 관리도 제대로 할 수 없어 구강 내에 심한 염증이나 심지어는 구강암도 일으킬 수 있다는 정보가 널리 알려져 있어 요사이는 그러한 부정 치과진료를 받는 이는 거의 없다.

틀니에는 부분 틀니와 전체 틀니 두 종류가 있다. 부분 틀니는 치아가 몇 개라도 남아 있으면 그 치아를 금속이나 도재 치아로 감싸서 튼튼히 보강한 후 이에 맞게 틀니를 만들고, 틀니에 작은 고리를 달아 감싼 치아에 걸게 함으로써 주 유지력을 얻는 것으로 국소 의치라고 한다. 전체 틀니는 입안의 치아가 모두 빠졌을 때 입천장과 잇몸 뼈의 능선에 습기 묻은 틀니를 얹어 놓아 표면 장력과 양 볼의 힘으로 조절하며 약하게나마 유지력을 얻는 것으로 총의치라고 한다. 이렇게 구강 내에 약한 힘에 의지하여 붙어 있기 때문에 틀니로 음식을 잘 씹을 수 없기 마련이다. 아무리 잘 만든 틀니라도 보통은 김치 깍두기를 제대로 잘 씹을 수 없다. 그만큼 틀니는 씹는 힘이 자신의 본래 치아에 비해 매우 약하다. 치아가 없으면 할 수 없이 틀니라도 만들어 대신 쓸 수밖에 없기 때문에 착용한다고 생각하자.

치과에서 틀니를 처음 만들고 거울을 본 할머니, 할아버지들은 인상이 달라지고 얼굴 주름도 좀 피고 젊어 보이는 모습 때문에 어느 정도 만족하며 치과를 나가신다. 그러나 보통 3일이 못 되어서 화가 머리끝까지 나서 틀니를 싸들고 다시 치과를 찾아오신다. 너무나 아프고, 안 맞고 구강 내가 다 헐어서 뭐 이런 틀니를 만들어 주었냐며 치과의사의 기술을 탓하신다. 당연히 아프고 불편하다. 구강 내는 인체에서 가장 예민한 부위니까 손바닥 반 만한 틀니 한두 조각이 입안에 들어가서 질기고 단단한 음식을 센 압력으로 매번 씹어대는데 그 보드라운 입안의 조직들이 성할 리가 없다.

우리가 새 구두를 하나 샀다고 하자. 보기 좋고 발에 잘 맞는 구두를 양말도 신지 않고 맨발에 신어보자. 그리고는 운동장을 몇 바퀴 뛰어보든지, 몇 십리 길을 걸어가 보자. 발이 어떻게 되겠는가. 붓고 헤지고 물집이 생기고 염증도 생긴다. 그럴 때 '아, 이 구두가 내 발에 맞지 않는구나.'라고 생각되면 발에 맞는다고 생각되는 다른 구두를 신고 또 걸어보아라. 역시 발이 아프고 헤지고 물집이 더 심해지기만 한다. 그렇다고 '나는 구두가 내 체질에 맞지 않는구나.'라고 생각하여 구두를 벗어던지고 맨발로 다니면 그 사람은 영원히 구두를 못 신게 된다. 며칠 쉬었다가 아픈 곳은 반창고를 붙이고, 구두 속 뻣뻣한 곳은 부드러워지도록 두들기고 고쳐서 결국은 발에 굳은살이 만들어 지도록 계속 훈련한 뒤에 신으면 잘 신고 다닐 수 있게 된다. 사용한 지 수개월이 되는 지금 신고 있는 헌 구두는 간혹 맨발에 신어도 크게 불편하지 않은데, 그 이유는 그 구두에 맞게 발에 굳은살이 생겨났기 때문이다.

입안도 마찬가지이다. 틀니에 맞게 입안의 굳은살이 배이도록 매일 조금씩 연습과 훈련을 해야만 한다. 보통 이 훈련 기간이 3개월 정도 걸린다. 입안은 발보다 훨씬 예민하기 때문이다. 그렇게 훈련하면서 정녕 불편한 틀니 부위는 치과에 가서 조금씩 수선해가며 입안에 굳은살이 배이도록 유도하고 적응시켜 나간다. 잘 적응되면 음식도 그런 대로 잘 씹을 수 있고 '영감 없이 살 수는 있어도 틀니 없인 못 산다.' 라는 말도 나오게 된다. 그런데 우리나라 어르신들은 좀 급하신 분들이 많다. 일단 화를 내시고 치과의사의 기술을 들먹여 자존심을 꺾어 놓겠다고 생각하시는 분이 많다. 그러나 자신이 직접 틀니를 수리해 보겠다고 조정해보는 것은 금물이다. 반드시 치과에서만 조정할 수 있다. 틀니가 아프고 불편하면 먼저 새 구두를 떠올리시길 바란다. 새 구두와 새 틀니는 아프고 불편하기 마련이다. 오직 환자의 끈기 있는 훈련과 적절한 틀니 수정만이 이를 해결할 수 있다.

틀니를 낄 때는 반드시 물에 적셔서 축축한 상태로 구강 내에 끼워야만 부착된다. 건조한 틀니는 절대로 입안에 낄 수 없다. 틀니는 항상 깨끗이 관리되어야 한다. 틀니를 닦을 수 있는 칫솔이 별도로 판매

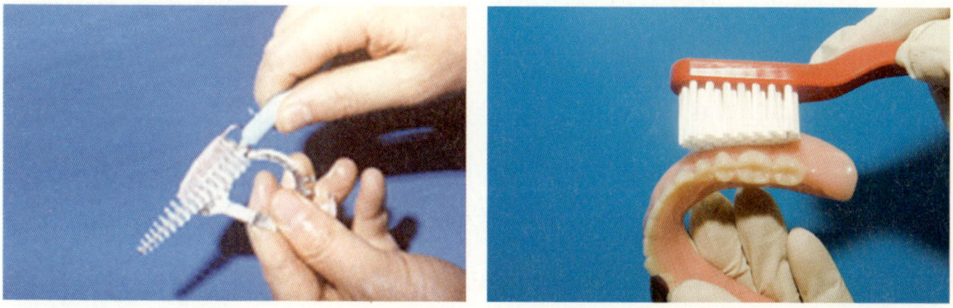

부분 틀니와 전체 틀니 닦는 법

되고 있다. 그것도 국소의치와 총의치용 칫솔이 다르다. 주로 치과에서만 판매한다. 그리고 일반 치약을 쓰면 안 된다. 치약에는 연마제가 있어 틀니의 매끈한 면에 흠집을 내게 된다. 틀니용 세정제가 따로 판매되고 있다.

틀니는 늘 축축하게 유지되어야 한다. 틀니는 플라스틱의 합성수지 제품이기에 건조하면 뒤틀림 현상이 온다. 그러기에 빼놓을 때는 젖은 헝겊에 싸놓거나 습기가 있는 틀니용 보관함에 넣어두어야 한다. 틀니는 낮에는 입안에 끼고 사용하나 잠을 잘 때는 가급적 빼어놓도록 해야 한다. 잇몸과 구강내도 휴식을 취해야 하기 때문이다. 구두를 신고 잠을 자지 않는 경우와 같다.

치과계에서는 과거에는 노인들에게 좋은 틀니를 만들어 드리는 데 주안점을 둬서 구강보건을 전개해 왔다. 그러나 오늘날에는 노인들이 자신의 치아를 아끼고 잘 유지하여 틀니 없이도 여생을 편하게 즐길 수 있도록 자연치아 보호에 더 노력하고 있다.

3. 부정 치과 진료의 위해

가끔 이상한 형태의 지저분한 틀니나 보철물을 갖고 내원하는 환자가 있다. 이런 환자의 경우 구강 내는 보통 염증이나 물집, 종양이 있는 경우가 많다. 어디서 이런 틀니를 했냐고 물으면 '그냥 아는 동네 사람' 또는 '기술 좋다고 하는 사람'으로부터 싸게 한 것이라 한다. 무면허자로부터 부정 치과 진료를 받은 것이다.

부정 치과 진료 문제는 우리나라 치과계의 큰 고민거리일 뿐 아니라 국민의 구강 건강을 해치는 심각한 문제로 제기되고 있다. 부정 치과 진료란 치과의사의 면허를 갖지 않은 사람이 치과 진료를 하거나, 치과 진료 기관이 아닌 곳에서 치과 진료 행위를 하는 것을 말한다. 이러한 부정 치과 진료 행위는 환자의 구강 건강에 반드시 해를 끼치게 되며 그 후유증과 부작용에 대한 사례들이 속출되고 있는 실정이다.

또한 이러한 행위 자체가 건전한 치과 의료 질서를 문란하게 하므로, 현행 의료법에 의하면 부정 치과 진료 행위를 한 자는 5년 이하 징역 또는 3,000만원 이하의 벌금형에 처하도록 무거운 형벌로 다스리고 있다. 그러나 아직도 일부에서는 무지한 일부 환자들을 감언이설로 현혹하여 암암리에 부정한 방법으로 치과 진료를 받도록 하고 있는 사례가 있다.

그 결과 대부분의 환자에게 후유증이 나타나 다시 치과 병원, 치과 의원을 찾아가서 재진료를 받게 된다. 환자 자신의 고생은 물론이고 구강 건강을 해친 결과를 초래하고, 진료비도 결국은 훨씬 많이 들게 되는 경우가 허다하다.

근래에 와서 치의학의 학문적 수준과 기술의 전문성은 고도로 발달하였다. 한 사람의 치과의사가 탄생하기 위하여 치과의사로서의 인격과 교양을 갖추도록 대학에서 공부하는 2년 과정과 치의학 지식과 기술을 터득하고 임상 실습을 하는 4년 과정 등 모두 6년 과정의 치과대학을 졸업하거나, 전문 치의학 대학원에서 4년간 공부해야만 한다. 그 후 보건복지부가 실시하는 치과의사 국가시험에 합격해야만 치과의사 면허를 받을 수 있다. 그것도 불충분하다하여 3~4년의 수련을

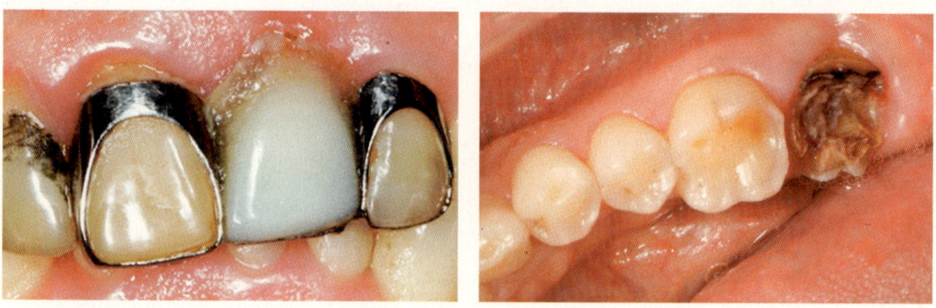

부정 치과 진료로 만든 보철물과 부정 치과 진료의 후유증 사례

받기도 하고, 공부를 더하기 위하여 대학원 과정을 밟기도 하며 외국에 유학을 하기도 한다.

또한 치과의사가 된 후에도 매년 몇 차례씩 실시되는 보수 교육을 통하여 새로운 치의학 지식과 기술을 습득해야만 하고 각종 연구 활동 및 학회, 세미나를 통하여 학문적 수양을 계속해야 한다. 그만큼 치과의사는 되기도 어렵지만 면허 취득 후에도 새로운 지식 습득과 기술 연마를 위해 끊임없이 노력해야 한다.

이제까지 우리나라에서 부정 치과 진료는 주로 과거에 치과 의원에서 기공 업무나 잡무를 하던 사람들, 일부 군위생병 출신들에 의해서 자행되었다. 이들은 치과의사가 진료하던 것을 어깨너머로 보고 익혀 자기도 해보겠다는 오판 아래 무지막지한 치과 진료로 생계를 이어가는 사람들이다. 얄팍한 치과 상식과 조잡한 기술로 돈을 벌어보겠다는 생각에 무지하고 선량한 환자들을 감언이설로 유혹하여 부정한 방법으로 치과 진료를 한다.

그러나 이러한 불법 치과 진료는 반드시 후유증을 유발하여 환자에게 심한 고통을 줄 뿐 아니라, 치과에서 재치료 하기에도 여간 힘들게 만드는 것이 아니다. 더구나 돌이킬 수 없는 상태까지 질병이 심화되어 환자들의 구강 건강에 막대한 위해를 초래하기도 하고, 진료비도 몇 갑절 더 들게 만드는 경우가 많다.

대한치과의사협회에서는 부정 치과 진료로 인한 후유증으로 치과 병원을 찾아온 환자들의 안타까운 사례를 소개하고 알림으로써 부정 치과 진료에 대한 경종을 울리고 있다.

제8장 구강위생 관리

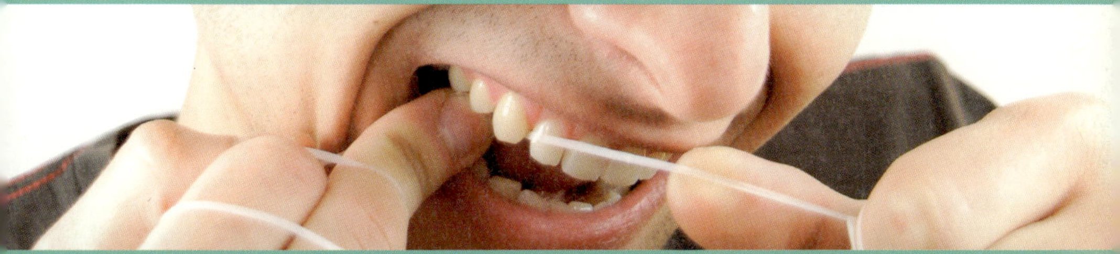

1. 구강 보건용품, 칫솔과 치약 선택
2. 보조 구강 보건용품들
3. 올바른 이닦기법

1. 구강 보건용품, 칫솔과 치약 선택

치면세균막을 잘 닦아내는 수단이 이닦기이다. 이를 닦을 때 쓰는 용품으로는 칫솔, 치약(세치제) 그리고 보조 구강 보건용품들이 있다. 국내 여러 회사에서 제조한 칫솔이 2백여 종이고 치약도 50여 종이 넘는다. 근래에는 많은 제품들이 외국으로부터 수입되어 들어오고 있다. 그래서 소비자들은 어떠한 것을 사용해야 좋을지, 어떠한 제품이 자신의 구강 상태에 알맞은지 잘 선택하기가 어렵다.

우리나라의 구강 보건용품은 다른 나라에 비해 시판된 역사는 짧으나 시판되는 종류는 많다. 그리고 지금까지 뚜렷한 기준 없이 개발되었던 제품들이 많으며, 이들이 대중 광고를 통해 일반인에게 소개되기도 하였다. 심지어는 특수 환자용으로 개발되었거나 수입된 제품들의 모양이 특이하다는 호기심으로 일반 대중용으로 판매되기도 한다.

이제는 소비자들이 자신의 구강건강을 효율적으로 관리하기 위해 자신에게 더욱 적합한 제품 선택을 위하여 주의를 기울여야 한다. 각 제조 회사들도 구강 보건학적 측면에서 타당한 기준을 가지고 더욱 다양한 제품을 생산해야 하며, 치과의사들도 각 개인에게 적절한 구강 보건용품을 선정해주고 권장해 주는 일에 앞장서야 한다. 이런 모든 것이 국민들의 구강위생 관리와 구강 건강을 더욱 향상시킬 것이다.

1) 칫솔 선택법

칫솔은 치면세균막을 효과적으로 제거할 수 있는 도구로써 이러한 칫솔질의 목표를 적절히 달성하게 할 수 있는 것이 좋다. 칫솔은 크게 세 부분으로 나뉜다. 털, 즉 강모가 달린 머리 부분과 목 부분, 칫솔을 손으로 감싸 쥘 수 있는 손잡이 부분으로 구분할 수 있다. 일반적으로 권장되는 칫솔은 털, 즉 강모의 단면이 수평이고, 털의 탄력도가 중등도이며 손잡이가 직진형이거나 약간 안쪽으로 구부러져 있는 형태이다.

칫솔 머리 부분은 일반적으로 어금니 치아를 2개 내지 3개 정도 덮을 수 있는 크기, 즉 2~3cm가 적당하다. 그러나 과거에는 국내에서 제조한 칫솔 대다수의 머리 부분 크기가 이보다 크며 심지어는 5cm 이상 되는 것도 있었다. 사람의 치열은 둥글게 굽어 있고 치아의 앞면이 수평이 아니라 요철의 만곡이 있기 때문에, 2~3개의 치아를 일직선으로 하여 여러 번 나누어 닦을 수 있는 크기가 가장 적절하다. 이것은 머리 부분이 작은 칫솔로 치아를 닦을 때, 구강 내 세부적인 부분까지 잘 닦을 수 있다는 이론에 근거를 둔 것이다.

칫솔모가 듬성듬성 배열된 것이나, 단면이 오목하거나 볼록한 것은 어느 특정 치아 부위를 효과적으로 닦을 수 있으나 전체 치아를 고르게 닦기에는 효율적이지 못하다. 칫솔의 종열의 수도 일반적으로는 3줄모짜리를 사용토록 권장하고 있다. 일반인들은 3줄모 정도가 적절하나 잇몸 염증이 심한 사람은 비교적 부드러운 2줄모짜리 칫솔을 사용하는 것이 좋다.

손잡이 형태도 일직선이거나 약간 구부러져 있는 것이 좋다. 지나치게 구부러져 있는 칫솔이나 아치형의 손잡이는 오히려 불편하거나 잘못 사용할 때 반대편 치아를 다치게 할 가능성도 있다. 그리고 손잡이의 넓이도 넓고 납작한 것일수록 손에 잡기 쉽고 손목을 돌리기에 편하다. 또한 칫솔 손잡이의 길이는 대략 아동용이 10~11cm, 성인용이 14~15cm 정도 되는 것이 우리나라 사람들에 알맞다.

칫솔모는 나일론으로 된 중등도의 탄력을 가진 칫솔이 좋다. 동물의 털로 된 너무 부드러운 칫솔은 치면세균막을 제대로 잘 제거하지 못하므로 칫솔질의 효과가 떨어진다. 반대로 너무 빳빳한 칫솔을 사용하면 오랜 세월 사용할 때 치아에 마모증을 일으킬 가능성도 있다.

칫솔을 사용한 기간에 따라서 털의 다발이 점차 벌어지게 되어 탄력이 손실된다. 사용 기간이 길수록 칫솔질의 치면세균막 제거 효과도 점차 떨어지게 된다. 일반적으로 칫솔의 사용 기간은 하루에 두세 번 씩 사용할 때 2개월 내지 3개월 정도 후에는 새 것으로 교환해야 한다. 탄력이 손실된 칫솔로는 치면세균막이 잘 제거되지 않는다.

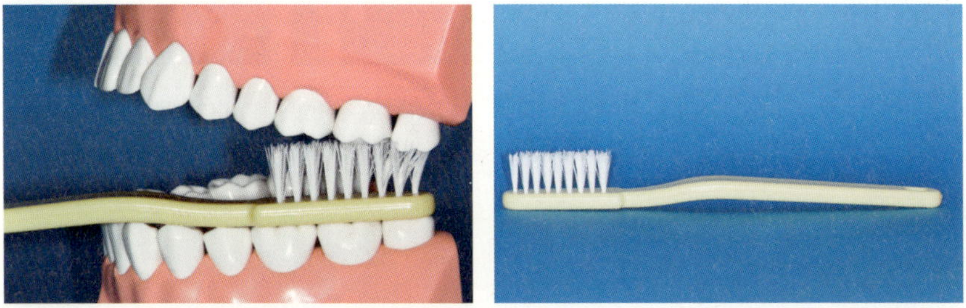

일반인 칫솔 사용 기준(어금니 2~3개로 덮는 길이)

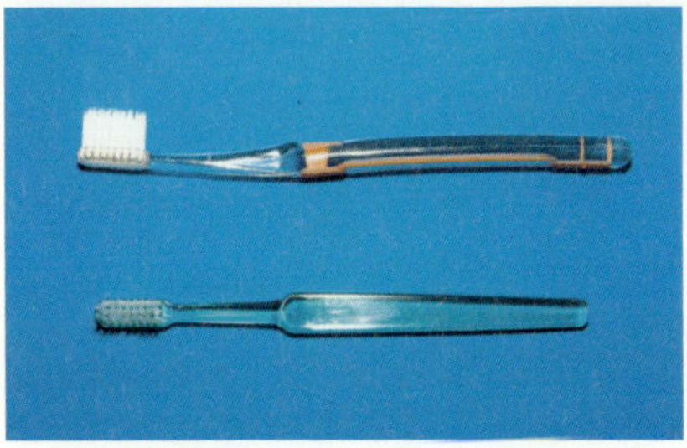

일반인에 권장되는 칫솔

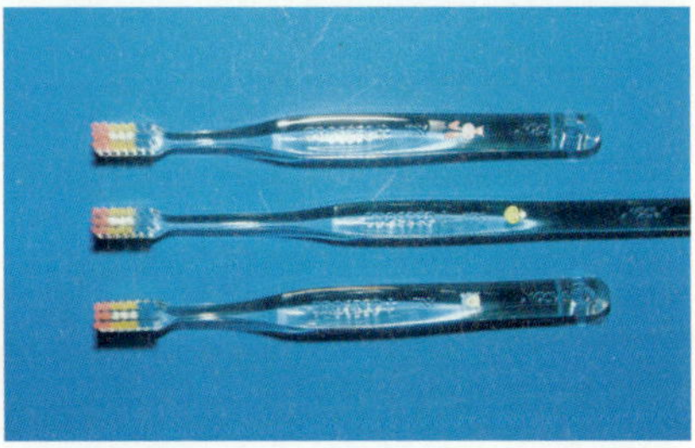

청소년용 칫솔

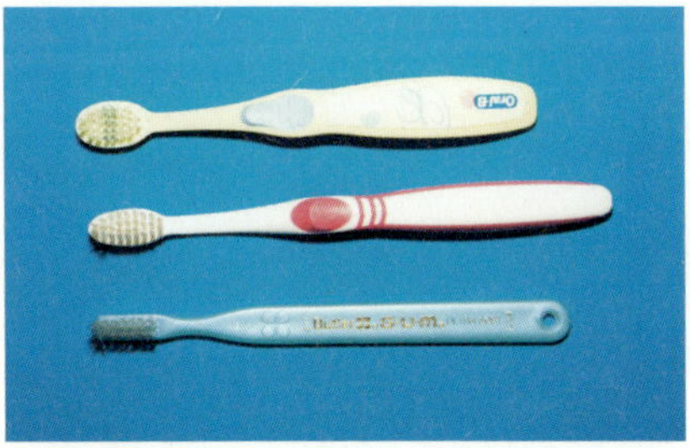

유아용 칫솔

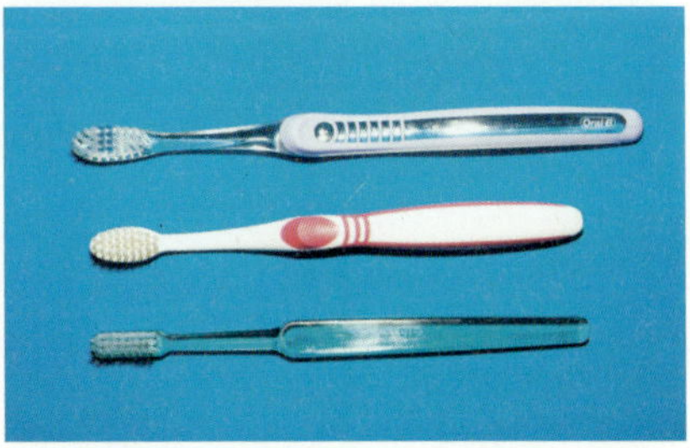

아동용 칫솔

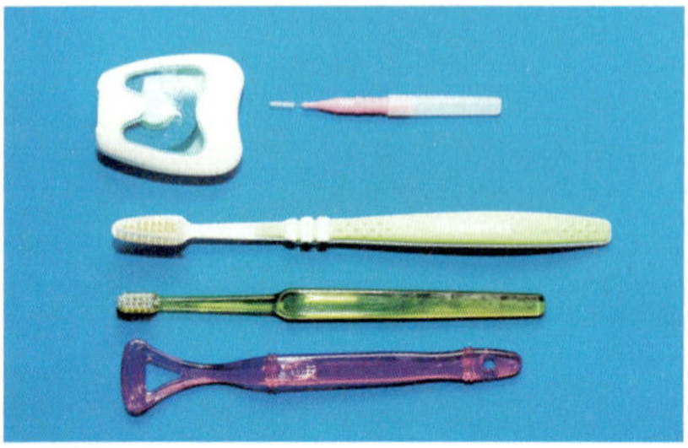

일반 성인용 칫솔과 구강 보건용품

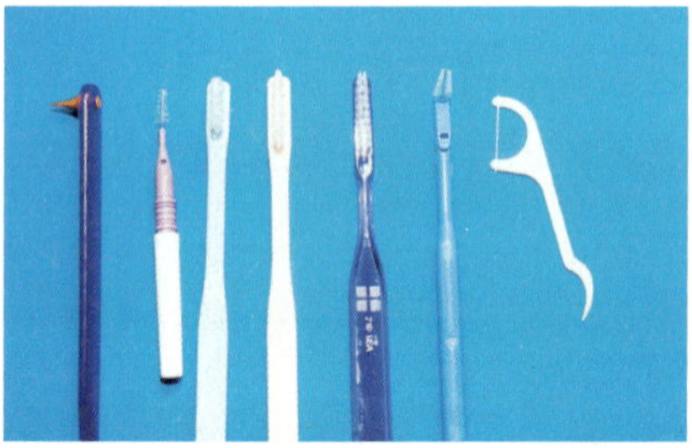

치주환자용 칫솔과 구강 보건용품

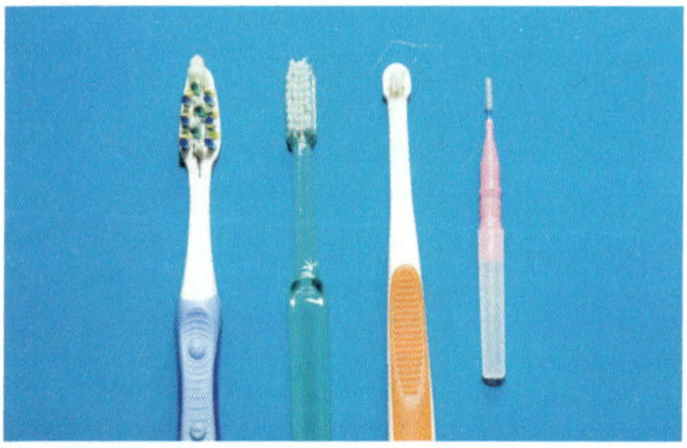

교정치료 환자용 칫솔

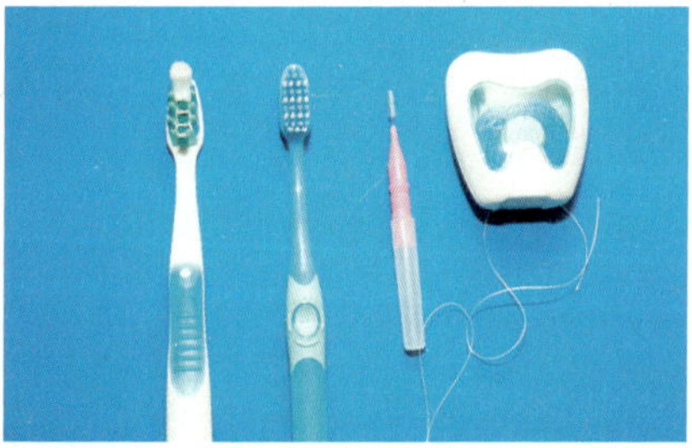

고정성 보철물 장착 환자용 칫솔과 용품

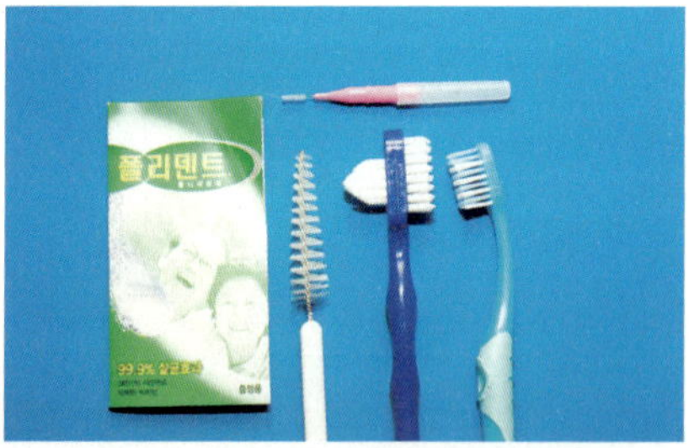

의치 환자용 칫솔과 세정제

2) 치약(세치제) 선택법

흔히 치약이라고 말하는 세치제(Dentifrice)는 치아를 닦을 때 쓰는 보조 용품으로 의약품이 아닌 의약부외품에 속하며 분명히 약은 아니다. 우리나라에 세치제가 처음 들어왔을 해방 직후가 바로 미군정 시대였다. 그 당시 미군들이 사용하던 약들의 효과가 좋았기 때문에 어느 회사에서 세치제의 이름을 치약으로 붙인 것인데 이것이 아직까지 치약으로 쓰이게 되었다.

세치제 즉 치약은 칫솔질을 효과적으로 할 수 있도록 석회석이나 인산일수소칼슘(DCP), 무수인산칼슘(DCPA) 등의 세마제와, 비누나 합성 세제와 같은 세제 및 기타 약제를 혼합하여 만들어진 혼합물로 국내에 50여 종이 제조되어 시판되고 있다. 이처럼 치약의 주성분은 세마제와 세제로, 이는 마치 과거에 시골에서 놋그릇을 닦을 때 고운 모래에 비누나 약한 양잿물을 섞어서 수세미로 닦는 것과 마찬가지 원리라 할 수 있다.

각종 세치제는 세마제의 성질과 양에 따라 연마력이 조금씩 다르다. 세마도는 실제로 치약 선택의 기준이 된다. 구강 내 별 이상이 없는 일반인에게는 중등도의 세마력을 가진 세치제를, 치면세균막이 많이 부착된 환자에게는 비교적 세마력이 강한 세치제를, 시린니를 가진 환자는 세마력이 약하고 지각 둔화제가 함유된 세치제를 권장한다. 어린이는 아동용의 불소가 함유된 세치제를 사용하도록 한다. 구강이 불결하거나 이를 잘 닦지 않는 사람들에게는 강한 세마도를 가진 치약이 권장되고, 치아를 하루에 평균 3회 이상 닦거나 찬물과 찬바람만 불어도 치아가 많이 시린 사람은 약한 세마도를 가진 치약을 선택해야 한다.

또한 성인들 중 잇몸이 잘 붓고 피가 자주 나는 잇몸 질환을 가진 사람들은 치은염 완화 효과를 나타내는 염이나 비타민 또는 치은염 완화제가 함유된 치약을 사용하면 효과적이다. 그러므로 한 가정에서 가족 구성원에 따라 각자에게 적합한 세치제를 각자 하나씩 갖고 사용하면 좋다. 왜 화장품은 식구 수대로 다른 것을 사용하면서 치약은 한 가지로 온 가족이 함께 쓰는가.

치약은 보통 칫솔 단면 길이의 2/3 가량 되는 길이로 칫솔의 털 속으로 약간 스며들도록 짜는 것이 좋으며, 치아를 닦고 난 뒤에도 여러 번 구강 내를 물로 헹구어 가급적 모든 세제 성분을 깨끗이 씻어 제거하는 것이 좋다. 어느 조사에 의하면 우리나라 아동들이 이를 닦을 때 평균 2~3회 정도 물로 입가심을 하는 것으로 조사되었는데, 5~10회 정도는 입가심을 해야 한다.

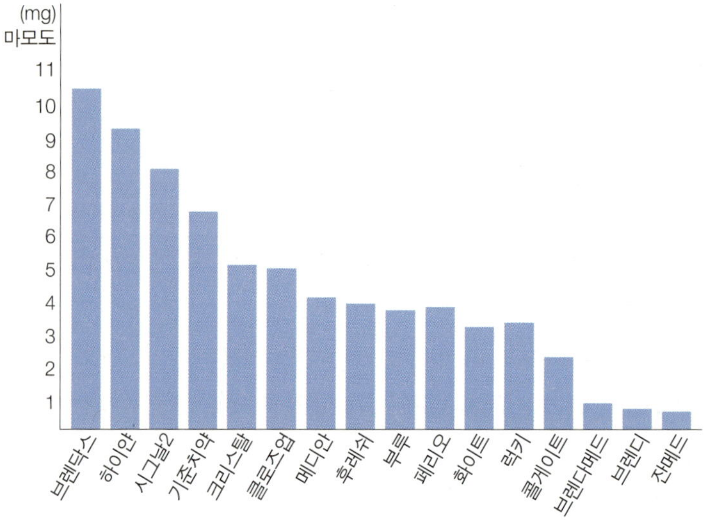

세마제 마모력에 따른 선택

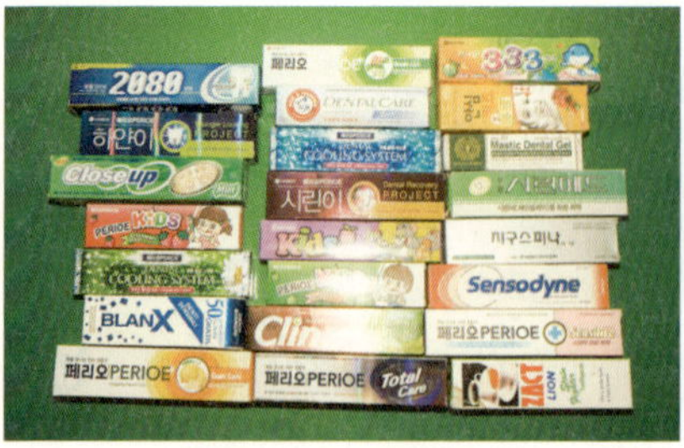

치약의 종류들

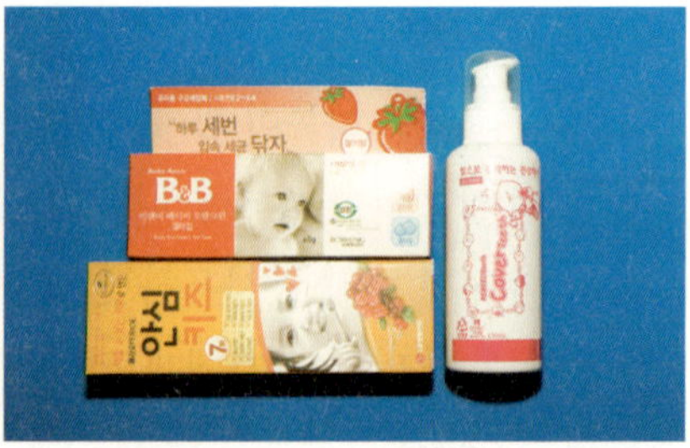

유아용 치약

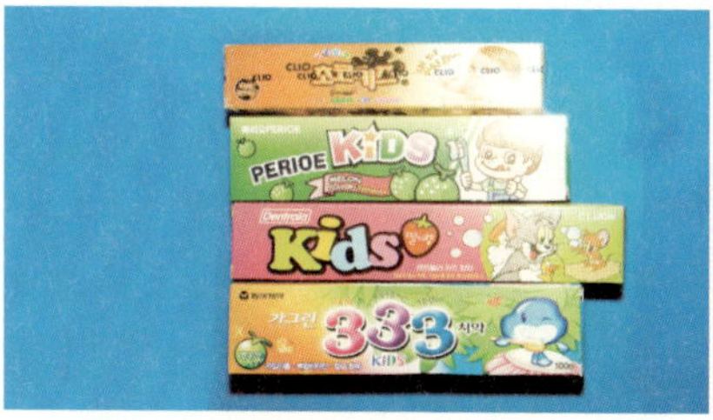

아동용 치약

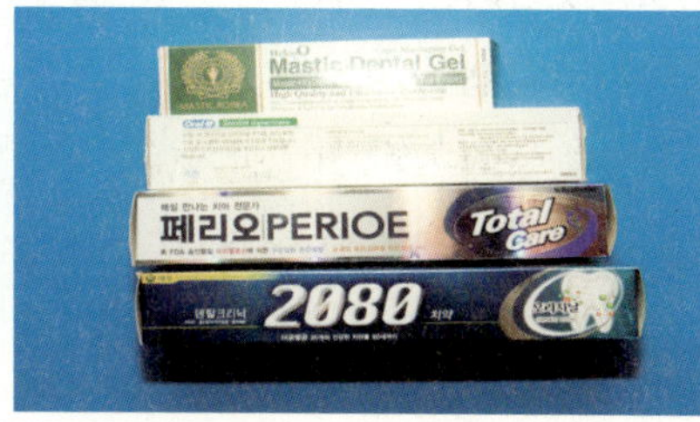

치주 환자용 치약

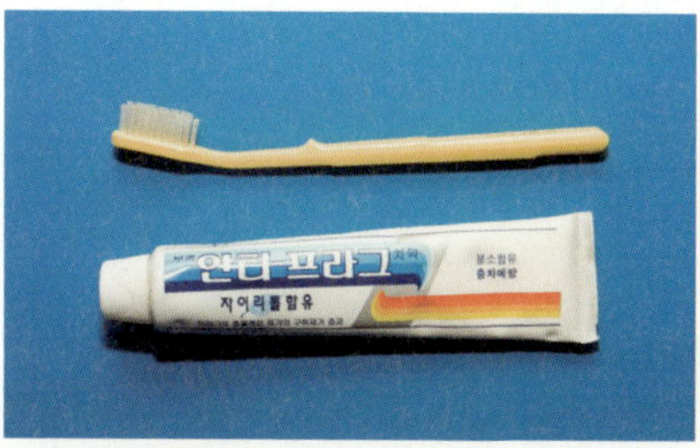

구강위생이 불량한 환자용 칫솔 치약

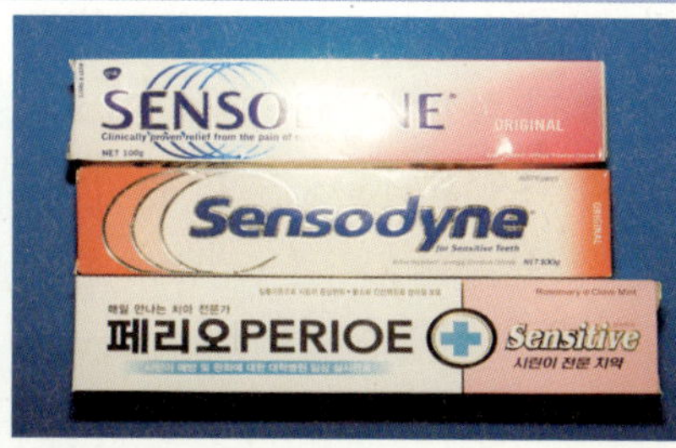

지각 과민성 환자용 칫솔 치약

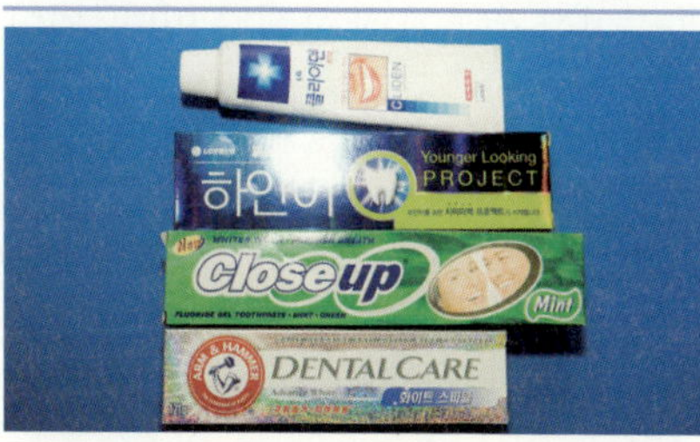

치아 미백용 치약(장기간 사용은 자제)

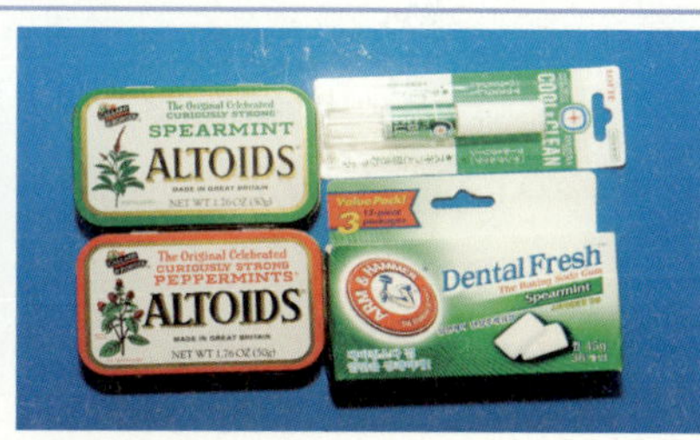

구취 환자용 치약

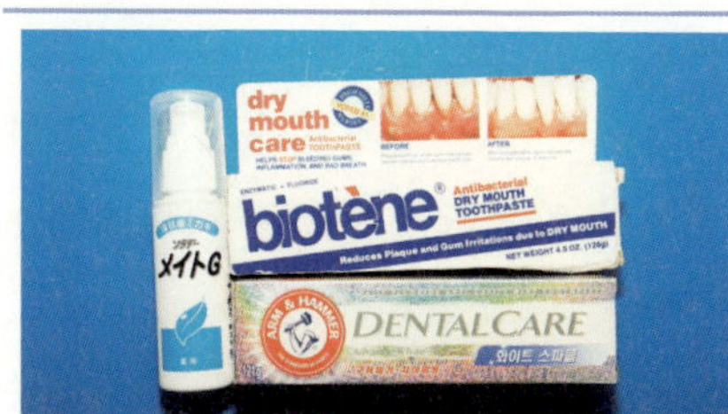

구취 환자용, 가면 효과용 치약, 캔디, 스프레이

칫솔과 세치제를 각자에 적합한 것을 사용함으로써 보다 효과적인 칫솔질이 되도록 하자.

2. 보조 구강 보건용품들

치아를 깨끗이 하고 구강 위생을 청결히 하기 위한 여러 가지 보조 구강 위생용품들이 개발되거나 수입되어 시판되고 있다. 각 환자마다 적절한 것을 선택하여 효과적으로 사용함으로써 더욱 철저한 구강 위생 관리를 도모할 수 있다.

1) 치실 사용법

치실은 덴탈플로스(Dental Floss Silk)라고도 하며 치아와 치아 사이에 낀 음식물 찌꺼기나 치면세균막을 효과적으로 잘 제거하기 위한 개인 구강위생용품으로 국내외에서 여러 종류가 생산되고 있다. 치아와 치아 사이에 음식물 찌꺼기나 치면세균막이 끼어 있을 때 흔히 이쑤시개를 사용한다. 그러나 이쑤시개를 습관적으로 사용할 경우 치아 사이를 점차 벌려 놓아서 치간 사이가 넓어지고 잘못 사용 시 잇몸에 염증을 야기하기도 한다. 그러므로 치과의사들은 이쑤시개 대신 치실 사용을 권장하고 있다.

치실은 굵기가 가는 것부터 실의 올이 굵거나 초를 칠하여 두터운 것 등 여러 가지가 있다. 일반적으로 젊은 층이나 치아와 치아 사이가 긴밀한 사람에게는 가늘고 초를 입히지 않은 것을 사용토록 권장하고, 중년층 이상의 연령층에서 치아와 치아 사이가 넓은 사람에게는 초를 입히고 올이 굵은 것을 권장한다.

치실의 올바른 사용법은, 먼저 치실을 40~50cm 정도 잘라서 양쪽 가운데 손가락에 감아서 중간에 약 5cm 정도 실을 남겨 놓는다. 그 후

양쪽 엄지를 사용하여 실제 구강 내에서 사용될 2cm 정도만 남겨 이 부위를 해당 치아 사이에 넣어서 사용한다.

치아 부위에 따라서는 엄지와 검지를 동시에 사용하여 치실이 미끄러지지 않고 치아 사이에 들어가서 움직일 수 있도록 실을 꼭 잡고 치아와 치아 사이에 밀어 넣었다가 밖으로 빼내면서 사용한다. 치실을 쥔 한 손가락은 구강내의 치아 안쪽에 넣고 다른 한 손가락은 치아의 바깥쪽에 위치시켜 치아와 치아 사이로 치실을 톱질하듯이 밀어 넣는다. 치실을 비스듬한 방향으로 치아에 밀착시켜 치아 사이나 치아와 잇몸 사이의 음식물 찌꺼기나 치면세균막을 치아 밖으로 튕기듯이 제거해 낸다.

잇몸에 염증이 있는 환자는 대부분 치간 사이의 치아와 잇몸 사이에 골이 있어 이 속에 많은 부패물들이 끼어 있게 마련이다. 이때 치실을 사용하여 이러한 부패물들을 효과적으로 제거함으로써 염증의 원인을 없앨 수 있다.

어금니 깊숙한 부위에 치실을 사용해야 할 경우, 손가락이 잘 안 들어가는 수가 있다. 이때는 어금니용 치실 손잡이(Handle)를 사용하면 치실이 쉽게 어금니의 치간 사이까지 도달할 수 있다. 치실 손잡이는 어금니용뿐만 아니라 앞니용도 개발되어 시판되고 있으며, 1회용도 판매되고 있으며, 슈퍼마켓 등에서도 구입이 가능하다.

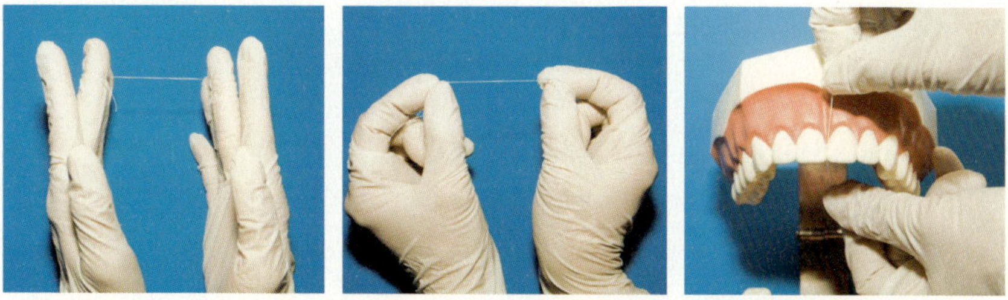

치실 사용법

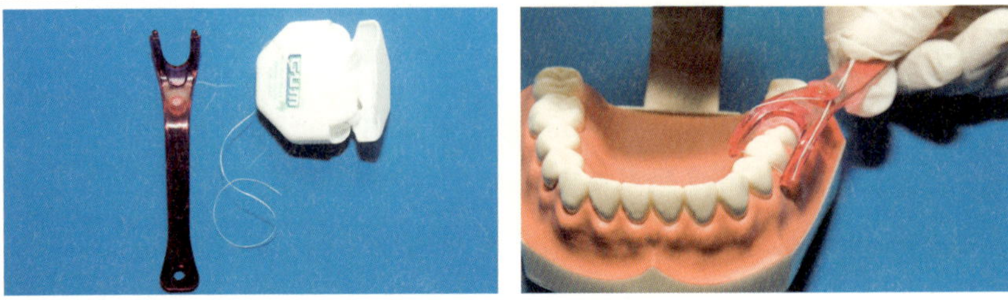

치실 손잡이와 사용

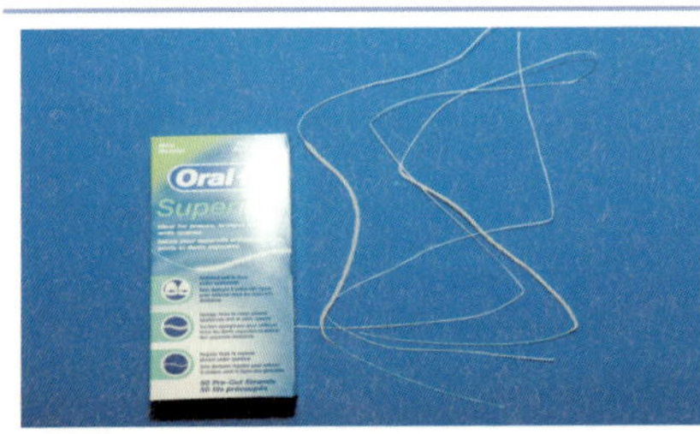

치끈

치실을 치실 손잡이에 감아서 작용 부위의 실이 팽팽하게 되도록 조절한 다음, 사용해야 할 치간 부위에 지그재그 운동을 하며 밀어 넣는다. 그 후 치아와 치아 사이를 아래위로 움직이면서 치실 손잡이를 구강 밖으로 튕겨낸다. 이때 치간 사이에 박혀 있던 음식물 찌꺼기나 치면세균막이 빠져나오게 된다.

치실은 어릴 때부터 사용하는 습관을 들이는 것이 좋다. 치아 사이에 부착된 음식물 찌꺼기나 치면세균막은 이쑤시개 대신 치실을 사용함으로써 효과적으로 제거해야 한다.

② 치간 칫솔

치간 칫솔은 Proxabrush라고도 하며 치아 사이가 넓어진 경우나, 복잡한 보철물 또는 교정 장치가 구강 내에 있을 경우 이 부위를 세밀히 닦기에 편리한 기구이다. 치간 칫솔을 구입할 때는 반드시 치과의

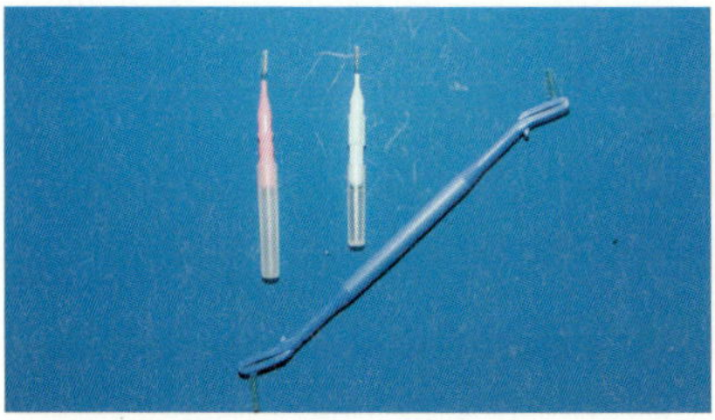

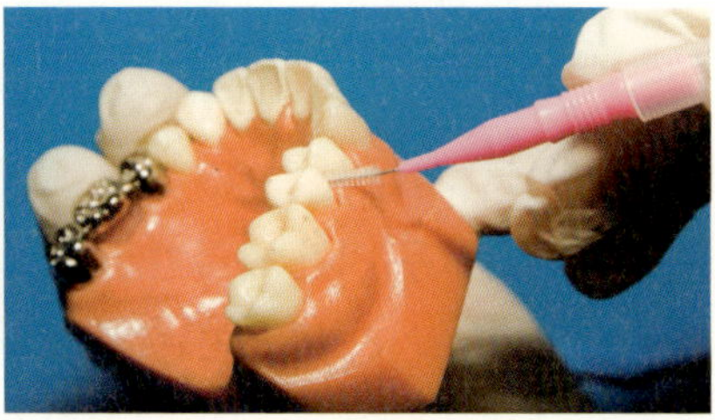

치간칫솔과 사용

사나 치위생사로부터 올바른 사용법을 배워야 하며, 구강 내 사용해야 할 부위도 특수한 부위로 한정해야 한다. 교정 장치가 있는 환자는 반드시 치아나 장치 부위를 이러한 치간 칫솔로 닦아야 한다. 치아와 치아 사이나 교정 장치와 치아 사이가 깨끗하면 대부분의 기본적인 구강병은 생기지 않는다고 생각해도 좋다.

③ 부분 칫솔(첨단 칫솔)

구강 내의 맨 뒤에 있는 치아의 뒤쪽 면이나 장착된 인공 치아의 밑 부위 또는 고립된 치아 하나 등 특수한 부위만을 닦기 좋게 만들어진 칫솔이 부분 칫솔이다. 마치 칫솔의 머리 부분을 후반부의 반쯤 잘라 놓은 것 같은 모양으로 사랑니의 뒷면처럼 세밀하고 특수한 부위만을 집중적으로 닦기 좋도록 고안되어 있다. 부분 칫솔을 구입하기 쉽지

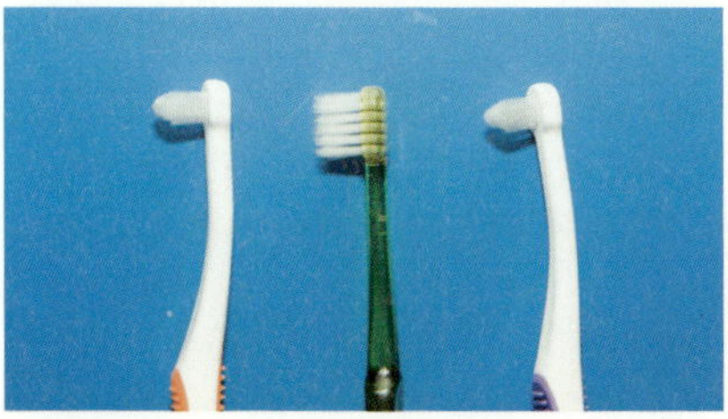

첨단 칫솔

않을 때는 비교적 작은 크기의 일반 칫솔을 구입하여 뒷부분의 반 정도의 칫솔모를 잘라내어 사용할 수도 있다.

④ 고무 치간 자극기

고무 치간 자극기는 작은 원추형 모양으로 고무나 플라스틱 재제로 만들어졌다. 치아 사이의 잇몸을 마사지 하는 것으로 일명 Rubber Tip이라고도 한다. 가끔씩 칫솔을 사면 칫솔 손잡이 끝에 조그만 구멍이 뚫려 있는 것이 있는데 이것은 칫솔을 못에다 걸기 위한 것이 아니라 바로 고무 치간 자극기의 팁을 꽂아서 치아를 닦고 난 후 치아와 치아 사이의 잇몸을 마사지하도록 권장하는 뜻에서 뚫어놓은 것이다.

치아와 잇몸 사이에 염증이 있는 환자에게 이러한 고무 치간 자극기를 사용하면 효과가 좋다. 고무 치간 자극기는 치아 사이 잇몸에 비스듬히 대고 조그만 원을 그리듯이 돌려주며 사용하며 치아 사이 잇

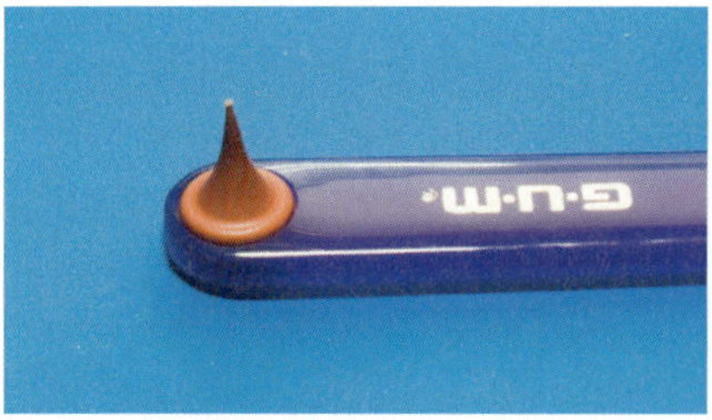

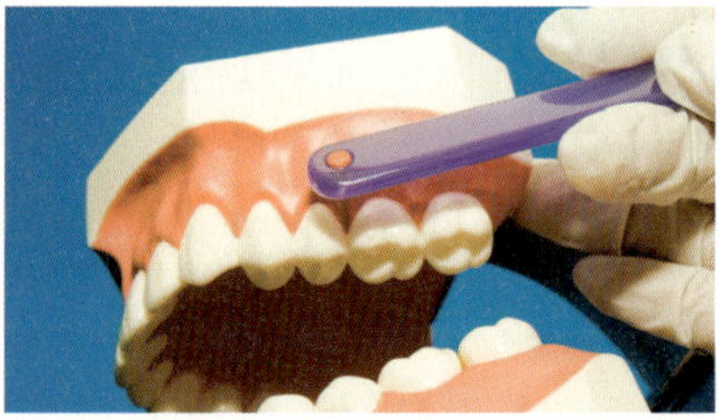

고무치간 자극기와 사용

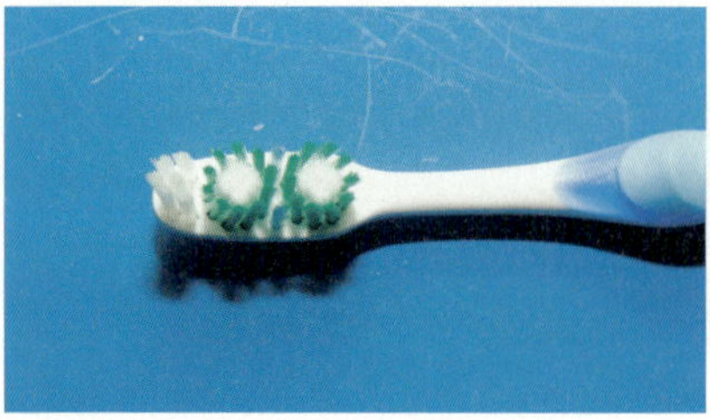

잇몸 마사져 사용

몸을 맛사지 하는 기구이다.

잇몸의 넓은 부위에 염증이 있을 때는 칫솔 모양의 고무나 실리콘으로 칫솔모 부분이 이루어져 있는 잇몸 마사져(Gingival Massager)로 문질러 주면 잇몸의 혈액 순환도 촉진되고 각질화도 촉진시켜 잇몸에 탄력이 생기게 된다.

⑤ 물사출기

물사출기 즉 워터 픽(water pik)은 간헐적 또는 계속적으로 물을 분사하는 기구로 넓은 치간이나 복잡한 보철물 및 교정 장치 부위를 깨끗이 씻어내는 데 효과가 좋다. 또한 칫솔질을 손쉽게 할 수 없는 직장이나 사무실 등의 장소에서 정기적인 칫솔질 사이에 이 장치를 사용하면 수시로 치아의 청결과 잇몸의 마사지 효과를 볼 수 있다.

물사출기는 치아와 잇몸에 비스듬하게 대고 사용하는 것이 아니라 치간에서 치아 장축에 직각이 되도록 팁을 위치시키고 정면에서 구강 안쪽을 향하여 물을 분사시킨다. 치아 표면을 향해 물을 분사하는 것이 아니라 치아와 치아 사이, 또는 보철물이나 교정 장치 사이를 향해서 물을 분사시켜야 한다.

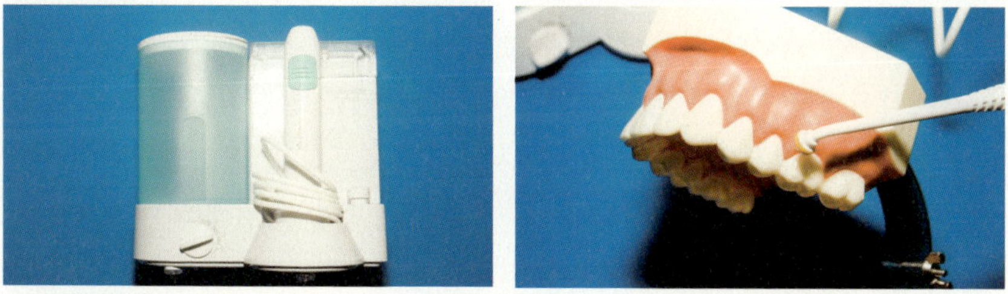

물사출기와 사용

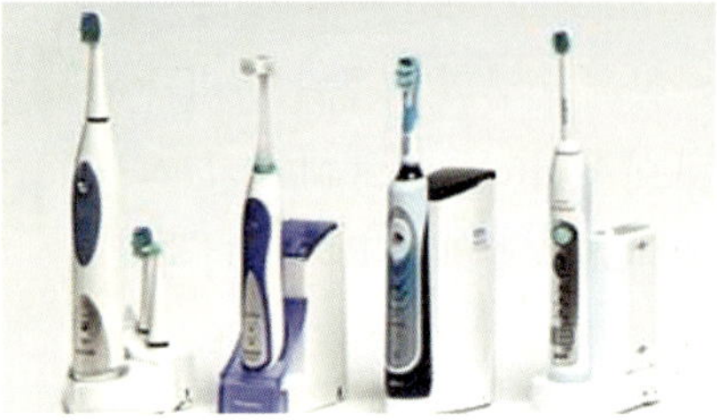

전동칫솔

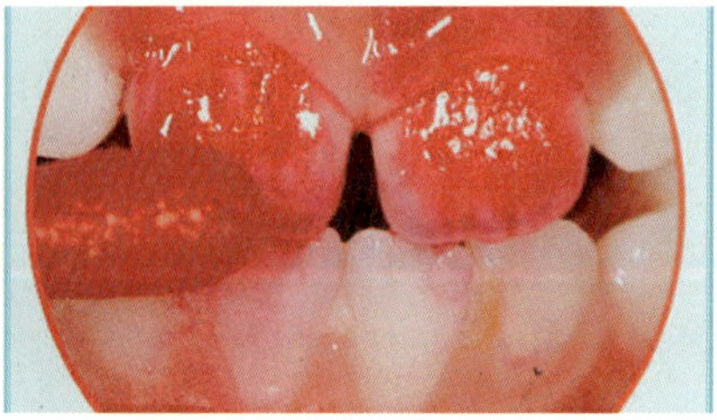

치면착색제

⑥ 전동 칫솔

지체 부자유자나 장기 입원 환자, 또는 아동들에게 칫솔질에 대한 흥미를 돋우기 위하여 진동 또는 반회전 운동의 동작을 하는 전동 칫솔이 개발되어 시판되기 시작하였으나 근래에는 일반 대중용으로도 많이 팔리고 있다. 그러나 너무 진동이 심한 것을 장기간 사용 시에는 오히려 치경부 마모증을 야기해 구강 건강에 해가 될 수 있으므로 반드시 치과의사나 치위생사의 지도를 받고 사용하도록 해야 한다. 교정 장치 장착 환자나 잇몸 질환 환자는 치과의사와 상의 후 사용하는 것이 좋다.

⑦ 치면착색제

치아 표면에 붙은 치면세균막을 스스로 잘 관찰하기 위하여 치면착색제를 사용하면 편리하다. 치면착색제는 빨간색 용액으로 된 것도 있고 정제로 된 것도 있다. 치아면에 도포하고 물로 헹궈내면 치면세균막이 착색된다. 1주에 한 번 정도는 칫솔질 전에 치면착색을 해 보아서 각 치아의 어느 부분이 가장 잘 안 닦여지는지를 스스로 체크해 보아야 한다.

⑧ 혀 세척기

혀 세척기는 Tongue Cleaner라고도 하며 혀 윗면 안쪽 깊숙한 부위에 희고 누런색의 설태(Tongue plaque)가 잘 끼는 사람이나 이로 인한 입 냄새가 잘 나는 사람에게 사용이 권장된다. 설태는 칫솔질로는 잘 제거되지 않기에 부드러운 합성수지 제품인 혀 세척기로 가볍게 긁어내면 효과를 볼 수 있다. 이때 너무 센 압력으로 긁으면 미세한 조직인 혀의 돌기들이 파괴되고 설염이 생기기 쉬우므로 약한 압력으로 살살 긁도록 해야 한다.

⑨ 구강 양치 용액

구강 내 세균의 양이 많거나 활동성이 강할 때 불쾌한 냄새가 난다. 이때 일시적으로 양치 용액을 사용하여 입안을 청결히 할 수 있다. 양치 용액은 치과 시술 후 상처가 치유될 동안 일시적으로 사용하기도 한다. 때로는 감기가 걸렸거나 구강 내 감염으로 입안에서 악취가 날 때 사용하면 증세를 완화시키는 데 도움이 된다. 일반적으로 양치 용액의 사용은 한 달을 넘지 않도록 하는 것이 좋다.

⑩ 치실고리

치실고리는 가는 플라스틱 바늘로 된 기구이다. 치실을 꿰어 인공치아 보철물의 밑을 통과시키도록 하고 치실이 인공 치아 보철물의

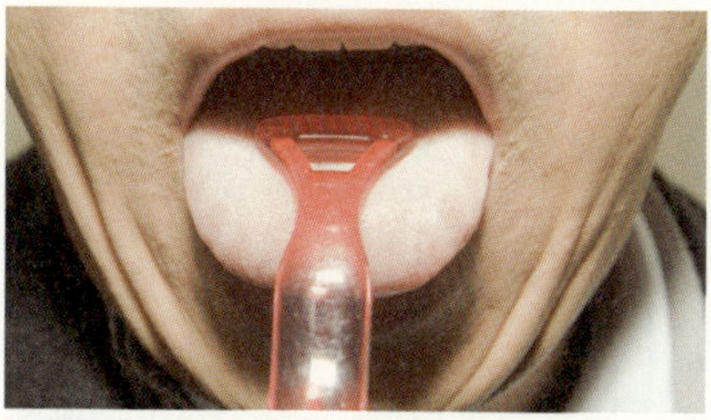

혀 세척기의 사용

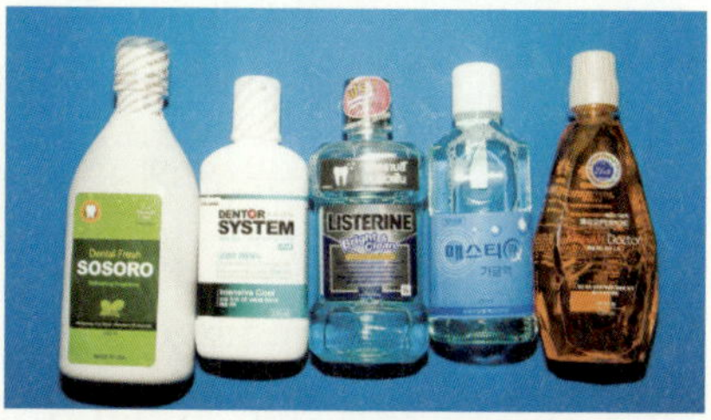

구강 양치 용액

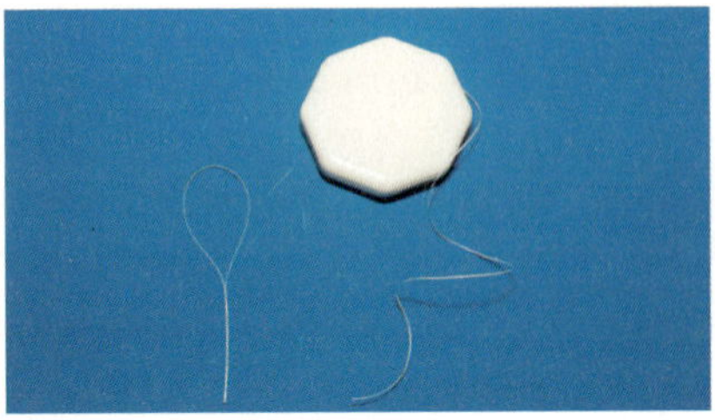

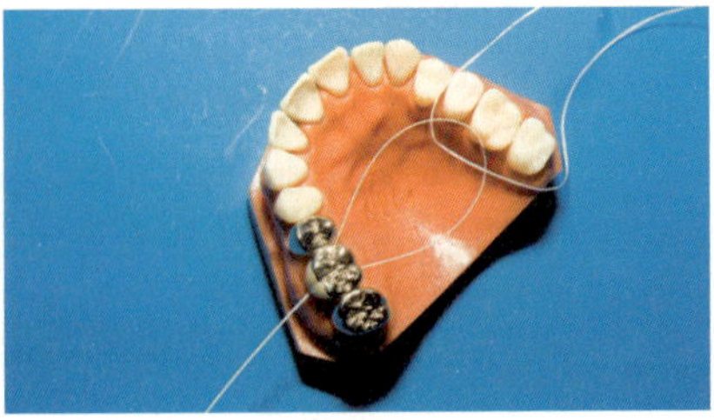

치실과 치실고리(계속가공의치용)

밑을 통과하면서 인공 치아 보철물의 밑과 인공 치간 사이를 닦도록 고안된 것이다. 1주일에 한 번 정도씩 치실과 치실고리를 사용함으로써 보철물을 청결히 유지하고 수명을 연장시켜 오랫동안 사용하게끔 할 수 있다.

치실과 치실고리를 합하여 끝부분은 단단한 플라스틱 바늘 모양이고 가운데 실부분은 마치 털실 모양으로 된 수퍼플로스라는 제품도 시판중이다.

일반인에게 흔히 사용되는 구강 보건용품들 즉 칫솔, 치약, 치실 및 치간 칫솔 등과 치면착색정 및 치경을 한 셋트로 하여 가정 구강 보건용품으로 사용해도 좋다.

각자에게 적절한 구강 위생용품을 선정하고 정확히 사용함으로써 항상 깨끗하고 튼튼한 치아를 유지할 수 있다.

⑪ 틀니용 칫솔과 세정제

틀니는 형태에 맞는 틀니용 칫솔을 사용해야 한다. 부분 틀니는 부분 틀니용 칫솔을, 전체 틀니는 전체 틀니용 칫솔을 사용함이 좋다. 일반 칫솔로는 잘 닦이지 않으며 자칫 흠집을 낼 수도 있다. 그리고 틀니를 세정할 때 치약을 사용하면 안 된다. 치약의 세마제가 틀니 면에 흠을 내기 때문이다. 그렇다고 세제를 사용해도 좋지 않다. 틀니는 빨래가 아니다. 반드시 틀니 세정제를 사용하여 닦도록 한다.

3. 올바른 이닦기법

1) 일반인을 위한 칫솔질법

우리나라 치과의사들은 일반 국민들에게 어릴 때부터 회전법(rolling method)으로 이닦는 습관을 들이도록 권장하고 있다. 회전법은 우리나라뿐만 아니라 세계의 많은 국가들에서 일반 국민들에게 권장하는 이닦기 방법이다.

회전법 칫솔질이란 치아의 바깥쪽은 칫솔을 잇몸 깊숙이 대고, 치아의 씹는 면 쪽을 향해 쓸어내리면서 손목을 돌려주는 방법이다. 회전법 칫솔질을 할 때 칫솔을 쥐는 요령은 칫솔의 머리 부분에 가깝게 엄지손가락을 대고 나머지 손가락들로 손잡이를 꼭 움켜잡는다.

윗니는 위에서 아래로, 아랫니는 아래에서 위로, 구강 내 각 부위마다 같은 동작으로 10번씩 닦도록 한다. 치아의 어금니 안쪽 면도 같은 방법으로 칫솔을 잇몸에 대고 치아의 씹는 면을 향해 쓸어내리면서 손목을 회전시켜 준다. 그리고 아래, 위 앞니의 안쪽 면은 칫솔을 입안으로 곧바로 넣어서 앞니의 안쪽 치아 면에 위치시킨 후 입안에서 구강 밖으로 큰 원을 그리듯이 훑어내는 동작을 하면서 닦는다.

상하 좌우 어금니의 음식을 씹는 면은 칫솔을 수평으로 하여 치아 표면에 댄 후 앞뒤로 왕복 운동을 하면서 각 부위마다 10회씩 닦도록 한다. 마지막으로 구강 미생물이 많이 잔존하고 구취의 온상이 될 수 있는 혀에도 칫솔을 옆으로 대고 입안에서 밖으로 손목을 돌리면서 훑어 준다.

이러한 회전법 이닦기법은 대한구강보건협회와 대한치과의사협회에서 우리나라 일반 대중을 위하여 권장하고 있는 방법이다. 회전법

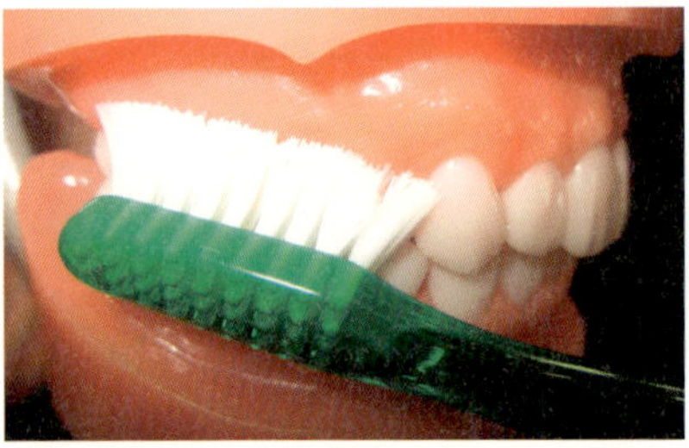

① 상악 어금니 부위 바깥 쪽

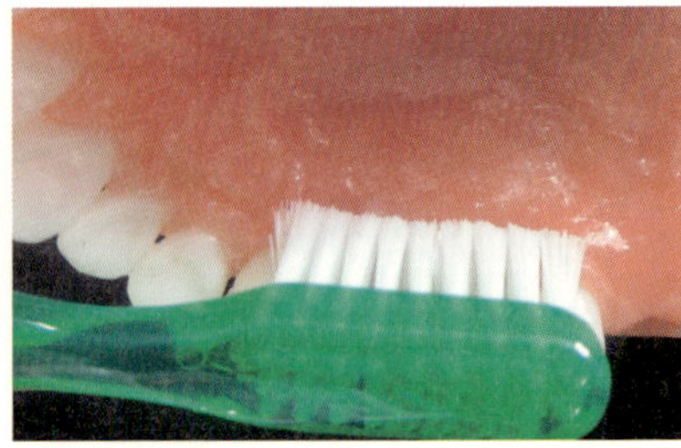

② 상악 어금니 안쪽

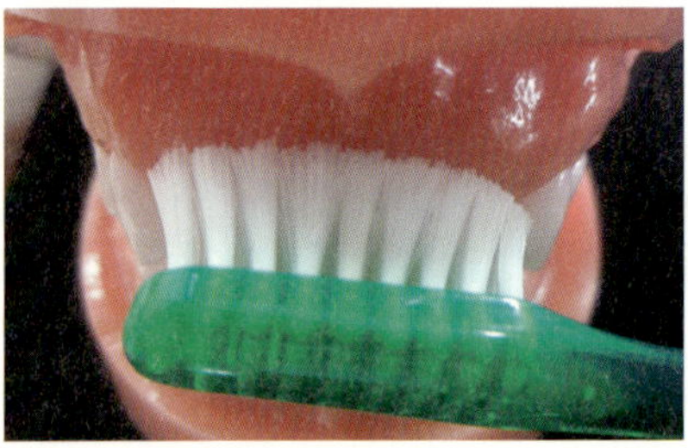

③ 상악 앞니 부위 바깥 쪽

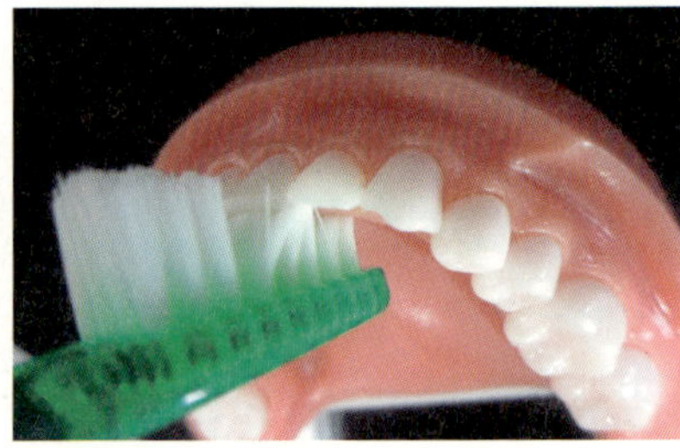

④ 상악 앞니 안쪽

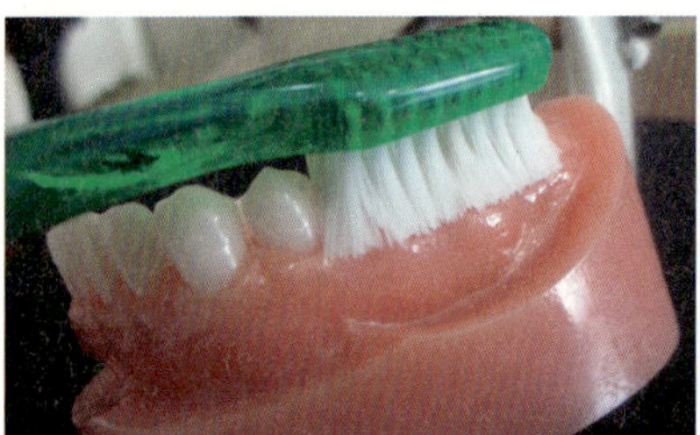

⑤ 하악 어금니 부위 바깥 쪽

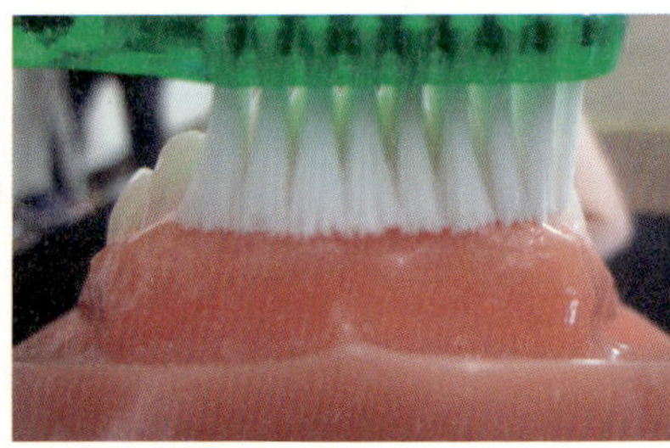

⑥ 하악 앞니 바깥쪽

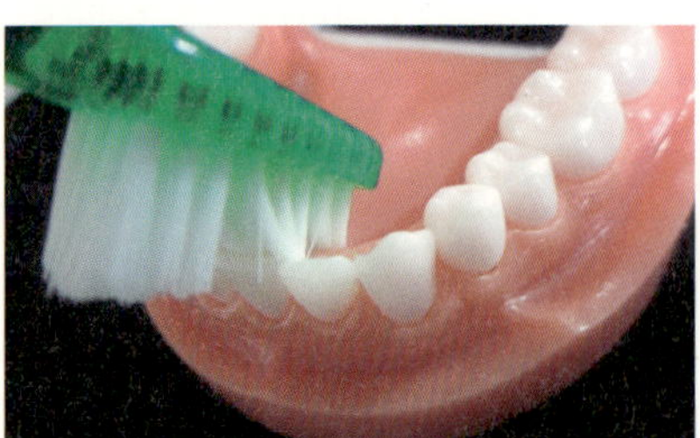

⑦ 하악 앞니 부위 안 쪽

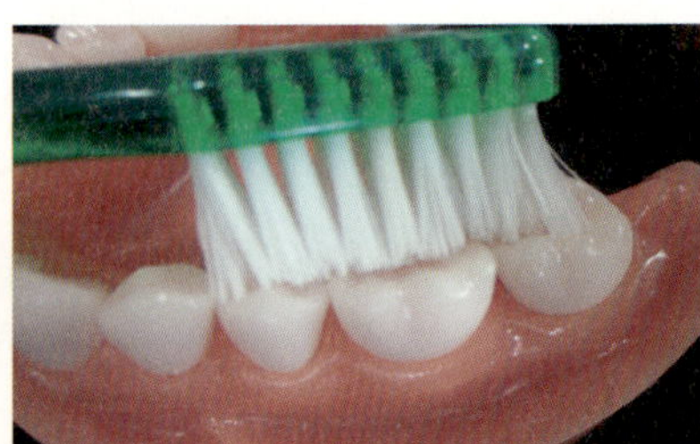

⑧ 어금니 씹는 면

일반인을 위한 칫솔질 교습(회전법)

은 칫솔질의 목표인 치면세균막을 잘 제거할 수 있고, 잇몸 마사지 효과도 좋으며 비교적 쉽게 익혀 실천하기 쉬우므로 일반인에게 추천되는 칫솔질 방법이다.

칫솔질법을 배우기 전에 먼저 치면착색제를 사용하여 치면세균막 부착 정도를 알아보면 올바른 칫솔질법 습득에 도움이 된다. 치면착색제는 용액으로 된 것과 정제 형태로 된 것이 있다. 치면세균막 즉 치태는 육안으로는 잘 구분하기 힘들다. 그러나 치면착색제로 염색을 하면 쉽게 치면세균막을 구별할 수 있다. 칫솔질은 이러한 치면세균막을 닦아내기 위하여 실시하는 것이다. 칫솔질은 매 식사 후 3분 이내와 잠자기 전, 하루에 세 번 이상, 3분 간 닦는 것을 습관화하도록 한다.

2) 잇몸 질환 환자를 위한 특수 칫솔질법(Bass법)

잇몸에 염증이 있으면 잇몸이 쉽게 붓고 피가 잘 난다. 이럴 경우 우리는 치주병에 걸렸다고 한다. 잇몸 질환 환자를 위하여 잇몸을 튼튼히 할 수 있는 칫솔질 방법에는 바스법 칫솔질이 있다. 바스법은 치아와 잇몸 사이에 끼어 있는 치면세균막이나 독소 물질을 잘 떨어내고 염증이 있는 잇몸을 마사지 해줌으로써 염증을 완화시키기 때문에 일반적으로 잇몸 질환 치료 후에 실시하는 칫솔질 방법이다.

잇몸에 염증이 있으면 대체로 잇몸이 부어 있고 조그만 자극에도 쉽게 피가 난다. 잇몸에 염증을 가진 환자에게는 잇몸 전체나 또는 일부분에 한하여 특수 이닦기 방법인 바스법 칫솔질이 필요하다.

잇몸 질환 환자의 바스법 칫솔질에는 1줄 또는 2줄 종열강모의 부드러운 칫솔이 좋다. 바스법 칫솔질은 먼저 칫솔의 털의 한 줄을 치아와 잇몸 사이의 골짜기 속으로 깊이 넣는다. 그 후 칫솔을 가볍게 잡고 전후로 빠르고 짧게 움직여 털끝이 잇몸 속에서 진동이 되도록 한다. 그렇게 한 다음 치아의 씹는 면을 향하여 손목을 돌리면서 치아면을 쓸어 준다. 앞니의 안쪽은 칫솔을 입 안쪽으로 곧바로 넣어서 치아 경사도에 따라 비스듬히 위치시킨 후, 치아와 잇몸 경계부 속으로 칫솔의 털을 박아 넣는다. 그 후 앞뒤로 짧게 진동을 주며 떨다가 입의 바깥쪽을 향하여 큰 원을 그리듯 회전시킨다. 잇몸 질환이 있을 때는 이렇게 부드러운 칫솔로 치아와 잇몸 사이나, 잇몸 자체를 진동하면서 마사지를 하기 때문에 염증이 가라앉게 된다. 또한 치아 부위의 치면세균막 제거를 위하여 치아의 씹는 면을 향하여 칫솔을 회전하는 동작을 추가로 해줌으로써 어느 정도 치면을 깨끗이 할 수 있다.

잇몸 염증 부위에 부드러운 칫솔을 깊이 넣고 앞뒤로 짧게 진동시키는 운동을 하라고 하였는데, 이때 진동이라는 운동의 개념은 털끝의 위치는 제자리에 있으면서, 칫솔의 손잡이를 약간 누르며 앞뒤로 짧게 움직이면서 칫솔의 털이 잇몸 속에서 미세하게 구부러졌다 펴졌다 하는 운동이 빠르게 진행되도록 하는 것을 말한다.

칫솔질이 끝난 후 치아와 치아 사이의 치면세균막을 효과적으로 제거하기 위하여 치과용 치실을 사용하기도 하고, 치아와 치아 사이가 넓거나, 치간의 잇몸을 깨끗이 하기 위하여 치간 칫솔을 추가로 사용하면 더욱 효과적이다. 염증이 없는 일반 다른 부위는 굳이 실천하기 어려운 바스법으로 칫솔질을 할 필요는 없다. 염증 부위 이외에는 일

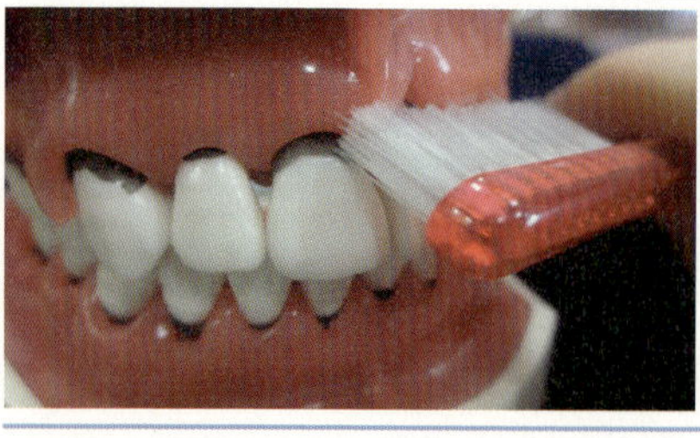

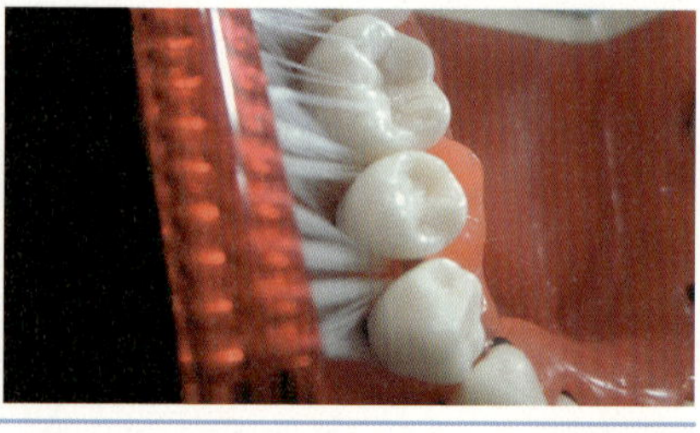

바스법 이닦기(잇몸 깊숙히 칫솔모를 넣고 짧은 진동을 준다. 진동 후 치아 씹는 면 족으로 손목을 돌려 회전시킨다.)

반적인 권장 칫솔질 방법인 회전법으로 실시하면 된다.

잇몸에 염증이 있는 환자는 치주 수술 후 1~2개월 동안 바스법 칫솔질을 잘 수행하면 잇몸이 정상으로 되돌아오고, 잇몸에 탄력도 생긴다. 피도 잘 나지 않고 별다른 염증 증상이 없으면 굳이 바스법을 계속할 필요는 없다. 오히려 바스법으로 치아와 잇몸을 닦을 때, 잇몸의 염증 치료에 효과가 있지만 치아에 치면세균막은 더 많이 부착되는 경우도 있고, 바스법 칫솔질을 계속 시행하기에도 손놀림에 어려움이 있다. 그러므로 잇몸에 염증이 가라앉고 정상이 되면 일반인의 권장 칫솔질 방법인 회전법을 사용하는 것이 좋다.

3) 보철물 장착 환자를 위한 칫솔질법(Charter's법)

계속 가공 의치와 같은 복잡한 보철물을 장착한 환자에게 보철물 장착 부위에 챠터스법 칫솔질을 권장하고 있다. 챠터스법 칫솔질은 먼저 칫솔을 치아 장축에 90° 각도로 직각되게 대고, 치아와 치아 사이나 인공 치아 밑에 칫솔의 털을 깊숙이 넣은 다음 치아 표면에 붙은 치면세균막이나 음식물 찌꺼기를 짧은 진동 운동을 하면서 떨어낸다. 그 후 필요에 따라서 치아와 씹는 면을 향하여 손목을 돌리면서 칫솔을 회전시켜 치아 표면의 청결 효과를 낼 수 있다.

보철물 장착 환자에게 보철물이 장착된 부위는 챠터스법을 권장하

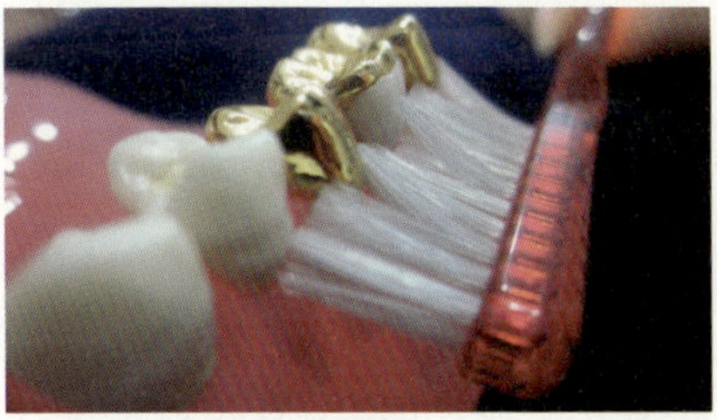

보철환자 이닦기(칫솔모를 역 45도로 보철물 밑으로 넣고 짧은 진동을 준다)

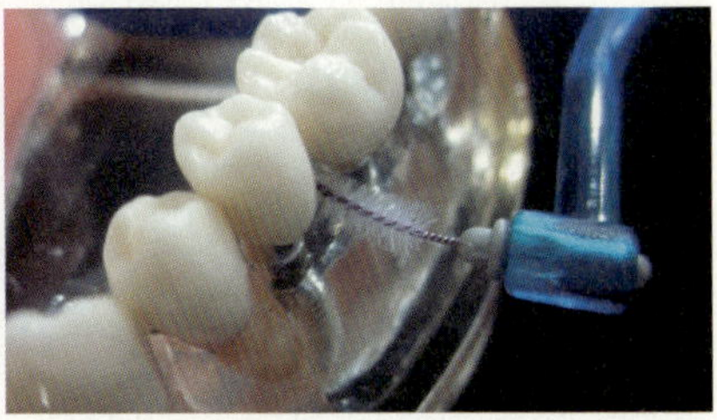

치간 칫솔을 활용한 임플란트 환자의 구강 건강 관리

지만 보철물이 장착되지 않은 일반 부위는 회전법으로 칫솔질하는 것을 권장한다. 잇몸에 염증이 없고 정상 조직일 때 굳이 챠터스법으로 해야 할 필요가 없다. 이런 부위는 일반적으로 잇몸 마사지 효과도 좋고 치면 청결도 잘 되며 실천하기가 비교적 용이한 회전법으로 하면 된다.

보철물 장착 부위에 대한 구강 위생 재료는 일반적으로 치간 칫솔, 치실, 치실고리, 잇몸 마사지 기구 등을 사용한다. 이러한 구강 위생 재료를 사용함으로써 보철물을 더 깨끗이 사용할 수 있고 그 수명도 연장할 수 있다.

인공 치아의 밑에 잇몸과 접하는 부위는 음식물 찌꺼기나 치면세균막이 잘 부착되고, 보통 칫솔질 방법으로는 잘 제거되지 않는다. 이러한 부위에는 특별히 고안된 부분 칫솔이나 치간 칫솔 등을 적절히 사용함으로써 부패물들을 효과적으로 제거해낼 수 있다.

계속 가공 의치와 같은 복잡한 보철물이 장착된 부위는 칫솔질 방법 외에 치실과 치실고리의 사용을 권장하고 있다. 치실고리는 빳빳한 플라스틱 바늘로 치실을 꿰어서 보철물의 인공치아 밑 부분을 청소하는 데 사용된다. 치실고리에 치실을 꿰어서 인공치아와 자연 치아 사이에 밀어 넣어 치실이 치아의 바깥에서 안쪽으로 관통하게 한다. 그 후 치실고리는 떼어버리고 치실을 치아의 바깥쪽과 안쪽에서 각각 잡은 후 인공 치아의 밑을 왔다 갔다 움직여주면서 인공치아의 밑 부분을 깨끗이 청소한다. 이 과정을 일주일에 1~2회 정도 반복 시행하면 인공치아를 항상 깨끗이 사용할 수 있고, 사용 연한도 연장할 수 있다.

국소 의치를 효과적으로 닦기 위해서는 국소 의치용 칫솔이 권장된다. 국소 의치용 칫솔은 빳빳한 나일론실로 구성되어 있으며 보통 칫솔보다 크기가 비교적 크다. 그러나 국소 의치용 칫솔의 끝은 빳빳하고 작은 솔처럼 되어 있어 국소 의치의 합성수지 부분을 닦기에 좋고 칫솔의 좁은 부위는 국소 의치의 고리 부위나 정밀한 금속 부위를 세밀하게 닦는 데 편리하게 되어 있다. 국소 의치를 세밀하게 닦을 때, 물을 대야에 떠놓고 왼손으로 국소 의치를 꼭 잡은 후 오른손으로 국소 의치용 칫솔을 돌려가면서 의치의 세밀한 부위까지 깨끗이 닦아준다.

총의치용 칫솔은 일반 칫솔에 비해 크기가 크고 털의 탄력이 매우 강하다. 총의치용 칫솔은 모양에 따라 총의치의 넓은 부위를 닦기 좋게 되어 있기도 하고 세밀한 부위를 닦기 좋게 된 것도 있다.

총의치를 닦을 때도 그릇이나 대야에 물을 떠놓고 왼손으로 총의치를 잡은 다음, 오른손으로 칫솔을 잡고 치아 부분을 회전 운동 또는 왕복 운동으로 물을 묻혀가며 닦는다. 의치의 내면은 너무 세게 문지르면 연마되기 때문에 가급적 힘을 주지 말고 닦으며 물로 씻는 것으로 대신 하는 것이 좋다. 이때 왼손은 총의치가 미끄러져서 떨어지는 일이 없도록 틀니를 꼭 잡아 주어야 한다.

최근에는 의치를 효과적으로 세척하기 위해 세척 약제나 초음파로 된 세척 기계가 시판되고 있다. 초음파 세척기를 이용하면 의치에 붙은 미세 부착물까지 제거해낼 수 있다.

의치도 치아와 마찬가지로 식사 후나 잠자기 전에는 반드시 닦아야 한다. 의치에도 치면세균막이나 부패물이 많이 부착하기 때문에 식사 후에는 반드시 빼내서 닦도록 하고 잠자기 전에는 청결히 한 후 컵 속에 담가 놓고 자는 것이 의치를 청결히 하고 오래 쓸 수 있는 비결이다.

4) 교정 장치 장착 환자를 위한 칫솔질법

부정교합 환자는 치열이 가지런하지 못하여서 심미적으로 문제가 될 뿐만 아니라 기능적으로도 음식물을 잘 씹지 못한다. 그러므로 이러한 환자는 적절한 교정 장치가 필요하다. 부정교합 환자가 고정성 교정 장치를 장착하였을 경우 구강 내는 복잡하고 정교한 장치물로 가득 차게 된다. 이러한 장치물 사이에 음식물 찌꺼기나 치면세균막이 부착되어 구강위생 관리가 상당히 어렵다.

구강위생 관리를 잘 하지 않은 상태에서 교정 치료를 하게 되면 치면세균막이 더욱 많이 부착되고 이로 인하여 치아우식증이 많이 발생한다. 음식물 찌꺼기와 치석으로 인해 잇몸에 염증을 야기해 잇몸이 붓게 되고 조그만 자극에도 출혈이 발생한다. 그러므로 치열 교정 장치를 장착할 환자는 반드시 특별한 구강위생 관리가 필요하다. 실제로 수년간 비싼 치료비를 들여가며 고생하여 치열 교정 치료를 받았지만 교정 장치를 장착한 환자가 구강 위생 관리나 예방 처치를 하지 않아 앞니에 가지런히 충치가 생기거나 잇몸이 너무 붓고 치아가 심하게 흔들려서 결국 뽑아야 되는 경우가 가끔 있다. 그러므로 교정 치료 시에는 교정 치료 못지않게 구강위생 관리와 예방 치과 진료를 반드시 받아야만 한다.

교정 장치 장착 환자에는 보통 칫솔과 다른 특수한 칫솔로 위생 관리를 하는 것이 필요하다. 교정용 칫솔은 일반적으로 가운데가 짧게 파여 있어서 오목하다. 교정 장치의 복잡한 부분의 세부까지 칫솔이 들어갈 수 있도록 고안된 것이다.

먼저 교정용 칫솔을 치아 장축에 90° 각도로 대고 횡마법으로 가볍게 전체 치열을 닦아 준다. 그 후 치아에 부착된 교정 장치는 그 모양이 복잡하고 정밀하게 되어 있으므로, 교정용 칫솔을 치아 장축에 45° 각도로 장치 부위의 상부에 대고 장치와 치아의 접촉 부위에 미세한 진동을 가하며 떨어준다. 한 장치마다 약 10초 정도 미세 진동으로 닦아 준다. 그 후 칫솔을 돌려 잡고 치아 장축과 역방향으로 45° 되도록 위치시킨 다음, 장치 부위 하부면을 같은 방법으로 미세 진동하므로 닦아 준다. 이러한 미세 진동으로 닦는 방법이 잘 안되는 교정 장치 장착 환자는 차라리 교정을 포기하거나 다른 위생 관리법을 시도하는 수밖에 없다.

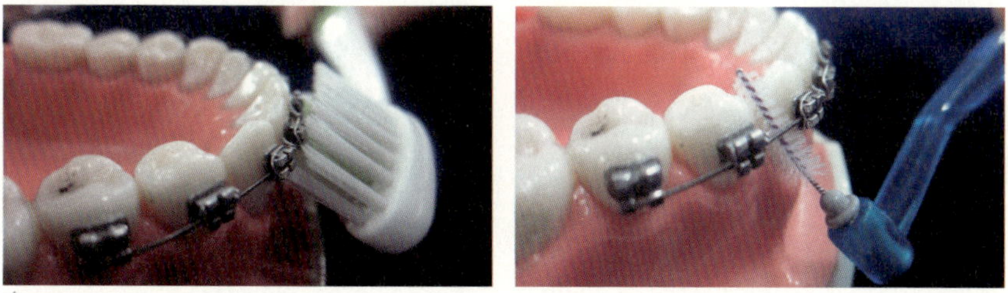

교정환자 이닦기법과 치간 칫솔 사용예

교정 치료를 받는 환자는 각각 다른 방법으로 닦아야 할 부위가 많다. 먼저 교정 장치들 사이에는 전술한 바대로 챠터스법 칫솔질로 치아 장축에 옆 45° 방향으로 칫솔을 대고 미세 진동을 하며 닦아주어야 한다. 그러나 치아의 내면쪽 교정 장치가 없는 부위는 회전법으로 칫솔질을 한다. 만약 교정 치료 중에 잇몸에 염증이 있으면 염증이 있는 잇몸 부위에는 교정용 칫솔의 한 종열의 털을 잇몸과 치아 사이의 틈 사이에 밀어 넣고 미세 진동을 주며 떨어 준다. 이 방법은 바스법이라고 하며, 잇몸 질환 환자의 칫솔질법에서 이미 소개한 바 있다. 그리고 치아 사이를 치간 칫솔로 깨끗이 닦아서 치아 사이에 박힌 음식물 찌꺼기나 치면세균막을 제거하고 염증을 완화시켜 주어야 한다.

치간 칫솔은 치아와 치아 사이를 정교하게 닦는 작은 칫솔로 교정 장치 장착 환자는 반드시 소지하고 다녀야 할 필수 구강위생용품이다. 근래에는 일회용 치간 칫솔도 개발되어 시판되고 있다.

고정성 교정 장치를 장착한 아동은 구강위생 관리가 잘 안되어서 치아우식이 빈발하는 경우가 있다. 그래서 일반적으로 칫솔질이나 구강위생 관리 후에는 매일 1분간씩 0.05% 불화나트륨 용액으로 불소용액 양치를 권장하고 있다. 교정 장치물 사이에는 치간 칫솔을 사용함으로써 교정 장치를 더욱 깨끗이 유지할 수 있다. 교정 장치에 치간 칫솔을 사용할 때는 치아와 장치물 사이 또는 장치물과 교정용 철사

사이에 치간 칫솔을 넣고 왕복 운동하여 장치물 사이에 끼어 있는 음식물 찌꺼기나 치면세균막을 효과적으로 제거해 내도록 해야 한다.

교정 장치 장착 환자는 치아와 치아 사이의 잇몸에 염증이 생기기 쉽다. 이때 치간 칫솔을 사용하여 치아와 치아 사이를 깨끗이 닦아 주면 염증을 완화시킬 수 있다. 치간 칫솔을 구강의 밖에서 구강 안쪽으로 치아 사이에 왕복 운동을 함으로써 효과적으로 닦을 수 있다. 그 외에도 교정 장치를 장착하고 있는 환자는 여러 가지 특수 칫솔을 사용하여 교정 장치를 효과적으로 닦아낼 수 있다. 특수 칫솔로는 장치 부위나 특정 치아 부위를 잘 닦을 수 있도록 고안된 부분 칫솔 형태가 있다.

어떤 형태의 구강위생용품을 사용하든지간에 치열 교정 장치를 장착하는 순간부터 수년간은 충치 발생에 완전히 노출되었다고 생각하고 이에 대한 위생 관리와 예방 진료를 필사적으로 하여야만 한다.

5) 유아를 위한 칫솔질법(묘원법, Fones법)

정상적인 유치열은 영구치에 비하여 치아의 크기가 작고 치아와 치아 사이의 틈이 벌어져 있으며 치아가 난 방향도 수직으로 되어 있다. 또한 잇몸도 연분홍색으로 탄력이 있다. 유아는 이러한 치아와 잇몸 상태를 유지하도록 하여야 한다.

일반적으로 나이에 따라 칫솔을 선택함에 있어 칫솔의 머리 부분이 치아의 2개 내지 3개 덮을 수 있는 크기의 칫솔을 선택하는 것이 좋다고 하였다. 시판되고 있는 칫솔 가운데는 3~4세의 유아를 위한 칫솔과 5~6세의 아동에 알맞은 칫솔, 또 초등학생들의 연령층에 알맞은 칫솔이 있으므로 시기별로 적합한 칫솔을 사용하게 함으로써 칫솔질의 효과를 높여야 한다.

아동에게 적합한 치약은 몇 가지 종류가 시판되고 있는데 치아우식 예방을 위한 불소가 함유된 세치제를 사용하는 것이 좋다. 그 외에 아

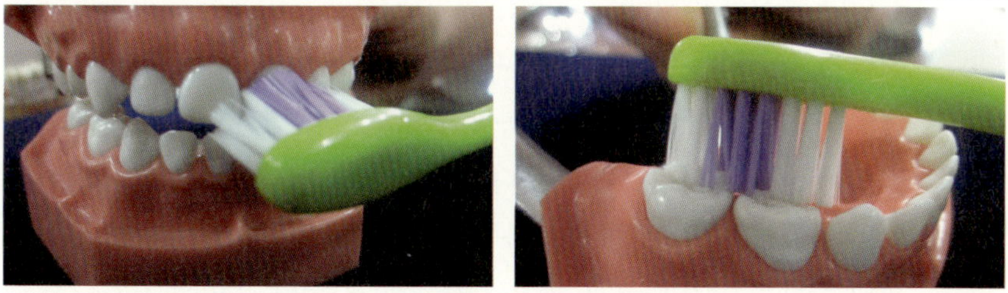

유아의 이닦기법(바깥쪽 치아면은 원호를 그리듯 둥글게 문지른다. 치아의 씹는 면 - 왕복운동으로 닦는다)

동이 좋아하는 딸기향이나 바닐라향의 향료를 넣음으로써 아동들이 칫솔질을 즐겁게 할 수 있도록 만들어진 세치제가 있다.

치아우식 즉 충치는 아동기에 많이 발생하므로 이를 예방하는 불소가 함유된 세치제를 사용하도록 해야 한다. 불소 치약을 사용하면 치아 표면에 적은 양의 불소가 결합되어 치질의 강도가 높아지고 산에 대하여 저항력이 높아지므로 충치를 20~30% 정도 예방할 수 있다.

유아나 아동은 칫솔과 치약 외에 치실을 추가적으로 사용함으로써 치아와 치아 사이의 충치를 예방할 수 있다. 치실은 유아기에는 부모가 아동에게 치실질을 해주도록 하고 학령기(만 6~12세)를 거치면 본인 스스로 사용할 수 있게끔 하는 것이 바람직하다. 또한 이를 닦고 난 후에 얼마나 잘 닦았는지를 확인해 보기 위하여 치면 착색제를 사용하는 것이 좋다. 가끔씩 치면 착색정을 씹어서, 치면에 골고루 염색이 되게 도포한 다음, 물로 입안을 헹구어내서 남아 있는 치면세균막을 아동이 스스로 확인하도록 한다. 또한 이를 깨끗이 닦고 난 후 불소 용액을 1분간 물고 있다가 뱉게 하는 불소 용액 양치를 시키는 것이 치아우식 예방에 효과적이다.

칫솔질이 잘 안 되는 부위에서부터 치아우식증과 치주병이 발생하게 된다. 아동이나 유아의 칫솔질 교습 시에는 먼저 큰 치아 모형과 대형 칫솔로 각 부위마다 차근차근 설명해 주어야만 한다. 너무 어려운 용어나 복잡한 방법으로 교육을 시키면 아동은 이해하지 못하거나 숙지하지 못하여 결국 칫솔질 효과를 나타내지 못한다. 모형을 통한 칫솔질 교습이 끝난 후 유아나 아동을 반드시 세면장으로 데리고 가서 직접 칫솔질을 시켜보아야 한다.

유아의 칫솔질법은 폰스법을 권장한다. 폰스법은 유아들에게 아래윗니 치아를 약간 다물게 하고 작은 칫솔을 치아 표면에 직각되게 댄 다음, 치아와 잇몸에 작은 원을 그리듯이 칫솔을 돌려가면서 닦는 방법이다. 횡마법으로 하면서 약간 타원형을 그리는 기분으로 칫솔을 운동시키면 폰스법이 되는 것이다. 이러한 폰스법 칫솔질법은 치면세균막 제거 효과는 높지 않지만 잇몸의 마사지 효과는 좋으며 유아나 아동들에게 장차 회전법 칫솔질을 교습시키는 데 필요한 전 단계이다.

유아의 구강 안쪽이나 치아의 씹는 면은 입을 다물고는 큰 원을 그리듯이 닦을 수가 없다. 이때는 입을 약간 벌리게 하고 칫솔을 전후로 왕복 운동하는 횡마법을 권장한다. 치아의 씹는 면에 칫솔을 대고 전후로 왕복 운동을 시키면 일부는 치아의 안쪽 혀가 있는 면에도 어느 정도 치아가 닦이게 된다.

제9장 구강 건강과 전신 건강

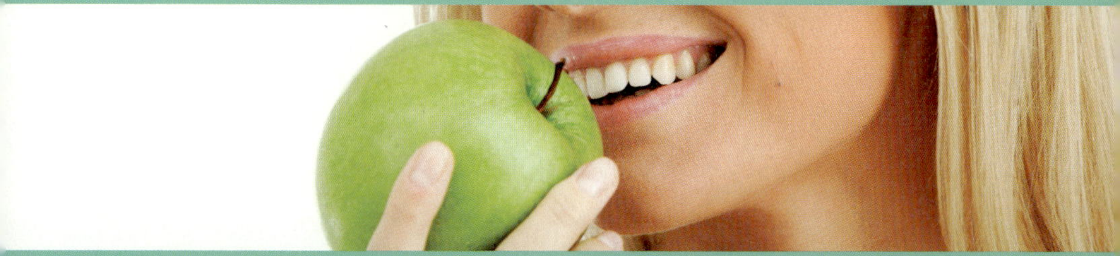

1. 음식과 구강병
2. 튼튼이 마크
3. 흡연과 구강 건강
4. 흡연과 선천성 기형
5. 흡연과 구강암
6. 음주와 구강 건강
7. 치과 치료와 전신질환/감염환자

1. 음식과 구강병

1) 당과 구강병

구강 내 질환 중 가장 빈도수가 높은 것은 역시 치아우식증이라 불리는 충치이다. 충치는 우리가 먹는 음식 중 당 성분을 우식 유발 세균인 뮤탄스균(Streptococcus mutans)이 먹고 살아가면서 내뿜는 대사산물인 산이 치아 표면을 부식, 탈회시킴으로써 발생한다. 그러므로 우리가 먹는 음식 중 당 성분을 가진 음식은 충치 발생에 직접 영향을 미친다고 할 수 있다.

당 성분을 가진 식품 중 우식 유발성이 가장 높은 식품이 설탕이다. 설탕은 단맛에 대한 내성이 있어 점차 양을 증가하여 사용하는 경향이 있고, 일종의 중독성처럼 계속 사용하게 되는 특성이 있다. 설탕은 충치를 발생시키는 대표 식품이라 할 수 있다.

인간의 성장 발육과 건전한 생활에 필요한 음식을 기초 음식이라고 한다. 기초 음식 중 보호 식품이란 치아가 형성되는 과정에 필요한 단백질과 석회질을 많이 함유한 음식을 말한다. 치아가 형성되는 과정에 충분히 섭취해야 할 음식으로, 단백질과 칼슘을 많이 함유한 음식이 바로 보호 식품이다.

세정 식품이란 식음되는 과정에서 구강내 치아 표면에 세정 작용을 하는 음식을 말한다. 대표적인 세정 식품은 채소와 과일이다. 이러한 세정 식품은 치아 표면에 세정 작용을 하기 때문에 치면세균막의 형성을 감소시키고, 결과적으로 치아우식증을 예방한다. 음식을 식음할 때마다 반드시 채소나 과일과 같은 세정 식품을 함께 먹는 것이 좋다.

우식성 식품이란 설탕 성분을 함유하여 치아우식증을 유발시킬 가능성이 있는 음식을 말한다. 따라서 예방치학 분야에서는 되도록 우식성 음식의 식음을 금하고 있다. 이러한 우식성 식품의 대표적인 것으로 가당 커피, 과자, 초콜릿, 케이크, 잼, 사탕, 시럽, 과일통조림, 곶감, 건포도, 엿 등을 열거할 수 있다.

설탕과 설탕을 함유한 음식은 비만증, 당뇨병, 심장혈관계질환 등을 유발시킬 수 있고 치아우식증의 주원인이 된다. 설탕은 사탕수수에서 추출되고 일부는 사탕무에서 추출하기도 한다. 과거에 중남미가 원산지였으나 콜럼버스의 신대륙 발견 이후 유럽으로 전파되어 귀족들의 사치품과 기호품이 되었다. 영국 엘리자베스 1세 여왕의 까만 치아가 바로 잦은 설탕 섭취로 인한 충치였다는 이야기도 있다.

설탕 소비량의 증가는 확실히 국민들의 충치 발생을 증가시킨다. 또한 설탕은 치면세균막의 독작용과 더불어 잇몸의 비대를 초래하여 치주병 발생에도 상당히 관여한다고 알려져 있다. 그러나 지방질, 즉 기름기가 많은 음식은 충치를 다소 감소시키나 치주병은 약간 증가시킨다고 알려져 있다. 단백질은 뼈와 치아 발육에 도움을 주는 식품으로 부족하면 치아 발육에 문제가 생길 수 있다.

2) 식품별 우식 유발 지수

(1) Stephan 곡선

어떤 식품은 우식을 잘 일으키고, 어떤 식품은 덜 일으키며, 일부 식품은 우식을 전혀 발생시키지 않거나 예방하는 데 도움을 준다. 주로 당이 함유된 탄수화물성 식품이 우식을 잘 일으킨다는 사실은 이미 언급한 바 있다. 그런데 같은 탄수화물성 당이라도 당의 농도와 식품이 만들어져 있는 성상 및 사용 방법 등에 따라 우식 발생에 기여하는 바가 다르게 된다.

일반적으로 당이 많이 함유되어 있을수록, 탄수화물의 분말이 미세하게 정제되어 있을수록, 액체 형태보다 고체 형태의 당을 먹을수록, 치아에 부착하는 정도가 높을수록 즉 점착도가 클수록 우식 발생률이 높다.

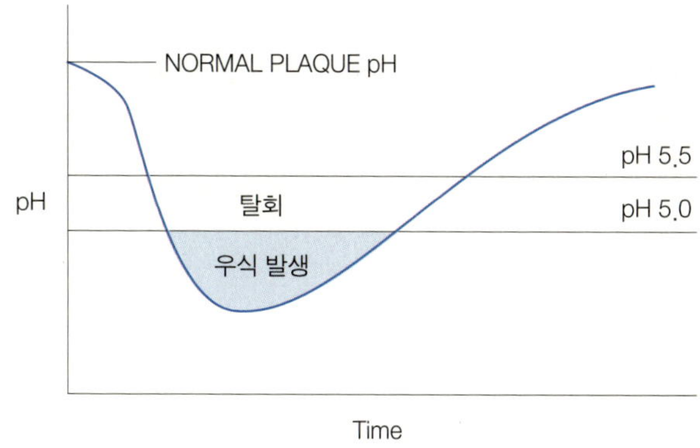

그림 9-1 Stephan 곡선(당을 먹고 시간경과에 따른 치면세균막내 pH 변화)

이러한 여러 관계를 고려하여 슈테판(Stephan)이라는 학자는 당이 함유된 음식을 먹은 후 경과된 시간에 따라 구강 내 치아면에 붙은 치면세균막(프라그)의 수소 이온 농도지수(pH) 변화를 그래프로 그려 보았다. 대체로 처음의 pH가 7인 중성의 상태에서, 당이 세균에 의해 분해되고 세균이 산을 배설함에 따라 치면세균막 내 pH가 떨어졌다가 어느 정도 시간이 지나면 타액의 완충 효과로 다시 서서히 회복됨을 알 수 있다.

그는 pH가 5.0~5.5 이하로 떨어졌을 때 치면에서 탈회 작용이 나타나서 우식(충치)이 발생한다고 보고하였으며, 그래프상 pH가 5.0 이하로 떨어져 있는 면적을 계산하여 우식 유발 지수로 표현하였다. 즉 각 식품의 우식 유발 지수는 그 음식을 섭취한 후 치면세균막의 pH가 낮을수록, 그리고 pH가 5.0 이하로 내려가 있는 시간이 길수록 우식 유발이 잘 된다는 뜻이다.

그러므로 우식 유발 지수는 크게 두 가지 인자인 식품의 당도와 점착도를 고려하여 실험을 통하여 상대적인 지수로 결정할 수 있다.

우식 유발 상대 지수 = 식품의 당도 × 점착도

(2) 전당량

음식에 함유된 당질은 치아우식증을 유발하는 요인이다. 그리고 당질이 많이 함유된 음식일수록 치아우식증을 더 잘 발생시킨다. 따라서 예방치학 분야에서는 각종 음식의 전당량을 측정하여 되도록 전당량이 적은 음식의 식음을 권장하는 반면에, 전당량이 많은 음식의 식음을 금하고 있다.

(3) 점착도

같은 양의 당질을 함유한 음식이라도, 치아에 대한 점착도가 높은 음식은 식음한 후에 치아 표면에 오래 체류하기 때문에 치아우식증을 더 많이 발생시킨다. 그러므로 예방치학 분야에서는 되도록 치아에 대한 점착도가 낮은 음식의 식음을 권장하는 반면에, 점착도가 높은 음식의 식음을 금한다.

음식별로 저작 전후의 수분 함량을 측정하고, 저작 전후 수분 함량의 차로 각종 음식에 각각 혼합할 타액의 양을 산정한 후, 음식별로 각종 음식과 혼합하여야 할 적절한 양의 타액을 30cc 용량의 약절구에 넣는다. 음식과 타액을 잘 섞어, 음식별로 치아에 대한 점착도를 측정하기 위한 음식 타액 혼합제를 만든 다음, 점착도 측정계기로 치아에 대한 점착도를 측정한다. 음식별 치아에 대한 점착도는 gm/㎟ 단위로 표시한다.

(4) 식품별 우식 유발 지수

당질을 많이 배합한 음식일수록 치아우식증을 더욱 많이 유발시킨다. 뿐만 아니라 같은 양의 당질을 배합한 음식이라도, 치아에 대한 점착도가 높은 음식은 식음한 후에 치아 표면에 오래 체류하기 때문에 더욱 많은 치아우식증을 발생시킨다. 그러므로 음식에 배합한 당질의 함유량과 음식의 치아에 대한 점착도라는 두 가지 요인이 작용하여 치아우식증을 유발시킬 수 있는 정도를 나타내는 지표로써 치아 우식 유발 지수(caries potentiality index)를 개발하였다.

밥이나 빵의 우식 유발 지수를 10으로 보았을 때, 계란은 1, 김치는 3, 우유와 딸기는 6, 아이스크림은 11, 바나나는 12, 캔디는 13, 요구르트는 14, 밀크초콜릿은 15, 비스킷은 27, 엿은 36, 캐러멜은 38, 젤리는 46에 해당된다. 즉 수치가 높을수록 충치가 잘 생기는 식품이며 그 기준은 대략 10 정도로 보고 있다.

음식을 먹을 때나 간식을 사줄 때도 고혈압, 당뇨, 비만뿐만 아니라 충치도 고려해서 식품을 선택하도록 하자.

표 9-1 각 식품의 상대적 우식 유발 지수(10 이상이면 우식 유발 가능)

식품	치아우식 유발 지수(분)	식품	치아우식 유발 지수(분)
계란	1	콩나물	4
땅콩(호콩)	5	포도	13
두부(부침)	7	호박(부침)	11
쇠고기(불고기)	2	고구마(군)	16
햄	3	국수(삶은)	11
아이스크림(콘)	11	떡볶이	19
요구르트	14	비스켓(크림)	27
감	7	사이다	10
건포도	16	사탕(캔디)	13
과일쥬스	8 - 12	식빵	11
김치, 배추김치	3	엿(흰)	36
딸기	6	쨈(딸기)	31
미역(생)	0	젤리	46
바나나	12	쵸코렛(밀크)	15
배	8	카스테라	13
복숭아	2	카라멜	38
상추	10	버터	0

2. 튼튼이 마크

당은 인체가 생활하는 데 있어 에너지원으로써 생활의 활력을 만들어 주며 또한 감미료로써 기호품으로 사용되어 왔다. 그러나 근래에 와서 당뇨, 비만, 충치 등 설탕으로 인한 여러 가지 부작용이 발생됨에 따라 세계 각국은 대체 설탕(Sugar substance)의 개발에 주력하고 있다.

과거에는 설탕을 사탕수수, 사탕무우에서 추출하는 대신 감자, 고구마, 옥수수 등에서 추출한 전분을 이용하여 효소법으로 글루코스를 생산하기도 하였으며, 두 개 이상의 단당류를 결합시켜 설탕과 말토즈 등 올리고당을 제조하는 방법을 사용하였다. 근래에는 글루코스와 물엿을 고온, 고압 하에 수소를 첨가하여 솔비톨, 말토스, 파라티노스 등 당 알코올을 대체 감미료로 생산하고 있는데 구강 내 세균에 의해 산의 형성을 억제하기에 치아 우식을 예방하는 효과가 인정되었고, 열량이 적어 대체 감미료로 좋은 반응을 얻고 있다. 그러나 일부 감미료는 인체 내 대장에서 일부 분해되기에 과량 섭취 시 설사를 초래하기도 한다. 최근에는 자작나무 껍질이나 과일에서 추출하는 설탕과 비슷한 당도를 가진 자일리톨(Xylitol)이 개발되어 우식 예방 감미료로 많이 사용되고 있다.

설탕 대용 식품인 자일리톨은 구강 내 충치 원인균인 충치 발생 뮤탄스균이 섭취하기에 힘든 구조를 가진 물질이다. 뮤탄스균이 산을 생성하지 못하여 충치를 예방하는 효과가 있다.

또한 세균들은 자체적으로 끈끈한 글루칸(Glucan)이라는 접착성 있는 물질을 분비하여 치아 표면에 붙는데 이 때 자일리톨은 글루칸 형성을 억제시키는 효과가 있어서 구강 내 치면세균막을 덜 부착시키는 효과도 있고, 장기간 섭취 시 치아 표면에 칼슘과 인을 재결합시키는 재석회화 기능도 있어서 우수한 충치 예방 식품으로 알려져 있다.

스위스의 치아 건강식품위원회라는 민간 단체에서는 과거에 국민들의 충치 발생이 계속 증가하고 있는 현상에 대하여 우려하였다. 그래서 그 단체는 그 주범이 바로 아동들이 즐겨 먹는 간식인 과자, 껌, 초콜릿, 사탕 등에 설탕이 다수 함유되어 있기 때문이라고 판단, 제과 회사들에 대해 설탕 대신 설탕 대용 식품인 자일리톨이나 솔비톨을 사용할 것을 권장하였다. 그러나 이러한 설탕 대용 식품의 원료 가격이 설탕값보다 5~6배 비싼 만큼 제품의 가격 상승을 초래하고 이윤이 적다는 이유로 제과 회사들은 설탕 대용 식품의 사용을 다소 꺼렸다. 이에 치아 건강식품위원회에서는 치아를 산성비로부터 보호하자는 뜻의 치아가 우산을 쓰고 있는 로고 마크를 개발하여 그 이름을 'Happy Tooth logo'(튼튼이 마크) 명명하였다. 그리고 설탕 대용 식품을 주로 사용하여 우식이 발생하지 않는 제품에 대해서는 엄격한 임상실험을 거쳐 합격한 제품의 겉 포장에 이 마크를 붙여주기로 하였다. 소비자들이 쉽게 치아 우식 예방 식품을 구분하여 선택할 수 있게 하기 위해서였다.

이 운동은 효과가 매우 좋아서 세계적으로 확대되었으며, 국제치아건강식품위원회(Toothfriendly Sweets, International, TI)가 결성되었다. 우리나라에서도 1995년 대한구강보건협회에서 이 운동에 참가하면서 한국 치아 건강식품위원회(Toothfriendly Sweets, Korea, TSK)를 발족하였으며, 현재 많은 제과 회사 제품들에서 이 마크를 부착한 식품들이 다수 시판되고 있다.

즉 '튼튼이 마크'가 부착된 과자, 껌, 초콜릿, 사탕 등은 설탕 대신 천연 대체 설탕인 자일리톨이나 솔비톨을 사용한 것이다. 식품 섭취 후에도 치면세균막(프라그) 내 수소이온농도지수(pH)가 5.0 이하로 내려가지 않음으로써 충치가 발생되지 않는다는 것을 엄격한 임상실험을 통하여 국제적으로 공인한 제품이다.

충치 예방을 위해서는 당 성분, 특히 설탕을 첨가하지 않은 식품이 권장된다. 최근 선진국에서는 아동들의 치아우식증을 예방하기 위해 과자나 초콜릿, 캔디, 껌을 제조할 때 설탕 대신에 자일리톨(Xylitol)이나 솔비톨(Sorbitol) 또는 아스파태임(Aspatam) 등을 사용하도록 한다. 비록 제조 원가는 약간 상승하였지만 아동들의 치아우식증 발생은 현저하게 줄어들고 있다. 간식 제품을 생산하는 업체 중에서 생산 제품에 대해 스위스의 국제치아보호식품위원회에 제품의 임상 실험을 의뢰하여 해당 식품을 먹고도 치아 표면의 치면세균막 수소이온 농도 지수(pH)가 5.7 이하로 내려가지 않아 산이 생기지 않으면 공인된 '튼튼이 마크'를 부착할 수 있다.

스위스에서는 여러 간식품을 대상으로 충치를 일으키지 않을 것이라고 확신하는 제품에 대해서는 치아 보호 마크(Toothfriendly Mark)를 각 제품의 포장지에 붙여 준다. 소비자들이 자녀들의 충치 예방을

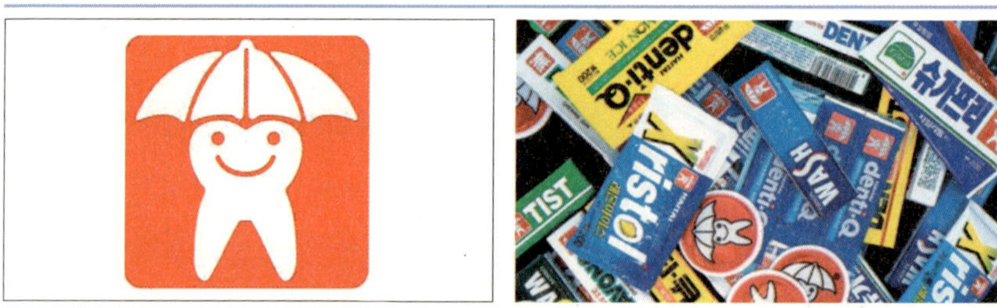

튼튼이 마크와 튼튼이 마크가 부착된 국내 제품들

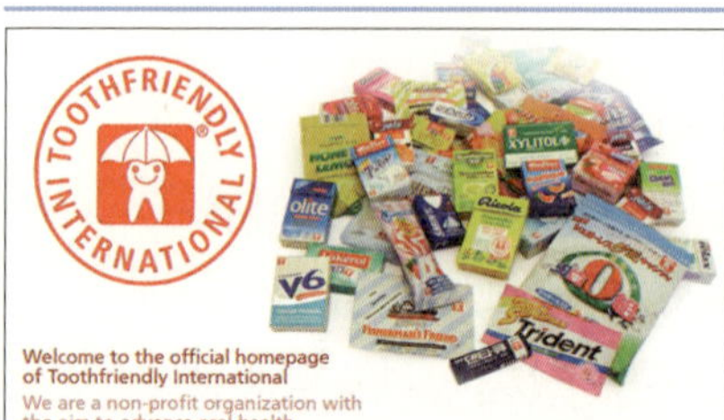
TOOTHFRIENDLY INTERNATIONAL
Welcome to the official homepage of Toothfriendly International
We are a non-profit organization with the aim to advance oral health.

튼튼이 마크가 부착된 껌, 사탕, 초컬릿들

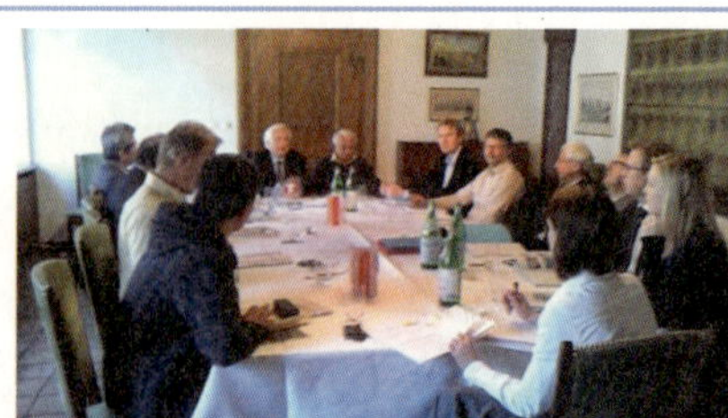

튼튼이 마크 상품에 대한 홍보 국제 회의 (TI 위원회)

위하여 이왕이면 이러한 표식이 있는 제품을 사주도록 권하고 있다. 이러한 간식품 개선을 통한 국민들의 충치 예방 운동은 전 세계적으로 퍼져나가서 국제치아보호협회(Toothfriendly International)를 창설하게 되었고, 1995년에는 우리나라의 대한구강보건협회에서도 이 운동에 가입하여서 'Tooth friendly, Korea'라고 칭하고 있다.

아동들의 충치 예방을 위해서는 가급적 이 마크가 붙어 있는 껌, 초콜릿, 사탕을 사먹도록 하자. 비록 다소 가격이 비싸더라도 이러한 국제공인의 튼튼이 마크가 부착된 식품은 충치 예방을 위해 권할 만하다.

3. 흡연과 구강 건강

담배의 해악은 이미 널리 알려져 있다. 흡연 시 각종 독성 물질이 인체에 들어오게 되는데 그 중 가장 대표적인 물질이 일산화탄소(CO)와 타르(Tar) 성분, 그리고 니코틴이다. 흡연은 호흡기와 순환기계통의 질환은 물론이고 소화기계통의 질환과 내분비계통의 질환 등 수많은 질환과 직 · 간접으로 관련되어 질병을 야기한다. 구강은 소화기계통과 호흡기계통의 기관에서 가장 먼저 입구를 담당하는 기관이다. 그러므로 흡연의 피해를 가장 먼저 받을 수밖에 없다. 흡연으로 인한 독성 물질이나 독성 성분이 구강 내에 들어오게 되면 구강 내에서는 다음의 여러 가지 조직 · 기관들에서 생리적, 병리적 변화가 초래될 수 있다.

1) 치아

치아 표면은 법랑질로 구성되어 매끄럽고 광택이 있으며 단단하게 만들어져 있다. 이러한 치아 표면에 담배 연기가 접촉하게 되면 그중 타르 성분들을 위시한 각종 점착성이 있는 물질들이 치아 표면에 부

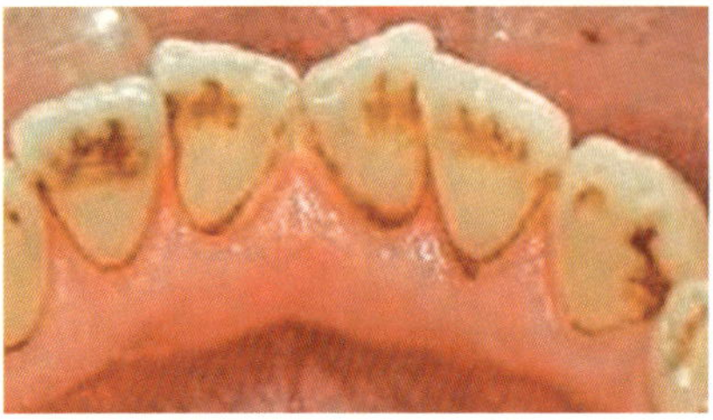

니코틴의 치아 착색 치열

착되고, 음식의 색소들과 함께 미세한 점들도 치아 표면을 감싸게 된다. 옅은 갈색 또는 누런색의 담배 연기 성분의 미세한 착색들은 결국 치아 표면을 누렇게 변화시키고 외인성 색소로 작용한다. 외인성 색소가 치아 표면에 부착되면, 외관상 불결해 보일 뿐만 아니라 미세하게 보면 치아 표면이 거칠게 되고, 거친 면에는 치면세균막이나 치석이 잘 부착됨으로써 치아우식증, 치주병과 같은 주된 구강병이 잘 발생할 수 있다. 또한 니코틴과 타르의 성분이 치아의 법랑질에서 세관을 타고 내부의 상아질로 침투해 들어감으로써 치아의 색깔이 누렇게 변색되기도 한다.

2) 치은(잇몸)

흡연은 치아 표면에 타르와 유해 물질의 외인성 색소 등을 부착시킴으로써 치면세균막과 치석이 형성할 수 있는 환경을 제공하며, 치면세균막의 세균 독소와 치석에 물리적으로 자극하여 치은염을 일으키는 원인이 되기도 하지만, 흡연 자체의 독성 물질이 치은에 직접 작용하여 건강한 치은에 화학적 변화를 야기할 수도 있다.

정상적인 치은은 색깔이 연분홍색이며, 치아 사이에 치간 유두가 단단하고 날카롭게 채워져 있으며 건조시켜 보면 귤껍질처럼 작은 좁쌀알을 뿌린 듯 오돌토돌한 면을 볼 수 있다. 그런데 흡연자의 경우 담배 연기의 독성으로 인한 만성적인 화학적 독자극에 계속 대응해 왔기에 치은 조직의 방어 기전으로 염증이 생겨 있음을 볼 수 있다. 즉 치아 사이의 치간 유두가 부어 있고, 건드리거나 이를 닦을 때나 사과를 베어 물 때 다소 출혈이 나는 등 염증이 나타난다. 특히 상처가 있거나 구강 감염 시에 이러한 독성 물질이 자극한다면 치은에 감염이 매우 심해지거나 구강암 또는 구강암의 전 단계에 이르는 질병을 야기할 수도 있다. 또한 40대 이후에는 흡연이 백혈구의 식균 작용을 약화시키기 때문에 치주병 발생을 촉진시키고, 급성파괴성 치주염 등을 야기해 염증과 통증을 유발하기도 한다.

3) 혀

혀는 매우 부드러운 연조직으로 돌기와 미뢰 등 매우 예민한 조직들이 있다. 흡연으로 인하여 독성 물질과 화학적 독 자극에 계속 노출될 경우에는 혀의 예민한 조직들에 질병이 발생할 수 있다. 혀의 면역 기능이 약해지고, 감염이 잘 되며 경우에 따라서는 설염과 설암의 전 단계 및 설암으로 이행될 가능성도 있다. 특히 혀의 목구멍 쪽 깊숙한 부위에는 허옇게 이끼 모양의 설태(프라그)가 잘 낀다. 흡연은 설태 부착을 촉진시키고, 설태로 인한 구취를 증가시킨다. 즉 고약한 입 냄새가 나는 것을 도와주는 셈이다. 그러므로 흡연자 입에서는 담배 냄새뿐만 아니라 구린내와 같은 고약한 냄새도 함께 날 수가 있다. 또한 흡연은 혀의 미뢰를 자극시키거나 마비시켜 미각의 둔화를 초래하게 됨으로써 음식의 맛에 둔감해질 수 있다.

4) 타액

구강 내는 타액의 유출로 항상 습한 상태로 젖어 있다. 타액은 구강 내 각 조직들의 기능을 원활하게 하는 데 도움을 주고, 구강 내 각종 세균들의 평형을 유지하는 데 커다란 역할을 담당하고 있다. 그런데 흡연으로 인하여 담배의 독성 물질이 구강 내에 들어오게 되면 직·

간접적으로 구강 조직과 타액 내에 변화를 일으킨다. 담배 연기의 열 자극과 독작용, 화학작용 등으로 먼저 구강 내에 타액을 건조시키며 심할 때는 구강 건조증이 올 수 있다. 구강 내 타액이 줄어들고 건조해지면 구강 미생물의 번식은 물론, 세균들의 평형 관계도 깨어지고, 입 냄새도 심하게 나면서 구강 위생 상태가 매우 불결해질 수 있다. 또한 타액은 각종 면역체계를 유지할 수 있는 물질과 항균 물질로 구강 내 건강 상태를 유지하고 있어 담배의 유해 물질이 구강 내 면역체계를 약화시킴에 따라 항균작용을 저하시키면 구강 내 각종 세균에 의한 감염이 잘 될 수 있는 환경으로 변하게 된다.

5) 구강 점막

구강 점막은 상당히 민감한 연조직으로 구성되어 있다. 이러한 구강 점막이 담배의 유해 물질과의 만성적이고 계속적인 접촉으로 면역과 방어 체계가 약해지면 병균에 쉽게 감염될 수 있다. 실제로 흡연자의 구강 내 점막이 곰팡이 균과 같은 진균이나 각종 박테리아 및 헤르페스와 같은 바이러스 균에 감염된 사례 보고가 다수 있다. 구강 점막은 매우 민감한 조직이기 때문에 지속적으로 물질로 자극하면 구강암의 전 단계나 구강암이 발생될 가능성이 상당히 높다.

6) 편도 및 인후

구강 내 목구멍 근처의 깊은 조직은 호흡기관의 관문으로 흡연과 질병 발생이 직접 관련이 있다. 흡연자는 흔히 만성적으로 편도선염이 발생되어 있으며, 인후염이나 목젖이 부어 있어 쉰 목소리가 나거나 침을 삼킬 때 목이 따끔거리는 통증을 느끼는 상기도 감염 또는 염증을 느끼기도 한다. 그밖에도 구강 내의 모든 조직, 입천장인 구개, 구강의 바닥 부분인 구강저, 그리고 턱뼈인 악골에 이르기까지 모든 조직은 흡연에 따라 위해 자극을 받을 수 있다. 위해 물질에 노출되면 초기에는 염증 상태로 반응을 보이다가, 종양이나 암 전 단계 그리고 경우에 따라서는 구강암으로 진행되기도 한다. 흡연은 구강 내 모든 조직에 위해 작용을 한다.

7) 치아우식증

흡연자에게 치아우식증이 더 많이 발생한다는 보고는 아직 명확하게 밝혀진 바 없다. 흡연자의 구강위생 상태가 비흡연자보다는 더 나쁠 것이며, 이에 따라 치아우식증도 발생할 가능성이 높을 것이라는 가정을 해볼 수 있다. 한편 쉽게 불량해지는 흡연자의 구강위생 상태로 인한 치석 형성이 증가되어 치주병이 많이 발생한다. 일반적으로 성인층에서 치주병 발생과 치아우식증 발생과는 다소 역비례적인 관계가 있기에, 이러한 측면을 고려한다면 흡연자에게 치아우식증은 증가되지 않을 수도 있다. 그러므로 흡연 여부나 흡연 기간에 따른 성인의 치아우식증 발생과의 관계를 규명하는 조사 연구가 더욱 세밀하게 이루어져야 한다.

8) 치주병

흡연자에게 치주병 발생이 더 많다는 사실은 널리 알려져 있다. 흡연 시 담배 연기의 독성과 위해한 화학 자극이 치은(잇몸)의 조직세포를 계속적으로 자극함으로써, 이에 대한 인체의 방어기전으로 잇

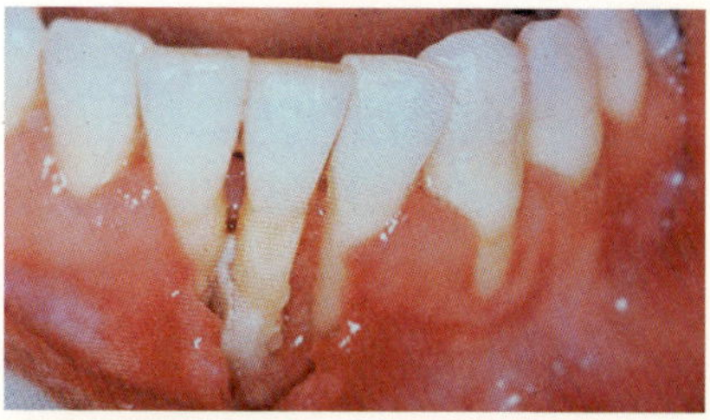

파괴성 치주염 발생

몸에 염증이 생기기도 한다. 특히 잇몸에 붙이는 구강 부착성 담배는 담배 성분이 잇몸의 점막을 통해 스며들어 잇몸에 염증은 물론이고 치주염과, 치은 감염 및 치은 조직의 궤양과 괴사를 초래할 수도 있으며, 심하면 잇몸에 양성 또는 악성의 육종이나 상피성 종양을 유발할 수도 있다.

9) 구강감염성 질환

흡연자의 구강위생 상태가 비흡연자에 비해서 불량하다는 사실은 이미 잘 알려져 있다. 그러므로 흡연자는 일반적으로 불량한 구강위생 상태로 인하여 구강 내 세균의 번식과 증식이 잘 이루어질 수 있는 환경이라고 볼 수 있다. 이러한 상태 하에서 흡연자가 신체적으로 피로한 상태에 놓이고, 필요한 비타민 B, 비타민 C가 다소 부족하게 되면, 면역력이 떨어져서 쉽사리 여러 가지 진균, 박테리아 및 바이러스가 침입하고 균주를 번식시켜, 구강 내 감염이 되며 포진성 궤양 등의 증상이 나타나게 된다. 임상적으로 흡연자의 구강 내에는 각종 감염으로 아프타성 궤양이나, 헤르페스성 물집 등이 잘생기며 입술, 구강점막, 치은, 혀나 볼 안쪽에 나타나서 수일간 쓰라린 경우도 있다. 이러한 증상이 나타났을 때 흡연자의 경우 회복이 더딘 경우가 많다. 더욱이 흡연자에서는 구강 내 이를 뽑았거나 치과시술을 받았을 때도 회복이 상당히 지연되고 느리다. 구강 내 점막은 매우 민감하기 때문에 손발의 피부와는 다르며, 민감한 조직에 담배의 흡연으로 독성 물질이나 위해 자극이 가해질 때 세포나 조직의 손상은 더욱 크게 나타날 수 있다. 이러한 구강 감염성 질환은 간혹 종양이나 구강암의 전단계 및 구강암으로 발전될 가능성이 있기 때문에 항상 주의 깊게 관찰하여야 한다. 구강 내에 신체적 변화가 발견될 때면 즉시 치과의사나 내과의사를 찾아 검진을 받아야만 한다.

10) 구순염

입술에도 바이러스성 감염으로 궤양이 생기고 2차 감염으로 염증이나 물집이 생긴다. 특히 담배를 장기간 물고 있는 습관이 있거나 여송연을 입이나 입술로 다듬는 습관이 있는 사람은 입술에 만성염증이 있거나 궤양이 더욱 잘 생긴다. 이는 담배의 독성이나 화학 자극이 입술의 상피세포 등에 끼친 위해 작용으로 면역력이 떨어져서 생긴 것이다. 건조하고 불결하며, 신체가 약하고 피곤했을 때 이러한 증상이 생길 수 있다.

11) 치성 상악동염(SMCD)

코 옆의 상악동에 만성염증으로 고름이나 침출물 등이 차서 얼굴을

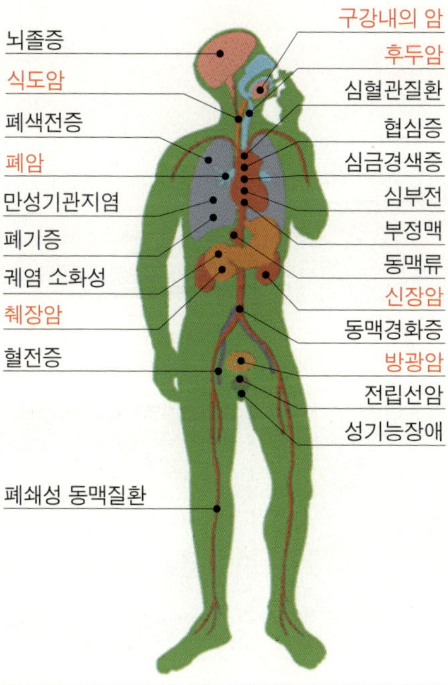

그림 9-1 담배가 인체에 끼치는 해악

기울일 때 마치 물이 흐르는 듯한 느낌을 받으며 코가 잘 막히고, 입과 코에서 고름 냄새가 나는 만성염증을 상악동염 흔히 축농증이라 한다. 흡연자인 경우 상악동염이 더욱 잘 발생하며, 발생된 상악동염의 치유도 더디게 된다. 일반적으로 감기의 후유증으로 상악동염이 생기며, 상악의 만성치아우식증이 심할 때도 상악동염이 생길 수가 있다. 이 경우 흡연은 상악동염의 발생을 촉진시키며, 회복을 더디게 한다.

12) 상기도 감염증/편도선염

흔히 감기로 불리는 상기도 감염증은 대표적이고 널리 퍼져있는 질병으로, 후유증으로 편도선염을 수발하기도 한다. 흡연자의 경우 이러한 상기도 감염이나 편도선염의 발생률이 높을 뿐만 아니라 기왕에 발병된 질환의 회복을 더욱 더디게 한다.

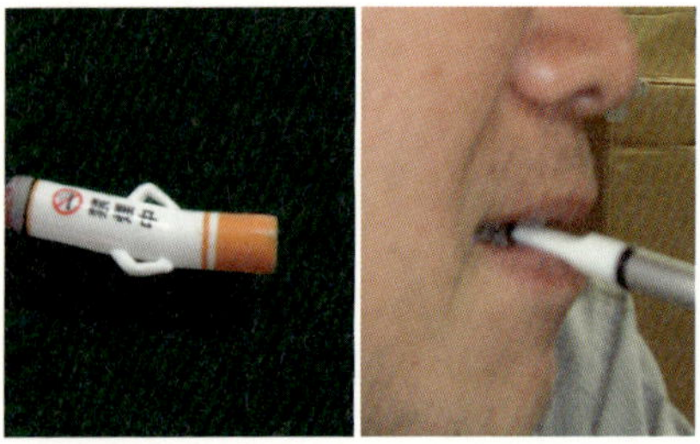

대용 담배

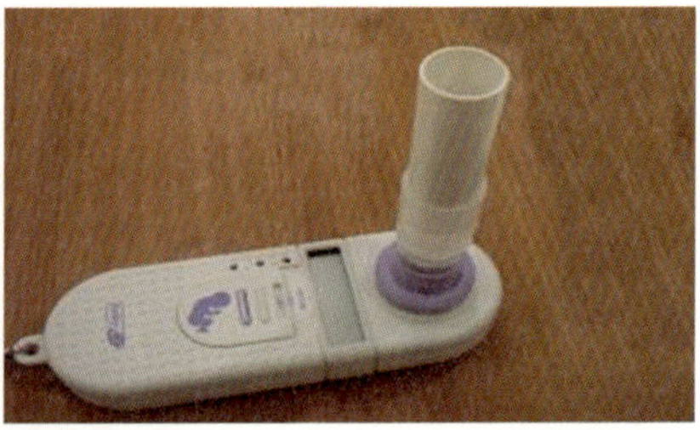

CO_2 측정기

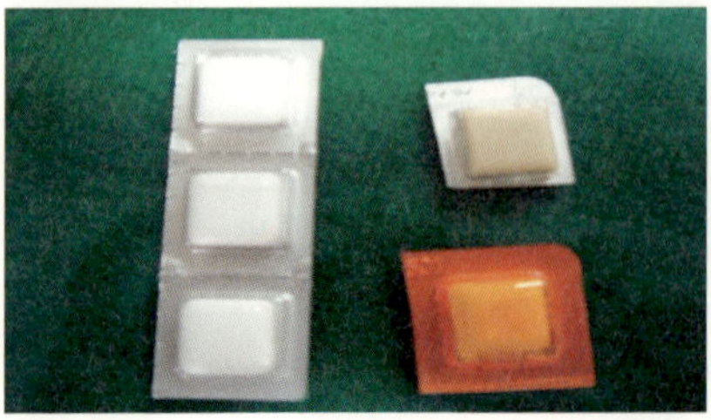

금연 껌

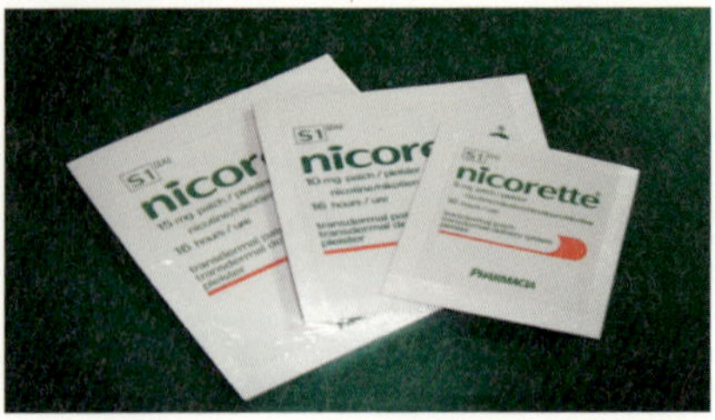

패치

치과에서의 금연・절연 진료

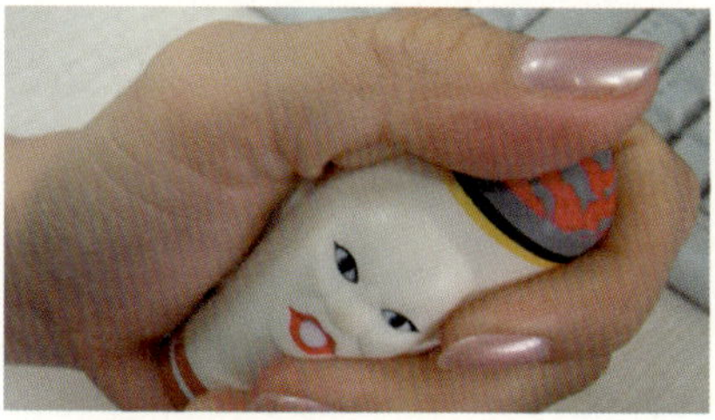

금연 보조제(강화요법)

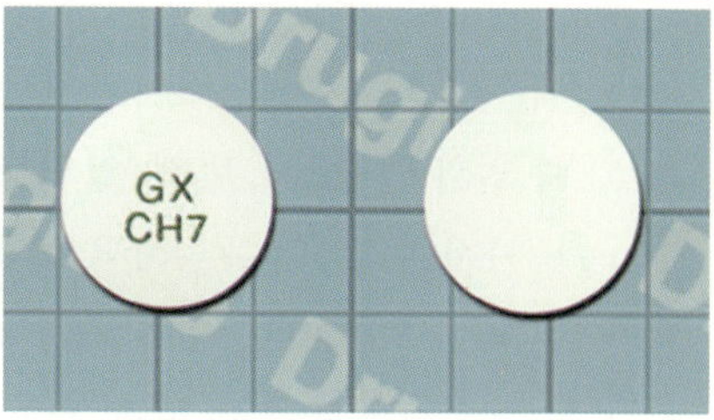

금연약제(부프로피온) 처방

13) 구강암의 전단계/구강암

흡연자가 가장 우려해야 할 부분은 바로 구강암의 발병이다. 구강암은 워낙 중요한 부분이므로 별도의 장에서 언급하고자 한다.

14) 구취 증상

오랜 기간 흡연했던 사람의 구강과 몸에 니코틴의 냄새가 배어 있고 입 냄새가 심한 것은 당연하다. 그러나 흡연자 본인은 후각에 내성이 생겨 잘 모르나 비흡연자가 흡연자를 처음 대했을 때는 입과 몸에 불쾌한 냄새가 찌들어 있음을 금방 느낄 수 있다.

4. 흡연과 선천성 기형

1) 구강의 발생

태중에서 태아의 각 기관이 만들어지는 시기는 일반적으로 태생 8주에서 12주 기간이다. 일반적으로 임신 기간을 대략 9개월이라고 한다면, 이를 3등분하면 초기 3개월째가 바로 태생 8주에서 12주 사이에 해당되는 셈이다. 이 기간 중에 산모는 보통 입덧이라는 증세를 보이는데, 평소에 먹던 음식에 거부감을 나타내고, 오심과 구토 또는 헛

구역질을 하게 되며, 정신적으로 상당히 불안정하게 된다. 이 기간 중에 태중의 태아는 내배엽에서 분화된 구강기관이 만들어지게 된다. 즉 입과 입술, 혀, 턱뼈, 입천장 등이 만들어지고 후에 유치의 싹이 만들어지게 된다. 좌우에서 발생된 초기의 기관들이 중심선에서 붙게 되는데 우리가 입을 벌리고 거울을 보며 자신의 입천장을 살펴보면 가운데에 어렴풋한 흰색 줄을 보게 된다. 이러하듯 태중의 기관이 발생되는 임신 8주에서 12주 사이의 이 시기는 인체가 만들어지는 매우 중요한 시기이므로, 어떠한 위해 작용이 가해져서도 안 되며, 어떠한 정신적 스트레스나, 과로나 위협도 가해져서는 안 된다. 그러나 불행히도 이 시기를 중심으로 어떤 기간 중에 매우 위해한 독성 성분이나 위해 자극이 가해진다면 이는 태아의 생성에서 일부분 발생에 장애를 야기할 수도 있다.

2) 흡연과 선천성 기형

흡연이 선천성 기형을 야기한다는 확실한 증거를 확보하기는 매우 어렵다. 또한 흡연이 선천성 기형 발생에 어느 정도 관여했는가 하는 점을 증명하기도 쉽지 않다. 구강 내 발생되는 선천성 기형에 대한 정의와 분류 및 원인도 학자들 간에 다소 다르다.

일반적으로 출생(Birth)을 기준으로 하여 출생 이전의 상태를 선천성(Congenital)이라고 하고 출생 후를 후천성(Acquired)이라고 한다. 또한 선조 대대로 특정 인자가 후손에게 전해져서 생긴 현상을 유전성(Hereditary)이라고 하는데 유전적 요인은 태중이나 출생 후 어느 때에라도 그 증상이나 특징이 나타날 수 있다. 구강 내에 나타나는 선천성 기형은 사실상 어떠한 요인으로 발생되었는지 명확히 규명하기는 어려우나, 상당한 부분 유전성, 또는 태중에 어떤 요인이 작용하여 발생된 선천성이 많다. 구강 영역에 발생될 수 있는 선천성 기형으로는 다음 몇 가지로 소개될 수 있다.

○ 치아의 기형 : 치아의 수, 형태, 위치, 맹출 등의 이상, 성분
○ 악골의 기형 : 악골의 크기, 형태
○ 구강 조직, 기관의 기형

구강 내에 나타날 수 있는 대표적인 선천성 기형으로 토순(cleft lip)과 구개파열(cleft palate)이 있다. 흔히 언청이로 불리는 토순과 구개파열은 과거 신생아 1,500명 중 한 명 꼴로 태어났으나 근래에는 신생아 800명 중 한 명 꼴로 그 발생이 2배 증가되었다. 토순과 구개파열은 입술이나 입천장의 일부가 찢어진 듯 갈라져 있기에 외모도 문제이지만 음식을 씹거나 발음도 심하게 코막힌 소리를 내게 되므로 정상적으로 의사소통이 힘든 경우가 많다. 이러한 토순과 구개파열의 원인은 확실하게 밝혀져 있지는 않으나, 지금까지의 역학 연구 결과를 종합해보면 대략 다음과 같은 요인들이 단독 또는 복합적으로 작용한 것으로 추정된다.

토순 · 구개파열의 추정 원인들

① 산모의 흡연
② 산모의 약물 중독, 음주
③ 산모의 영양 결핍
④ 산모의 스트레스
⑤ 유전적 요인
⑥ 원인 불명

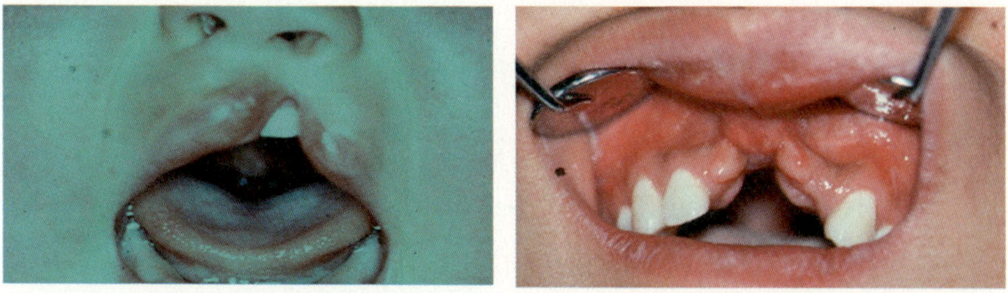

산모가 흡연 시 신생아의 토순(좌) 발생 가능성이 높으며, 구개파열(우)의 원인이 되기도 한다.

이 중 산모의 흡연이 단연 1위의 원인으로 추정된다. 즉 흡연자의 산모가 비흡연자의 산모에 비하여 토순이나 구개파열의 신생아를 분만할 확률이 훨씬 높다는 뜻이다. 산모가 비흡연자라 해도, 가족이나 주위의 흡연자들에 의한 간접 흡연 역시 산모의 태아에게는 치명적이 될 수 있다. 특히 임신 8주에서 12주 사이, 즉 태아의 조직과 기관이 생성될 시기에 흡연에 의한 독성 물질이 산모의 몸속에 들어가게 되면, 태반을 통하여 일부 독성 물질이 상당히 걸러진다고 해도 독성 물질에 따라 때로는 태아에게로 전달된다. 이러한 독성 물질이나 위해 요소들이 구강 부분을 생성하고 발육하는 데 매우 치명적으로 작용하여 일부 덜 만들어지고, 불완전한 상태로 머물게 될 수 있다. 비단 토순과 구개파열뿐만 아니라 상당 부분 아기의 구강에 나타날 수 있는 선천성 기형의 요인들도 비슷하다. 즉 입술이나 입천장이 만들어지는 시점에 강한 독성의 담배 연기가 인체 내에 들어오게 되면 인체의 혈액을 따라 돌다가 구강과 치아를 완전하게 생성하고 발육하는 데에 위해한 독으로 작용하여 미완성의 형태를 만들게 된 것으로 해석하는 경우가 많다. 그러므로 흡연자인 산모는 임신의 사실을 알게 된 순간부터 일체 흡연을 삼가도록 해야 하며, 주위의 가족과 직장 동료들도 임산부가 있는 한 반드시 금연과 절연을 하여 쾌적하고 맑은 공기의 환경과 여건을 마련해 주어야 한다.

5. 흡연과 구강암

1) 구강암

암(Cancer)은 일명 악성종양이다. 인체 중 조직의 이상 증식을 종양(Tumor) 또는 혹이라고 일컫는데, 이러한 종양은 양성종양(Benign Tumor)과 악성종양(Malignant Tumor)으로 구분한다. 양성종양은 상피나 근육에서 어느 한 부위만 한정하여 조직이 이상 증식하거나 궤양이 생겼거나 해서 정상 조직과 경계도 뚜렷하며 수술로 적출해내거나 제거하면 후유증이 없는 경우를 말한다. 그러나 악성종양은 상피나 근육에서 이상 증식된 조직의 한계가 명확치 않으며 주위의 정상 조직으로 계속 침윤되어 들어가므로 경계가 모호하기에 수술로서 제거할 때 종양 부위를 포함한 장기 전체를 적출해내야만 한다. 또한 이러한 암세포들이 혈관과 임파선을 따라 인체의 다른 장기로 이전되어 그곳에서 새로운 종양을 발생시키는데 이를 전이라고 한다. 그러므로 이러한 악성종양은 결국 여러 곳에 치료와 수술을 받아야 할 경우가 많고 사망 확률을 높이는 무서운 질병이다.

암은 발생되는 부위에 따라 상피종암과 육종암, 골암, 혈관종암, 임파선암 등이 있으며, 발생되는 기관에 따라 폐암, 간암, 위암, 구강암, 자궁암, 유방암, 뇌암 등 여러 가지가 있을 수 있다. 이러한 암 발생 원인은 세계적으로도 명확히 밝혀지지 않았다. 그 원인론으로 여러 가지가 대두되고 있으나 이를 종합하면 대략 두 가지 원인으로 압축된다.

(1) 유전설

암을 일으킬 수 있는 세포들은 이미 조상들로부터 타고났다는 설이다. 암을 유발시킬 수 있는 세포들은 미리 정해져 있는데, 보통 때는 이것이 정상 세포와 구분 없이 살아가다가 암을 유발시킬 수 있는 요인, 즉 위해 자극, 공해, 독성, 감염 등에 노출되면 그 세포들이 암세포로 분화되어 그 장기에 암을 유발한다는 가설이다.

(2) 감염설

누구나 정상 세포들을 갖고 태어났지만 특정 부위에 암을 일으킬 수 있는 특정 바이러스가 침입하여 정상 세포를 암세포로 바꾸거나 돌

연변이를 야기하는데 이때 위해 자극이나 공해, 독성이 다른 질병의 감염 등에 노출되면 이러한 암세포의 발현이 촉진된다는 가설이다.

어떠한 경우이든지 독성이나 위해 자극, 공해, 감염 등은 암을 발생시키는 데 직접 또는 간접으로 관여하고 있음을 알 수 있다. 우리나라의 경우 구강암은 조사에 따라 다소 다르나 대략 전체 암의 2~5%에 해당한다. 2000년 보고에 의하면 한 해 우리나라 암 발생 환자 83,000명 중 구강암 환자가 1,700명으로 2.1%에 해당된다는 보고가 있었다.

구강 내 조직은 민감할 뿐만 아니라 구강이 여러 가지 작용을 동시에 하는 기관으로 복잡하고 각종 조직과 장기들이 모여 있기 때문에 이곳에 암이 발생하면 처치가 힘들고 치명적인 경우가 많다. 결국 구강 내에 조그만 암조직을 발견했다 하더라도 비교적 인근의 넓은 부위의 주위 조직과 장기들을 함께 제거해야 하므로 육체적인 결손은 물론이고, 안면의 심미적 문제와 이에 따른 심리적 문제까지 대두되는 경우가 많다.

구강암은 간암, 폐암 등과 함께 치명적이고 치사율이 높은 무서운 질병이다. 구강암의 발생 부위는 입술, 잇몸, 사랑니 부위, 구개, 구강저, 턱뼈, 혀, 뺨, 성대, 편도, 인후 등 구강 내 어느 조직과 장기에도 발생될 수 있다. 구강암은 여성보다 남성의 발생률이 더욱 높으며, 청소년보다는 연령이 높은 장년층과 노년층에서 발생률이 높다. 그리고 더욱 중요한 것은 평소 구강위생 상태가 불량하거나 과도한 흡연, 음주자에서 발생률이 훨씬 더 높게 나타난다는 사실이다. 그러므로 구강암을 예방하기 위해서는 일단, 항상 구강 내가 청결해야 한다. 그리고 매 식후와 취침 전에는 반드시 올바른 방법으로 이를 닦고, 구강이 불결하거나 입 냄새가 나면 필요한 양치용액도 사용하며, 가장 중요한 것은 매 6개월에서 1년 주기로 정기적으로 치과에 가서 구강검사를 받는 것이다.

2) 흡연과 구강암

흡연은 분명히 입술, 혀, 잇몸, 볼의 내막, 구상, 편도선, 입천장, 인두의 암을 일으키는 데 커다란 역할을 한다. 특히 술을 많이 마시면서 담배를 피울 때 그 위험성이 크게 증대되며 입술의 암은 시가나 파이프 담배를 피우는 사람에게 더 잘 걸리는 것으로 보고되고 있다. 흡연 인구가 늘면서 암의 빈도도 늘어나는데 암의 위치도 종래에는 대개가 혀의 앞 2/3 부위에서 발생하던 것이 이제는 혀 뒤 1/3 부분에서도 그 발생 빈도가 크게 증가하고 있다.

혀의 암도 뒤쪽에 발생할수록 더욱 치명적이고 처치가 힘들어진다. 대개 암은 혀의 가장자리에서 발생하며 가운데 부위에서부터 발생하는 경우는 드물다. 초기에는 전혀 증상이 없는 것이 특징으로 상당히 커진 후에야 비로소 증상을 느끼게 되어 조기 발견의 장애가 되고 있다. 구토증이 심하든가 삼키는 데 지장이 있다든지 하는 것은 대개가 암이 상당히 진행된 증거이다. 혀의 가장자리에 조금 단단한 느낌을 주면서 통증이 없는 궤양이 오랫동안 있으면 우선 암을 의심하여야 한다. 점점 크기가 커짐에 따라 혀 조직 깊이 파고들어 만져보면 실제 궤양 크기보다 크게 느껴진다. 점점 진행됨에 따라 주위 조직을 침범하기 때문에 어디가 발원지인지도 모르게 되는 경우가 많다. 혀 운동의 장애는 그 자체가 암의 상당한 진행을 의미한다.

흡연을 하게 되면 담배의 독성 물질이 백혈구의 식균 작용을 약화시

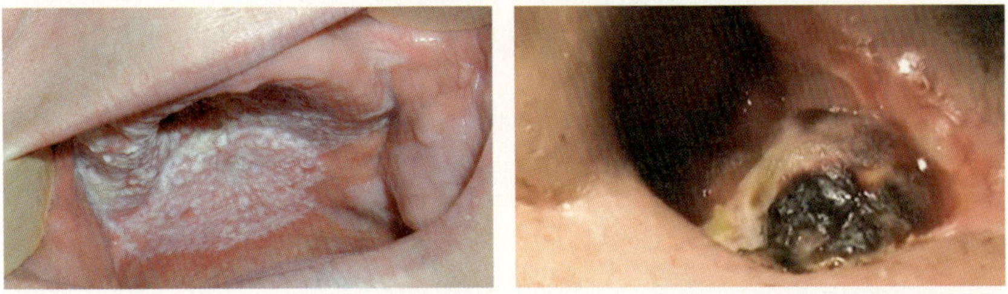

구강암

키고 인체의 저항성을 떨어뜨리는 동시에, 독성 물질 자체가 세포의 궤사나 변이를 초래하여 구강암 발생을 촉진한다. 특히 대다수의 담배는 입으로 피우게 되므로 구강은 흡연의 직 · 간접 피해를 가장 먼저 받게 되는 장기가 되는 셈이다.

모든 암이 대개 그러하듯이 구강암도 초기에는 본인에게 증상이 잘 발견되지 않는다. 별 증상이나 불편감 없이 한참의 시간이 경과한 뒤에 발견하는 경우가 많기에 더욱 치명적이 될 수 있다. 그러나 구강에 발생하는 하얀 점막은 손이나 발의 군살과는 달리 대단히 위험한 것이다. 흡연과 관련된 하얀 점막이나 백반증을 지닌 100명 중 5~10명이 구강암을 지니고 있거나 이와 비슷한 증세를 보이고 있다. 모든 형태의 흡연은 구강암을 일으키는 원인이 될 수 있다. 오랫동안 흡연한 사람이 초기에 구강암을 발견하기 위해서는 특히 다음과 같은 점을 유념해야 한다.

구강암으로 의심해 보아야 할 점

① 구강 내에 하얀 점막이나 백반증이 생겨서 2주 이상 계속된다.
② 구강 내나 턱뼈, 목 부위에 작은 혹이 만져지거나 단단한 것이 느껴진다.
③ 구강 내에 상처나 궤양이 생겨서 2주 이상 없어지지 않는다.
④ 구강 내 청결을 도모하였음에도 불구하고 계속 입 냄새가 난다.
⑤ 자주 피로를 느끼고 체중이 준다.
⑥ 잇몸병이 잘 생기고, 입안 감염이 잘 되며 상처가 잘 낫지 않는다.
⑦ 타액의 양이 현저히 감소한다.
⑧ 혀로 음식의 맛을 잘 구분할 수 없고, 혀의 감촉이 예전과 다르다.
⑨ 입술에 물집이 잘 생기며 2주 이상 낫지 않는다.
⑩ 구강 내에 평소와 다른 물체가 감지되거나 발견되었다.

건강한 치아와 구강은 인간의 삶의 질을 향상시키는 데 매우 중요한 부분이다. 구강 건강을 저해하는 요소는 여러 가지가 있으나 흡연은 가장 위험한 요인이다. 따라서 건강한 구강 건강을 노후까지 유지하려면 반드시 금연, 절연하도록 하여야 한다.

6. 음주와 구강 건강

우리나라 사람들은 괴로운 일이 있으면 주로 술을 마시는 버릇이 있다. 즐거운 자리에서도 술이 빠지지 않는 메뉴이긴 하지만 힘들고 속상하면 술을 퍼마셔 그 일을 잊으려 한다. 어떤 사람들은 과음을 자랑처럼 여기기도 하고 과음으로 기억이 없었던 사실을 필름이 끊겼다고 대수롭지 않게 이야기 한다. 확실히 알코올도 전신마취의 약효 기능이 있다. 옛날 영화를 보면 서부극이나 전쟁영화에서 전쟁 중 부상당한 사람을 급히 수술할 때 독한 술을 먹여 전신마취를 해놓고 총알 파편을 빼내는 장면들도 있었다. 그러나 그건 영화일 뿐이다. 사실 그렇게 하면 매우 위험하다. 각 약물은 복용량에 따라 효과가 나타나는 그래프가 각기 다르기 때문이다.

일반 전신마취제로 사용되는 약물은 조금만 투입해도 금방 마취 효과가 나타나고, 마취 후에 계속 더 투입했다 하더라도 상대적으로 많은 양을 더 투입해야 사망에 이른다. 그런데 알코올은 일반 사람들에게는 상당히 많은 양을 투입해야 마취가 된다. 그러니 사람들은 술자

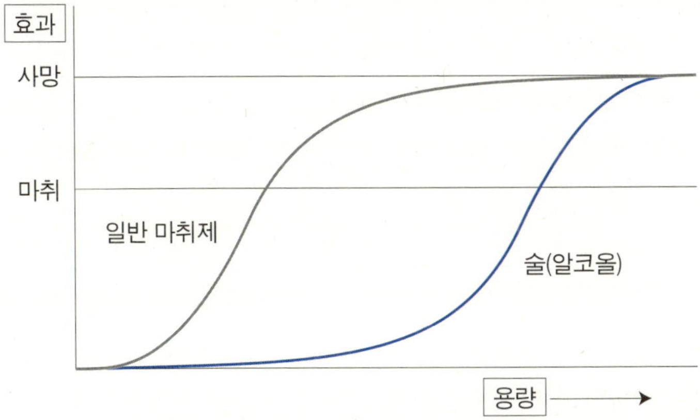

그림 9-2 일반 마취제와 알콜의 마취 효과 비교 (알콜은 마취 후 사망과의 거리가 짧다.)

리에서 술을 퍼마셔도 마취가 되지 않고 취한 채 집으로 돌아가지 아니한가. 문제는 '필름이 끊겼다'라는 정도로 중추신경이 마비되었을 때는 그 사람의 한계까지 투입이 된 것이라는 뜻이다. 거기에 조금만 더 투입하면 곧바로 사망에 이른다. 즉, 마취 효과가 나타날 만한 양과 죽음에 이르는 양 사이의 거리가 상당히 가깝다는 것이다. 술에 취해 여러 번 필름 끊긴 사실이 있었던 사람은 서너 번 죽음의 문턱 앞에 서성이다가 왔다고 생각하면 된다. 이래도 필름 끊기도록 마셨다고 자랑할 것인가?

술, 에틸알코올은 마시면 체내에서 비교적 빨리 흡수된다. 그리고는 여러 회로를 통하여 결국 간에서 분해되고 물은 소변으로 배설된다. 그런데 알코올이 분해되어 몸속에 아세트알데히드(Acet-Aldehyde)라는 독성 물질이 남게 되는 것이 문제이다. 사람의 체질에 따라서는 이 부산물인 아세트알데히드를 가급적 빠르게 분해해 버리는 사람이 있지만 어떤 사람들은 유전적, 체질적으로 분해를 잘못시켜 알레르기 반응처럼 독성이 나타난다. 즉 얼굴이 붉어지고 화끈거리며 몸에 붉은 반점이 나타나고 가렵기도 하다. 가장 큰 위해 작용은 뇌의 중추신경계에 있다. 중추신경이 서서히 일시적으로 마비되는 것이다. 그래서 정신이 점차 흐려지고 발음도 혀 꼬부라진 소리로 했던 말을 또 하게 되며, 점차 자제력은 잃어버려 폭력성도 보이게 되거나 아예 지쳐서 고꾸라지게 되는 것이다.

이상의 내용은 주로 알코올의 급성 중독, 즉 한 번에 과음하였을 때 나타나는 위해 현상이다.

또한 술을 늘 즐겨 마시는 사람들도 있다. 2~3일에 한 번 꼴로 늘 마신다면 알코올 중독자로 확신한다. 비록 전신마취 상태까지 간 적이 없을지라도 자주 마시다보면 알코올이 간에서 분해된 아세트알데히드의 독성이 계속 누적되어 더 이상 간세포가 이를 감당할 수 없게 된다. 그래서 만성염증처럼 간이 서서히 붓게 되고(간비대 : Hepato-megary), 그 다음에는 점차 딱딱해진다(간경화 : Liver Serosis). 경화된 간은 회복되지 않으며 간암(Liver cancer : Hepatoma)으로 진행되든지 아니면 간경화로 더 이상 음식 먹은 후 해독 작용을 할 수가 없어 결국 사망으로 이르게 된다. 간경화나 간암의 유일한 처치법은 결국 혈액형이나 모든 것이 자신과 맞는 신선한 간을 가진 사람으로부터 간 이식을 받는 것이 오늘날까지의 일반적인 의료 기술이다. 이러하니 알코올중독이 종말에는 얼마나 비참하게 되는가.

술에 의한 급성, 만성 위해 작용을 언급하였지만 인체 모든 장기에 해를 끼치게 되며 구강 내에도 그 피해가 있다. 술을 자주 마시는 사람은 구강 내가 불결한 경우가 많다. 술에 취해서 잠을 자기에 이를 닦지 못하고 취침하는 경우가 많아 잠자는 동안 충치나 잇몸병 발생이 높다. 또한 치석의 침착이 많고, 코를 골며 입을 벌리고 자는 경우가 많아 구강 내가 건조해지고 입 냄새가 심하게 난다. 특히 간에 이미 이상이 있는 경우에는 계란 썩는 냄새가 입안으로 올라와서 독특한 구취를 내뿜게 된다.

또한 알코올 중독자들은 구강 내에 염증이 잘 낫지 않고 빨리 화농되며 구강 감염이 잘 된다. 특히 사랑니가 옆으로 비뚤게 나서 은근히 뻐근하게 아파오거나 사랑니 주위의 잇몸에 만성염증(지치주위염)이 있는 청년들은 술을 흠뻑 마시고 이틀 뒤에는 확실히 그 자리가 곪고 아파서 도저히 참을 수 없을 만큼 된 상태로 치과에 오게 된다. 그러므로 치과치료 중 특히 신경치료 중이거나 발치 후에는 음주는 금물이다. 잦은 음주로 체내의 면역성이 저하되어 있으면 구강 내 감염도 잘 된다. 특히 음주 시에는 습관적으로 흡연을 곁들이기도 하는데 이는 위해 환경을 두 배나 높이는 셈이다.

그러나 소량의 알코올은 오히려 건강에 이로울 수도 있다. 약간의 알코올 성분은 체내에 나쁜 콜레스테롤을 억제하고 좋은 콜레스테롤을 증가시켜 동맥경화도 예방하고 심장병 치료에 일부 도움을 주기도 한다. 소량으로는 정신적 안정과 성욕을 증가시키지만 과음 시에는 오히려 정신적 불안정과 성욕 감퇴를 나타내는 이중성도 있다. 그러므로 세계보건기구(WHO)에서는 알코올중독의 정의를 "그 사회가 허용하는 범위 이상의 음주, 개인의 건강과 사회의 적응, 기능에 손상을 초래할 정도의 지나친 또는 그릇된 음주 행위의 결과로 인한 병적 상태"로 규정짓고 있다.

사회생활 중 술을 마시게 되는 경우 술로 인한 체내 축적 알코올 양은 술의 농도(%)와 마신 양(CC)을 곱한 수치에서 100을 빼는 방식의 단순한 계산법으로 소개되기도 한다.

적당한 음주는 사회생활과 자신의 정신 및 신체 건강에 도움이 될 수 있다. 그러나 잘못된 음주 습관은 알코올 중독과 폭음으로 이어져 사망 사고 등의 원인이 될 수 있다. 그러므로 전신건강과 구강건강을 해치는 독이 되지 않도록 항상 자제하며 즐기도록 해야 한다.

7. 치과 치료와 전신질환/감염환자

구강에 병이 있으면 전신에도 병이 오기 쉽다. 인체는 모든 기관들이 서로 연결되어 유기적인 관계를 유지하고 있기 때문이다. 치주병이 심하면 혈관 신경계에 영향을 끼쳐 심장병의 발병률을 높인다. 심장병을 일으킬 수 있는 세균들이 치주병 환자의 치주로부터 혈관을 따라 전신에 퍼질 수도 있다. 그러므로 전신건강을 위해서라도 구강병을 조기에 치료하고 건강을 유지해야 한다.

또한 전신에 질환이 있는 경우 구강 내에 그 증상이 잘 나타난다. 당뇨가 있으면 기본적으로 갈증이 심해지고 자주 배가 고프며, 소변이 자주 마려운 증상 외에도 구강 내 잇몸에 염증이 잘 발생한다. 치은염을 치료해도 잘 낫지 않으며 입에서 단내가 나기도 한다. 혈관에 노폐

물이 잘 부착되고 혈액이 끈적끈적해지는 고지혈증을 동반함으로써 혈관 분포가 세밀한 잇몸의 말단모세혈관도 혈액의 순환이 원활하지 못하여 손발처럼 잘 붓는다. 그래서 당뇨병은 고혈압과 마찬가지로 만성의 누진적 증상이기에 치과치료 시 매우 깊은 주의가 필요하다.

고혈압 환자도 치과진료 시에 항상 전신 상태를 체크해 가며 진료를 하며, 적절한 국소 마취약이나 시술을 선택한다. 당뇨병이나 고혈압을 가진 환자가 치과치료를 받고자 할 때는 반드시 치과의사에게 이 사실을 알려주어야 한다. 치과의사가 알아내는지 어디 두고 보자는 식으로 생각하고 입을 꾹 다물고 있다가는 정말 위험한 치과진료를 받을 수도 있다.

'임신 중에는 치과치료를 못 받을까?'라는 질문을 젊은 엄마들로부터 많이 받는다. 임신 기간은 보통 9개월이다. 이를 3등분하여 처음 3개월, 즉 일반적으로 임신이라는 사실을 알게 된 무렵은 아기의 장기가 만들어지고 있는 시기이다. 보통 임신 8주~12주 사이, 우리나라 개념으로는 임신 3개월 또는 4개월이라고 한다. 그 기간 동안에는 입덧도 하는 등 산모나 아기가 모두 불안정한 시기이다. 그래서 가급적 응급처치 외에는 치과진료는 피하고 있다. 스트레스를 주지 않고 혹시나 있을 약물에 의한 부작용을 막기 위해서이다. 그러나 그 이후 기간에는 태아가 안정되면 약간의 간단한 치과진료는 할 수 있다. 그때라도 가급적 약물 처방은 매우 조심스럽게 하고 있다. 마지막 기간인 8~9개월경에는 굳이 이 시기에 치과진료를 받기보다는 조금 더 기다렸다가 출산 후에 치과진료를 하자고 치과의사들은 권하기도 한다.

결국 가급적 임신과 수유 기간 중에는 여러 가지 환경 조건을 고려하여 복잡하거나 번거로운 치과시술은 피하는 것이 좋다. 그리고 이 기간 중에 구강병이 발생되지 않도록 결혼 후 가임 기간에 미리 치과에 가서 예방해 두는 것이 상책이다. 즉 충치도 치료와 예방을 하고, 스케일링도 미리 받아 치주병도 예방하며, 혹시나 비뚤게 나서 통증이 가끔 있는 사랑니도 미리 제거해 놓는 것이 좋다.

후천성면역결핍증(AIDS)은 인간면역결핍바이러스(HIV)가 인체의 몸속에 들어와 양성으로 나타나서 그 기회 감염의 임상적인 증상이 나타났을 때를 말한다. 즉 HIV에 감염되어 임상 증상이 나타나지 않은 상태를 HIV 양성 환자라 하고, 어느 정도 세월이 지나 악화되어 면역체계가 떨어짐으로써 결핵이나 여러 장기에 병이 쉽게 발생되어 있는 상태를 AIDS 환자라고 한다. HIV/AIDS 환자는 우리나라 국민 약 1천 명당 한 명 꼴 발생되는 것으로 추정된다. 어느 한 시민이 사회생활을 하면서 만났거나 가까이 또는 근처에 있었던 사람이 하루에 대략 1천 명은 될 것인데 우리는 거의 매일 HIV/AIDS 환자와 직 · 간접으로 접하며 살아가고 있는 셈이다. 어찌 보면 생각보다는 많은 환자라 생각하지만 세계보건기구에 따르면 우리나라는 그래도 HIV/AIDS 감염률이 비교적 낮고 안전국에 해당된다.

아직까지 HIV/AIDS에 대한 확실한 치료약이 개발되지는 않았다. 그러나 현대 의학의 발전 속도로 볼 때 수년 내에 치료약이 개발 보급되는 것은 시간 문제이다. 그렇다면 지금 나타난 HIV/AIDS 환자는 어떻게 해야 하나? 치료약이 개발, 보급될 때까지 가급적 오래 끌고 가며 살도록 해야 한다. 즉 HIV에 감염되었더라도 다른 병에 기회 감염되지 않도록 건강관리를 철저히 하면 10년, 20년 아니 그보다 훨씬 오랫동안 AIDS 증상이 나타나지 않은 채 살아갈 수 있다. 이를 위해서 가장 먼저 필요한 것이 HIV/AIDS에 대한 조기 발견이다.

기존의 HIV 양성 반응 검사는 혈액을 채취하여 수일간 복잡한 검사를 통하여 그 감염 사실을 알았지만, 근래에는 간단히 구강 점막을 조그만 스틱으로 한 번 훑고는 시약에 담가 놓으면 10분 뒤에 HIV 양성인지 음성인지를 판별하는 방법이 개발되었다. 이 방법의 정확성은 99.9%로 매우 정확하다. 이 방법의 HIV/AIDS 검사가 치과에서 필요한 이유는 많은 HIV 감염 환자들이 자신이 HIV에 감염된 사실을

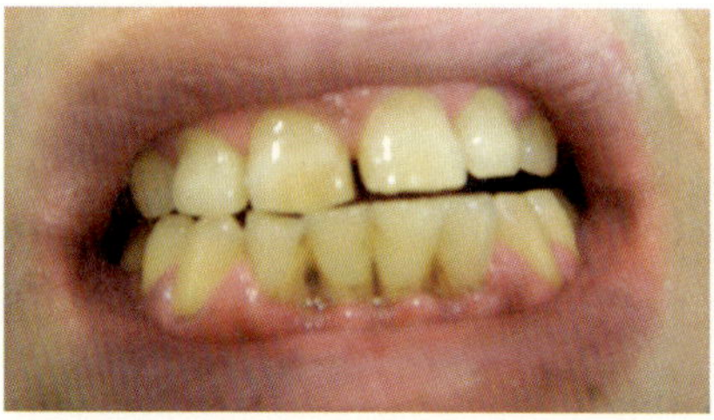

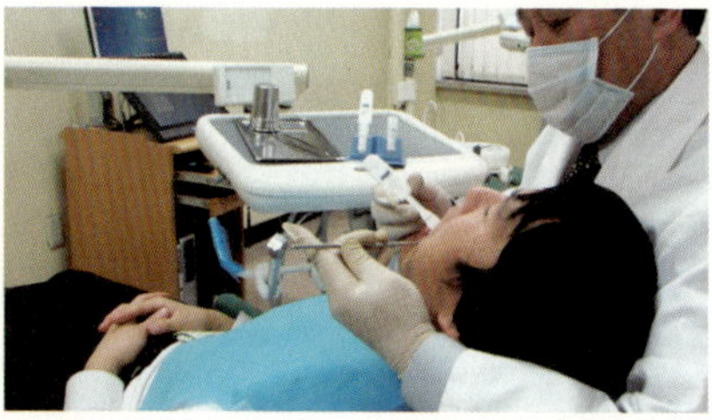

HIV 양성 환자의 구강과 치과에서의 HIV 검사 과정

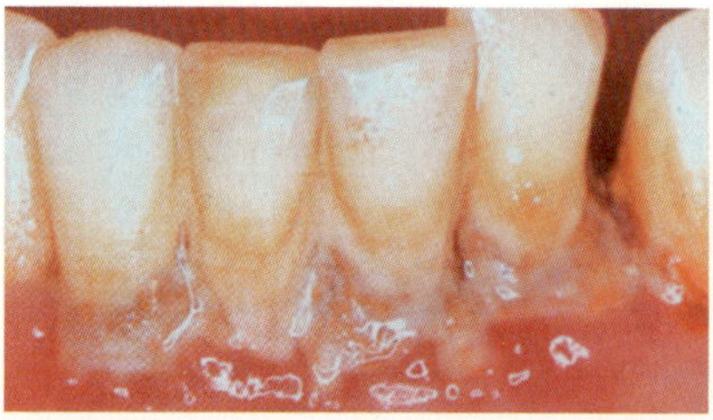

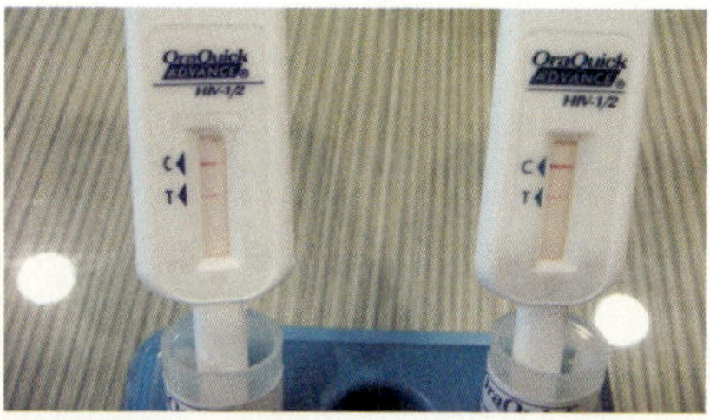

C형 간염 환자의 구강과 HIV, C형 간염 양성 반응 결과(오른쪽 시약)

모르고 있으며 치과진료도 아무런 준비 없이 그냥 받게 되기 때문이다. 만약 조기 검사로 비록 HIV에 양성임을 확인하였더라도 너무 비관하지는 말고, 그때부터 감염내과의사와 상의하며 건강 관리를 철저히 해 나간다면 얼마든지 AIDS로 이환되지 않고 오랜 세월 생명을 유지할 수 있다. 또한 타인에게 자신도 모르게 감염시키는 것을 방지할 수 있다. 오래지 않아 치료약이 개발 보급된다는 희망을 가지고 기다려야 한다.

HIV/AIDS와 비슷한 검사법으로 C형 간염이 있다. C형 간염도 HIV/AIDS와 마찬가지로 주로 혈액이나 정액 등 체액으로 감염될 수 있으며 치과에서 간단한 감염 검사로 여부를 확인할 수 있다.

큰 질병은 숨길 것이 아니라 조기에 발견하여 적절히 대처함으로써 자신도 보호하고 주위 사람들도 보호하도록 해야 한다.

제10장 치과 진료와 공중 구강 보건

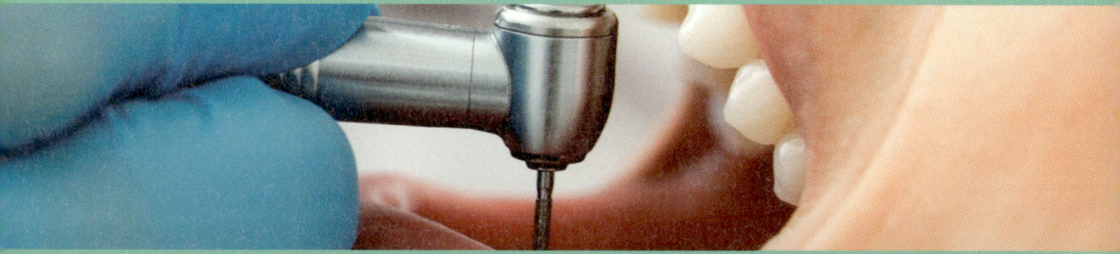

1. 치과의 세부 진료 과목
2. 치과의 구강 보건 인력
3. 국민건강 보허머제도의 효율적 시행
4. 공공 구강 보건 사업

1. 치과의 세부 진료 과목

일반 치과의원에서는 대부분의 치과진료를 통합하여 진료한다. 그러나 치과병원급이나 치과대학부속치과병원에서는 많은 전문 진료 과목들이 나누어져 있다. 각 전문 과목마다 하는 일을 살펴보면 대략 다음과 같으나, 각 진료기관의 특성에 따라 다소 다르기도 하다.

(1) 구강내과

구강 내 병에 대한 전문적인 진단, 감염 치료, 입을 벌릴 때 귀 밑에서 소리가 나거나 통증이 있는 악관절 장애의 치료, 얼굴 및 입 주변의 신경마비, 이갈이, 코골이 등을 치료한다.

(2) 구강외과

치아를 발치해야 할 경우, 수술로 치아나 종양을 제거하는 시술, 치아나 악골이 다치거나 부러졌을 때 수술 및 교정, 치열교정을 위한 양악 수술, 구강 내 암 수술, 그리고 수술 후 입원 치료를 요하는 시술들을 행한다. 근래에는 인공치아 매식물의 뿌리를 악골 속에 심어 넣는 시술을 하기도 한다.

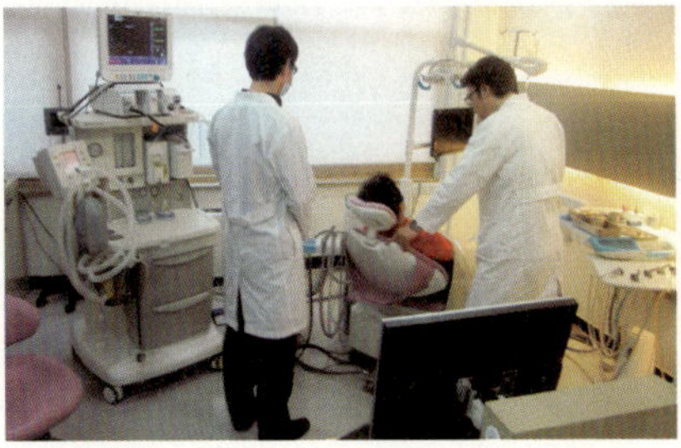
구강내과

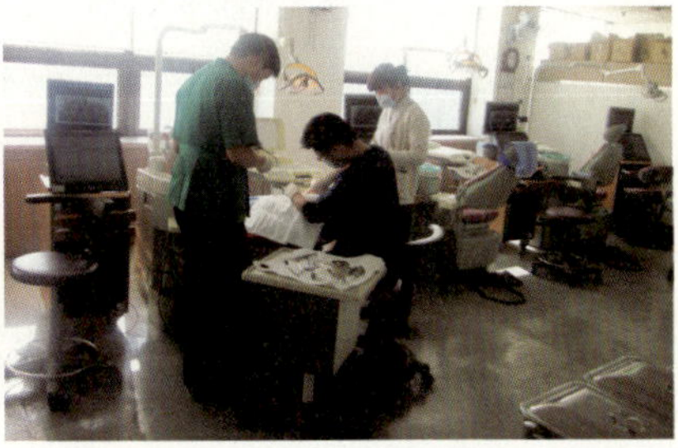
구강외과

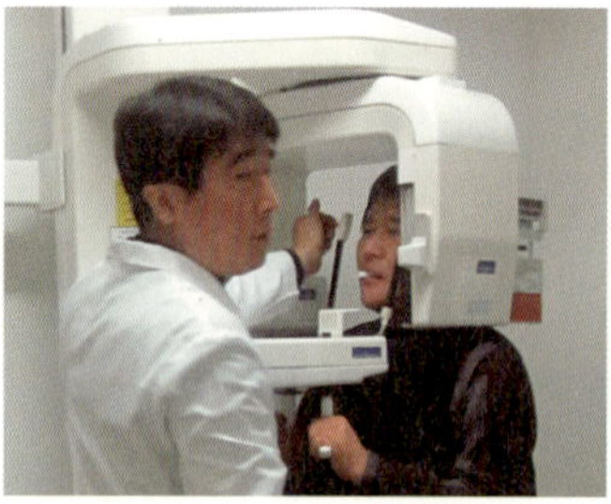

구강방사선과

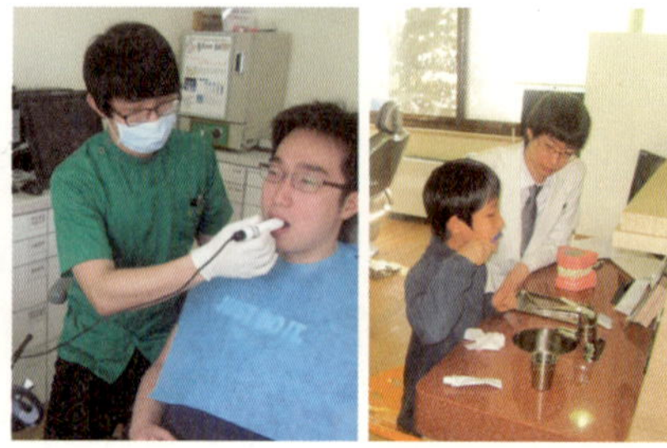

예방치과

(3) 악안면 구강방사선과

구강 내 병소, 충치나 잇몸병 및 악골 상태를 더욱 정확히 진단하기 위하여 치아 및 얼굴의 일부 또는 전체를 방사선 사진을 찍어 판독하고 분석하기 위한 진료를 행하는 곳으로 근래에는 얼굴 및 구강 부위에 전산화 단층촬영(CT)을 하여 분석하기도 한다.

(4) 예방치과

충치나 잇몸병이 생기지 않도록 진료하는 과목이다. 올바른 이닦기 교습부터 불소도포, 치아 홈메우기, 스케일링 등 진료와 함께 주기적으로 구강 건강을 계속 관리하는 제도도 운영한다. 근래에는 삶의 질 향상을 위한 입 냄새 조절, 시린니 조절, 치아미백(whitening) 및 구강 외상 예방을 위한 마우스 가드(mouth guard)를 만들어 준다.

아동뿐만 아니라, 구강 내 복잡한 장치가 있는 교정치료 중인 사람, 임플란트 보철 환자, 지속적으로 잇몸에 문제가 있는 치주병 환자는 반드시 예방 진료를 받으면서 해당 치료를 진행해야 한다.

(5) 보존과

치아를 보존하기 위한 진료를 하는 곳이다. 즉 충치에 대한 치료를 주로 행한다. 충치 부위를 제거해 내고 아말감이나 금 또는 합성수지

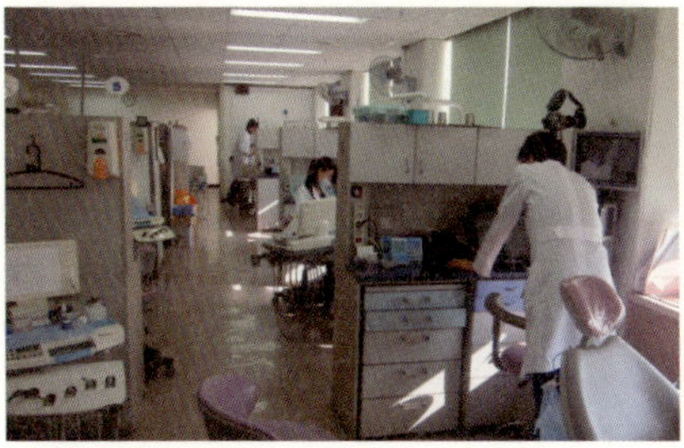

보존과

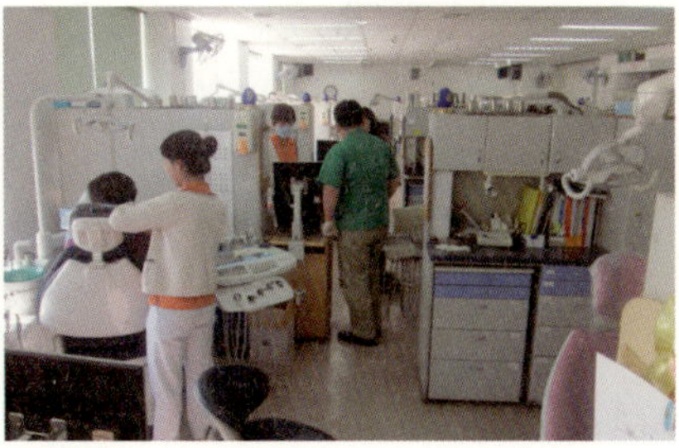

보철과

재료 등으로 채워 넣는 충전 진료뿐만 아니라 충치가 심하여 통증을 느끼면 신경을 제거하고 수일간 치료하는 신경 치료도 한다. 신경 치료한 앞니의 변색된 치아에 대해 변색 조절(breaching) 진료를 하기도 하며 치아 뿌리를 잘 보존하여 뿌리 내부에 핀을 박아 치아를 회복시키는 진료도 한다.

(6) 보철과

치아가 빠졌을 때 인공치아를 만들어 그 자리의 기능을 회복시켜 주는 재활 진료를 하는 과목이다. 일반적으로 어금니 부위는 금속으로 치관을 만들어 넣고 앞니 부위는 흰색의 도재치관(porcelain)으로 만들어서 양옆 치아를 이용하여 기둥을 세우고 빠진 치아 부위를 수복한다. 치아가 일부만 있을 경우 부분 틀니를 만들어 회복시키고, 모든 치아가 다 없을 경우 전체 틀니를 만들어 준다. 근래에는 빠진 치아 부위에 인공 매식물을 심어서 악골과 잘 붙으면 나중에 그 자리만 인공치아로 수복해주는 인공치아매식 즉 임플란트(Implant) 보철물을 담당한다.

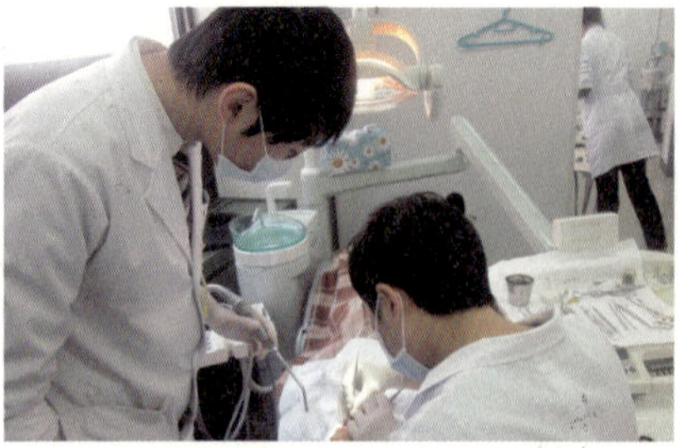

치주과

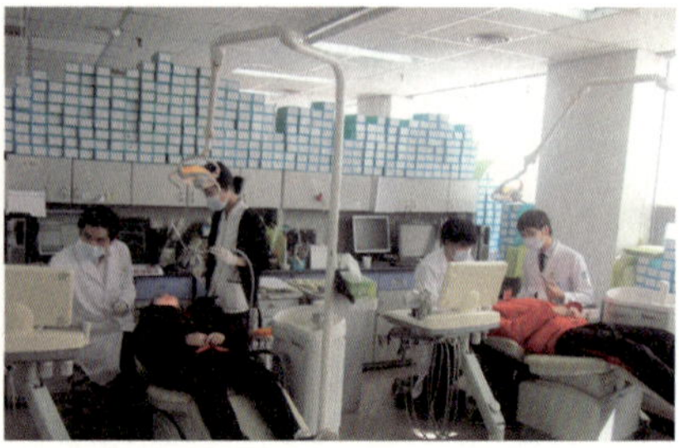

치열교정과

(7) 치주과

잇몸과 치조골의 치주병 관리를 하는 곳이다. 주로 치주 수술을 통하여 치료하는데 치근소파술, 치주판막박리술, 치은성형술 등 여러 가지 잇몸 수술을 행한다. 치주 수술로 잇몸을 원래 건강한 모습으로 되돌리기는 힘들다. 이 수술은 더 이상 치주병이 진전되지 않도록 그 상태에서 최상으로 유지하려는 노력이다. 근래에는 인공치아 매식물의 뿌리를 악골 속에 심는 임플란트 매식을 담당하기도 한다.

(8) 교정과

비뚠이를 정상교합으로 바로 잡는 진료를 하는 곳이다. 치아 배열이 가지런하고 아래위 치아가 정상으로 맞물리게끔 수년에 걸쳐 치아를 매우 조금씩 이동시키는 진료를 한다. 때에 따라서는 환자의 악골을 다듬는 수술을 병행하기도 한다. 얼굴 밖으로 목이나 머리에 장치를 부착하여 지지하는 힘을 얻어 턱을 뒤로 당기거나 성장을 다소 못하게끔 유도하면서 치열을 바로 잡는다. 상하좌우의 첫 번째 작은 어금니 4개를 발치하여 치아가 이동할 수 있는 공간을 확보하기도 한다.

대다수의 교정치료 환자는 진료 기간이 길며 이때 충치나 치주병 발생률이 높기 때문에 반드시 예방 진료와 병행해야 한다.

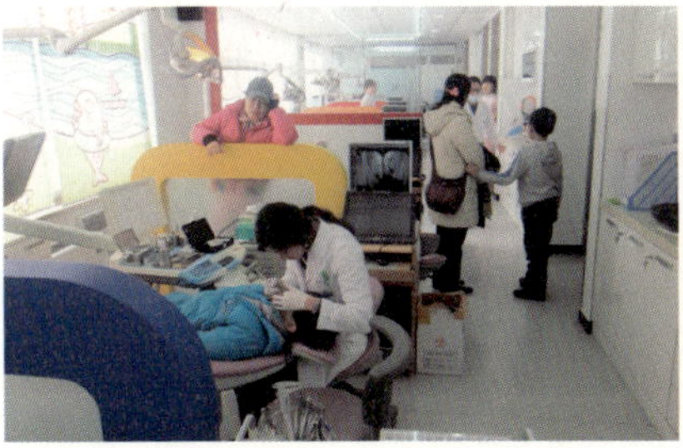

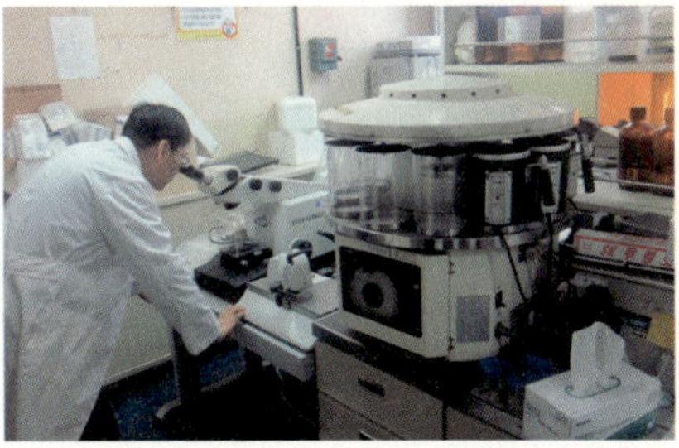

소아치과 임상구강병리과

(9) 소아치과

소아청소년치과라고도 한다. 아동들은 구강 내에 유치와 영구치가 섞여 있는 상태이기에 다소 특수한 환경에 놓여 있다. 이들에 대하여 아동의 심리, 행동 발달 상태를 고려하여 충치 관리와 부정교합을 관리하는 전문 진료 과목이다. 때에 따라서는 공포와 반항으로 일반 치과 진료가 불가능한 아동에 대해서 웃음가스(N2O gas, 소기가스)로 진정시켜 진료를 하기도 하고, 장애아동에 대한 진료도 담당한다.

(10) 임상구강병리과

구강 내에 발생된 감염이나 종양 그리고 암 등을 조직 검사하여 적절한 치료에 도움이 될 수 있도록 해주는 전문 진료 과목이다.

그 외에도 치과병원에 따라서는 임플란트 전문 진료실, 구취 클리닉, 구강보건교육실이나 계속구강관리실, 악안면 통증 치료실, 장애인 치과진료실 등 특수한 진료실을 마련하고 있으나 법적 전문 치과 과목은 아니며, 세분된 진료 과목을 모두 모아서 통합 진료실을 운영하는 치과병원도 있다.

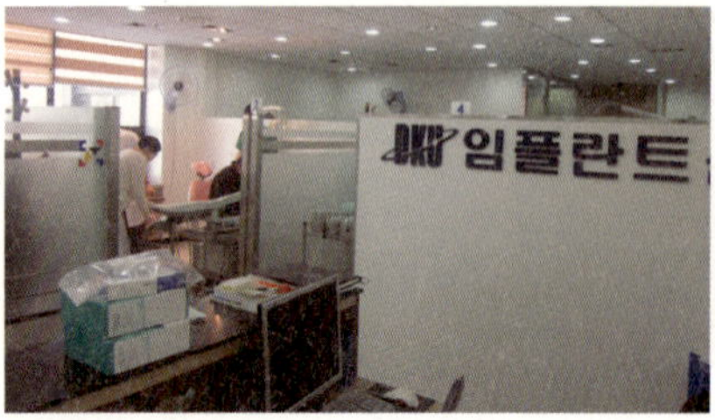

임플란트 진료실

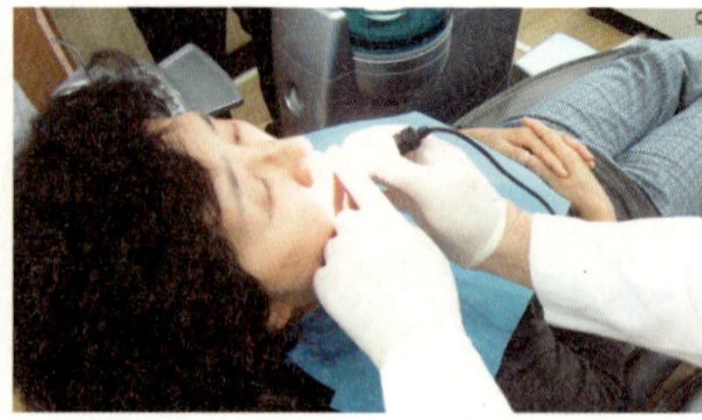
구취 조절 진료실

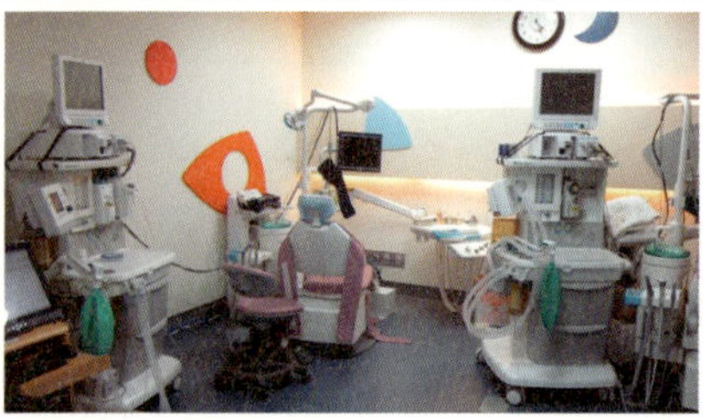
장애인 치과진료센터

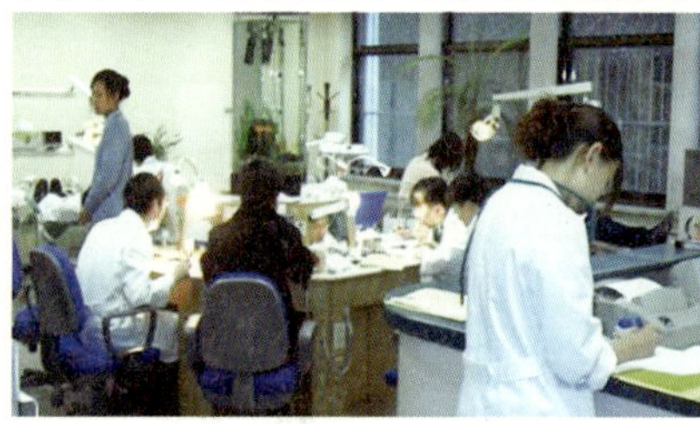
종합진료실

2. 치과의 구강 보건 인력

치과 진료는 치과의사 혼자서는 불가능하다. 그래서 여러 협조 인력들이 함께 일하고 있다. 자신의 구강병을 누가 어떻게 관리하는지 이해를 돕기 위해서 치과에 근무하는 구강보건 인력들에 대하여 알아볼 필요가 있다.

1) 치과의사

치과의사는 치과에서 진료에 대한 책임을 지는 의료인이다. 자신의 치의학 지식과 기술로 양심에 따라 치과 진료를 행하고 진료 결과에 대한 책임을 진다. 2012년도 우리나라에는 약 3만 명에 가까운 치과의사가 있다. 국민 1,700명당 한 명꼴의 치과의사가 있는 셈이다.

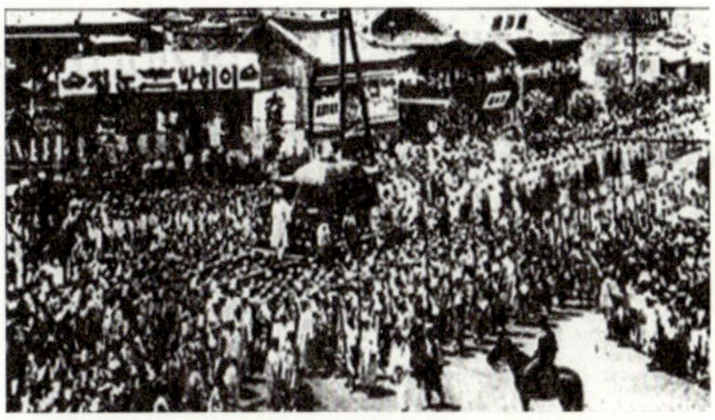

이 해박는 집(1920년대 치과의원)

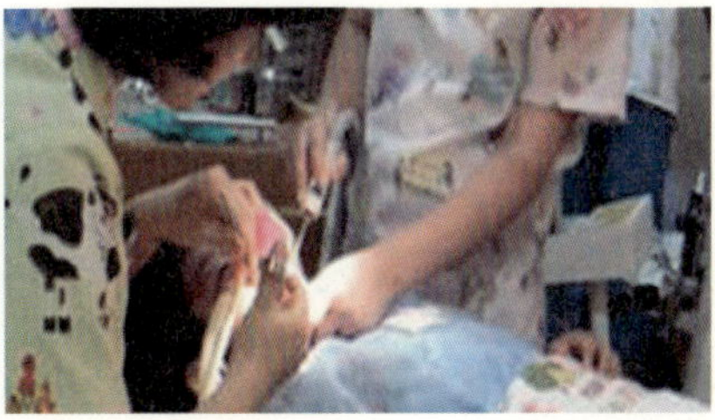
치과 진료 인력(치과의사)

우리나라 치과의사 제도는 구한말 일본에서부터 전해왔으며 초창기에는 약방처럼 '잇방' 또는 '이 해박는 집'으로 불리었으니 그 시대의 치과 진료기관이라 할 수 있겠다. 일제강점기 시절 경성치과 전문학교가 서울 소공동에 설립되어 치과의사를 양성하기 시작했고, 그것이 후일 서울대학교 치과대학이 되었다. 오늘날 치과의사 교육기관은 전국에 11개가 있으며 6년제 치과대학과 4년제 대학 졸업자 중 신입생을 모집하여 치의학 교육을 4년 더 하는 치의학 전문대학원 체제가 운영 중이다.

치과의사의 명칭도 영어로는 dentist라고 하지만 유럽 국가들은 odontologist라고 한다. 특히 중국이나 북한에서는 치과의사라 명명하지 않고 구강의사(oral surgeon)라 부르고 러시아 및 동구권 국가에서는 구강악안면의사(stomatologist)라 부르기도 한다.

치과의사도 일반 치과의사와 함께 어느 특정 진료과목만 전문으로 수련받고 자격을 공인받은 치과의사 전문의가 있다. 우리나라에서는 구강내과, 구강외과, 악안면 방사선과, 예방치과, 소아치과, 치주과, 보존과, 보철과, 치열교정과 및 임상치과병리학과 등 10개 전문진료과목을 인정하고 있다.

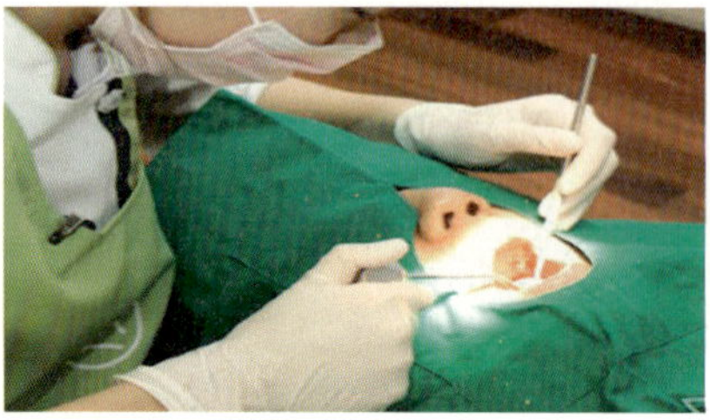

치과위생사 스케일링

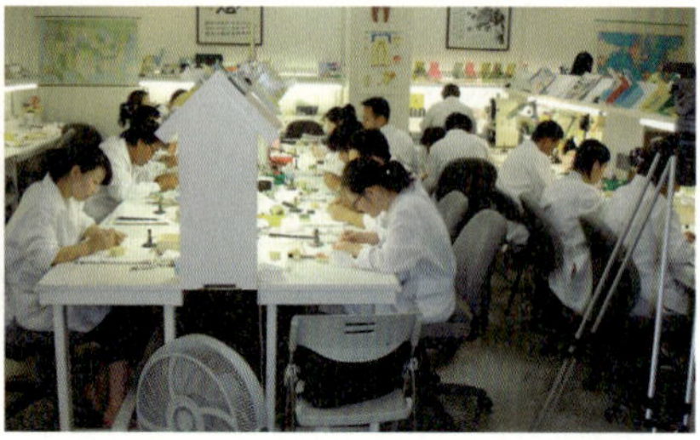

치기공사 기공물 제작

2) 치과위생사

많은 치과에서 치과위생사가 의료기사로 근무하고 있다. 치과위생사는 영어로 dental hygienist라 하는데 20세기 초 미국에서 그 제도가 시작되었다. 현재 우리나라에서는 약 90개의 치과위생사 교육기관에서 해마다 약 4천여 명씩 배출되어 누적된 면허자수는 약 5만 명에 달하나 실제로 치과 진료에 근무하고 있는 수는 그 절반에 해당한다.

치과위생사의 본래 직무는 미국 등 선진국에서는 환자에 대한 구강보건 교육과 예방 치과 진료이나 우리나라에서는 치과 진료 실정에 맞추어 여기에다가 치과 진료 협조 업무를 하나 더 추가하였는데 우리나라에서는 실상 이 업무를 위주로 하고 있어서 안타깝다.

예방 치과 진료란 환자별 치면세균막을 가장 효율적으로 제거할 수 있는 방법으로 칫솔질 교습을 시키고, 충치 예방을 위한 불소를 치아에 도포하며, 충치가 생길 만한 치아 틈을 메우는 치아홈메우기, 그리고 치주병을 예방하기 위한 정기적인 치석 제거, 즉 스케일링을 담당한다. 그 외에도 환자의 구강을 최고도로 관리하기 위하여 계속구강건강관리를 담당하며, 삶의 질 향상을 위하여 입 냄새 조절, 과민성 치아 조절, 치아 미백 및 각종 우식활성 검사나 구강 미생물 검사 등을 담당한다. 간혹 치과에서 치과위생사로부터 스케일링을 받는 환자가 '왜 치과의사가 하지 않고 치과위생사가 하느냐'고 의문을 제기하는 경우도 있으나 치과위생사는 치과의사의 지시 하에 스케일링뿐만 아니라 치과 방사선 사진 촬영 등 일부 진료를 담당할 수 있도록 허가받은 인력이다. 일반 병원에서도 근육 주사나 정맥 주사를 의사보다는 간호사가 훨씬 숙련되게 잘 놓는다. 스케일링 같은 예방진료는 치과위생사가 훨씬 숙달되어 있음을 이해하자.

선진국에서는 치과위생사나 유사 인력들은 민간 치과 진료실에서 일하기보다 주로 보건소나 각급 학교내 치과 진료실에서 근무하는 등 주로 국가 보건 공무원으로서 공중구간보건 사업에 앞장서고 있다.

3) 치과기공사

치과 진료 중 인공치아 보철물이나 틀니, 교정 장치 등 많은 장치물들을 치과 진료실에서 모두 다 직접 제작하는 것은 너무나 비효율적이다. 그러므로 의료기사 인력인 치과기공사(dental technician)에게 장치물의 제작을 의뢰하는 경우가 많다. 이 업무를 담당하는 의료기사 인력을 치과기공사라 한다.

오늘날 우리나라에는 대략 20개 정도의 치과기공사 교육기관에서 인력을 양성하고 있으며, 3만 명에 가까운 면허자가 있어 치과기공소를 개원하고 있다. 인공치아 보철물 제작 시, 치과 진료실에서 환자의 구강 상태를 인상, 즉 본을 떠서 석고 모형을 만들어 치과기공소에 보내면 치과기공사들이 치과의사의 지시대로 보철물이나 틀니, 또는 장치를 제작한 후 치과 진료실로 다시 보내주는 체계로 운영되고 있다.

4) 치과전문 간호조무사

치과 진료 시 치과의사의 진료 협조를 주로 맡아서 도와주는 간호조무사 인력이 있다. 그러나 불행히도 우리나라의 경우 선진국처럼 치과 진료 보조만 담당하는 치과 진료 조무사(dental assistant) 제도는

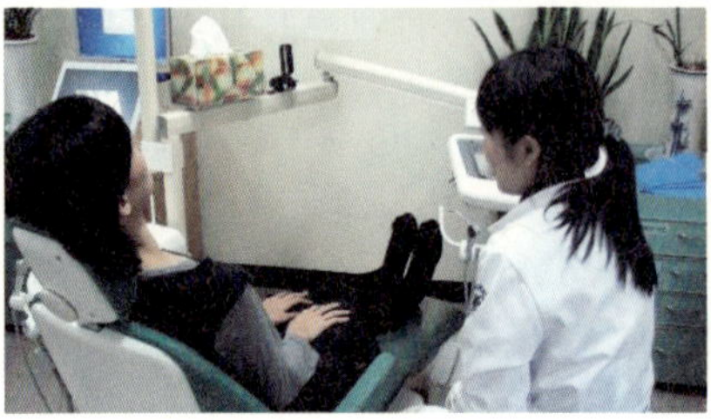

치과 전문간호조무사

법적으로 확립되어 있지 않고 다만 간호조무사 중 치과교육을 받고 치과의사회의 인증을 받은 치과 전문 간호조무사(dental expert nurse : DEN)가 있을 뿐이다. 대다수의 치과에서 치과 근무 간호조무사들은 치과의사들의 진료 시 준비, 기구의 소독 등을 비롯해 기타 많은 진료 협조를 담당하고 있다.

5) 기타 치과에 근무하는 인력들

일부 치과에서는 치과 진료에 대한 것이나 진료비에 대한 상담의 편의를 위해 상담사, 즉 코디네이터가 근무하고 있기도 하며 보험청구 및 사무 처리를 위한 원무 직원이 함께 근무하기도 한다.

3. 국민건강보험제도의 효율적 시행

치과에 가기가 망설여지는 이유 중에는 진료 중 아프거나 스트레스도 있지만 치과 진료의 다수 항목이 건강보험에 해당되지 않기에 진료비가 비쌀 것이라는 두려움이 있기 때문이다. 우리나라를 비롯하여 세계 다수의 자본주의 국가들에서는 진료비를 받을 때 '행위별 진료비'로 산정하여 받고 있다. 이 제도는 우리가 시장이나 슈퍼마켓에서 물건을 살 때처럼 진료 받은 만큼만 돈을 내는 것이다.

이를 뽑았으면 발치료를 내고, 치아를 봉했으면 봉한 진료비, 인공치아를 해 넣었으면 해 넣은 인공치아 비용을 내게 되고, 한 개 진료를 받았으면 한 개 값을, 두 개 진료 받으면 두 개 값을 내게 된다. 어찌 보면 시비와 논란이 없는 가장 합리적인 상거래 행위라 생각된다. 그래서 세계 대다수의 국가들에서는 이 제도를 자연스럽게 채택하고 있다.

그런데 문제가 좀 있다. 우선, 국가 사회에서 진료 행위는 상행위와는 다소 다른 개념의 봉사 행위여야 한다는 의료의 본질적 철학과 개념에 어긋날 수 있다는 점 때문이다. 또한 의료가 다소 과잉 진료를 조장하기도 한다. 의료인들은 질병을 예방하기 위한 간단한 진료보다는 다소 복잡하여 가급적 진료비가 많이 발생하는 치료를 선호하게 된다. 실제로 출산 시에 자연분만보다는 제왕절개 분만을 점차 더 선호하여 제왕절개 분만 비율이 높아진 이유도 바로 건강보험제도의 후유증이 아닌가 생각된다. 이 제도 하에서는 아무리 법적으로 규제하고 행정적으로 단속해도 과잉 진료에 대한 욕구와 의혹을 해소할 수 없다.

그런데 이 제도와는 정반대의 진료비 제도가 있다. 주로 북유럽의 사회보장국가들에서 시행하고 있는 제도로 인두제(Capitation fee)라고 한다. 이 제도는 먼저 환자와 의료기관 사이에 향후 1년간 건강관리를 계약하는 제도이다. 환자의 연령과 건강 상태에 따라 책정된 건강 관리비를 내면 1년 동안은 그 의료기관에서 거의 대부분 해당 진료에 대해서 무료로 진료 받고 건강을 어느 정도 책임져 준다. 의료기관 입장에서도 가급적 적게 진료하고 치료보다는 예방 진료로 건강 증진에 힘쓰게 된다.

과잉 진료란 있을 수도 없고 그런 개념도 없다. 오히려 적게 진료해 준다고 환자들이 불만이다. 우리나라에서는 엄청난 사회 혼란을 초

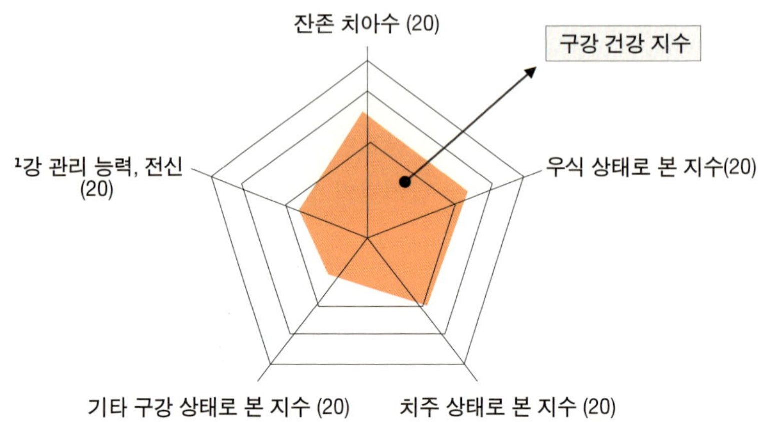

그림 10-1 예방우선 계속구강건강관리

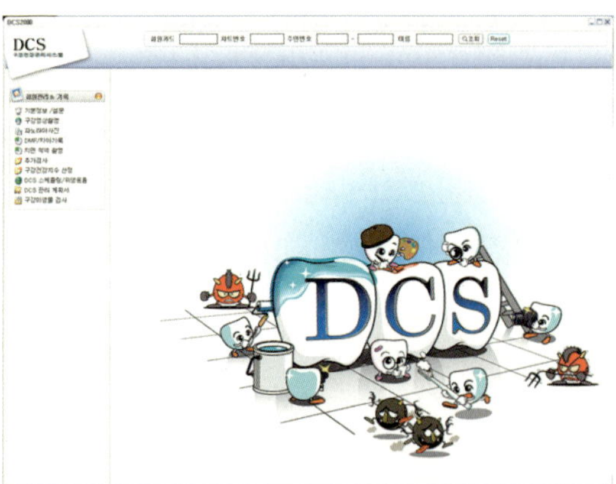

그림 10-2 계속구강건강관리 컴퓨터 프로그램 관리

래하게 될 것이기에 이 제도로 진료비를 바꿀 수는 없다. 그래서 중간 방법의 하나로 총괄진료비제도 즉 DRG라는 방법을 일부 적은 범위에서 시도해 보기도 한다.

이 방법은 몇 가지 특정 질병에 대해서는 진료 내용과 횟수에 관계없이 일정한 진료비만 내게 하는 방법이다. 예를 들어 분만 시에 자연

분만이나 제왕절개 분만이나 진료비가 비슷하고, 감기 진료 시 하루 치 진료와 열흘 치 진료의 비용과 약값이 거의 비슷하다면 의료인들은 굳이 복잡하고 힘든 진료나 과잉 진료를 하지 않을 것이다.

진료비 청구와 지불 방식이 어떻게 바뀌든 환자들의 불만은 있기 마련이다. 따라서 우리나라 실정에 적합하고 효율적인 건강보험제도를 찾아내고 개발하는 것이 환자와 의사를 위한 최선책이다. 치과계는 그동안 환자의 구강 건강을 증진시키는 데 가장 큰 몫을 담당해온 예방 진료는 소홀히 한 반면에 인공치아 매식과 같은 고가의 진료를 선호해왔다. 그러나 최근에는 이에 대한 반성과 개선책으로 예방 진료에 한해서만 인두제 방식의 계속구강건강관리제를 도입하는 치과 진료 기관이 점차 증가하고 있다.

즉, 환자가 치과와 1년간 예방 우선 계속구강건강관리를 계약할 때 환자의 나이와 구강 상태에 따라 개인별 구강건강지수를 컴퓨터 프로그램으로 계산하여 이 지표에 따른 연간 구강건강 관리비를 산정하고 계약을 하게 된다. 그러 면 치과 진료 기관에서는 수시로 또는 정기적으로 환자를 불러서 무료로 1년간 최고의 예방 진료를 해주며 구강건강을 책임지게 된다. 1년 후에는 좋아진 구강 건강 상태에 따라 다소 저렴하게 된 구강 건강 관리비로 또다시 재계약을 하는 방법이다. 바로 주치 치과의, 또는 가정치의(family dentist)인 셈이다. 예방 진료는 치과내의 예방 진료실에서 치과의사의 지도, 감독 하에 예방 전문적인 치과위생사가 관리하게 된다. 이 방식은 근래에 예방 진료를 활성화하기 위한 방안으로 우리나라 일부 민간 치과 진료 기관들에서 시행되고 있는 제도로 환자와 가족의 구강 건강 증진을 책임 있게 관리할 수 있는 제도로 평가받고 있다.

과거에는 치아가 아프거나 구강에 문제가 있을 때 치과에 갔었지만, 이제는 선진 유럽 국가들처럼 자신의 구강 건강을 항상 치과에서 책임지고 최상의 관리를 하도록 맡기는 주치의, 가정치의 개념의 예방 우선 계속구강건강관리제의 도입과 확산이 기대된다. 치과에 가서 자신과 가족들의 예방 관리를 지속적으로 맡아달라고 부탁해보자.

4. 공공 구강 보건 사업

우리나라 치과 진료는 거의 대부분 민간 치과 진료 기관에서 이루어진다. 치과의원이든 치과병원이든 대다수가 민간 진료 기관이다. 그런데 일부는 국가나 지방자치단체가 행하기도 한다. 각 지방 의료원 치과나 보건소 또는 보건지소에서 하고 있는 공공 진료 기관이 그것이다. 보건복지부가 직접 담당하는 국립의료원 같은 기관도 있고, 지방자치단체가 보건복지부의 협조와 지휘 하에 보건소에서 치과진료를 행하기도 한다.

원칙적으로 보건소의 업무는 시민의 치과 진료라기보다는 공중보건사업이다. 공중보건사업이란 주민들의 구강건강증진을 위하여 예방과 보건교육 사업을 위주로 하며 사회 취약 계층의 치과 진료를 행하는 것을 말한다. 사회복지를 추구하는 북유럽 국가들에서는 이러한 공중구강보건사업이 잘 발달되어 있지만 아직 우리나라는 좀 미흡한 편이다. 보건복지부가 주도적으로 행하여 온 공중구강보건사업을 한번 살펴보자.

1) 수돗물불소화사업

도시 수돗물에 0.8ppmF 정도의 미약한 농도로 불소를 타면 10여 년 후에는 도시 인구 전체의 충치가 약 반으로 줄어들게 된다. 매우 획기적인 사업으로 미국을 비롯하여 호주, 뉴질랜드 등 많은 국가에서 수돗물에 불소를 타고 있다. 그러나 우리나라에서는 지방자치 도시의 자율성에 맡기다보니 일부 자연주의를 추구하는 시민 단체의 반대로

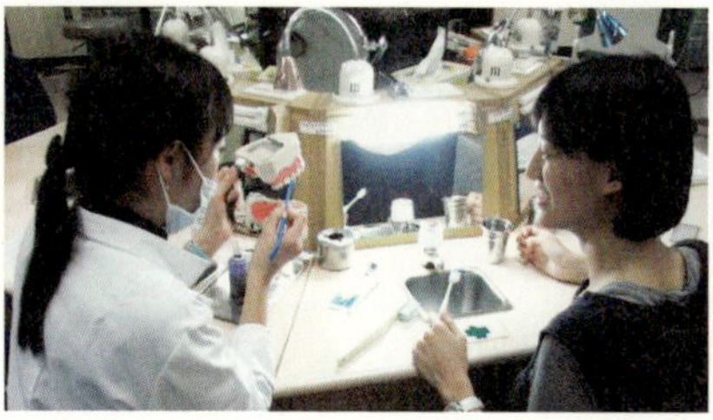

올바른 이닦기법 교육

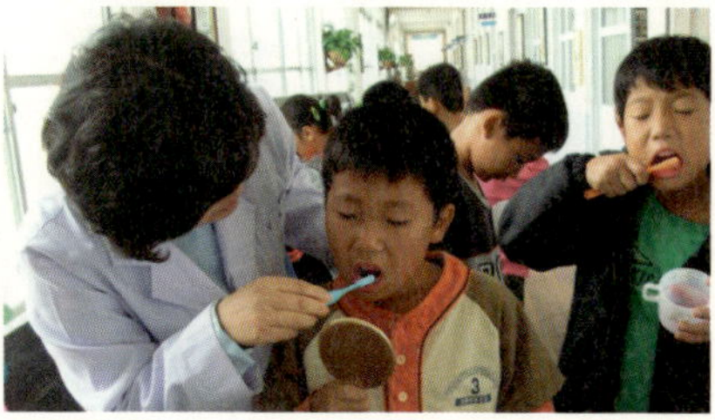

초등학생 이닦기 교육

잘 시행되지 못하고 있다. 현재 약 20여 개 도시에서만 실시되고 있다. 일반 수돗물에도 약 0.1~0.3ppmF 정도의 불소가 자연적으로 들어 있어, 여기에 조금만 더 농도를 높여주면 충치를 예방할 수 있기에 최근에는 이 사업을 수돗물 불소 농도 조정 사업이라 말한다.

2) 학교구강보건사업

충치나 잇몸병을 가장 중점적으로 교육하고 관리해야 할 연령층이 초등학생이다. 그러므로 보건소 구강보건실에는 관할 초등학교를 방문하여 아동들의 치아에 불소를 바르거나, 점심 후 이를 닦고 0.05% 불화나트륨용액으로 1분간 머금고 있다가 뱉도록 하는 불소용액양치 사업을 도와주기도 한다.

과거에는 초등학생들에게 충치를 예방하도록 첫 번째 큰 어금니의 치아 홈을 미리 메우는 치아 홈메우기(씰런트 사업)를 많이 시행하였으나 이제는 그 진료 내용이 국민건강보험의 한 항목으로 들어가게 됨에 따라 지역 치과의원에 가서 국민건강보험으로 저렴하게 예방진료를 받도록 유도하고 있다.

2000년부터 전국 약 500개 초등학교에 아예 치과진료실을 설치해 놓고 공중보건치과의사와 보건소 치과위생사들이 학교에 파견 근무하며, 아동들의 예방 진료와 조기 치료를 하는 선진국형 학교구강보

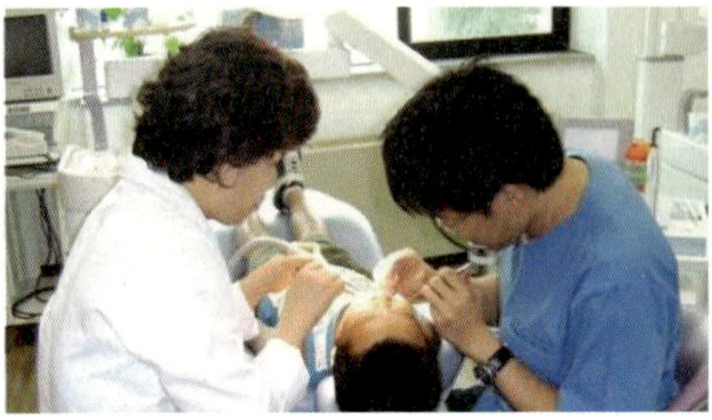
학교구강보건실운영

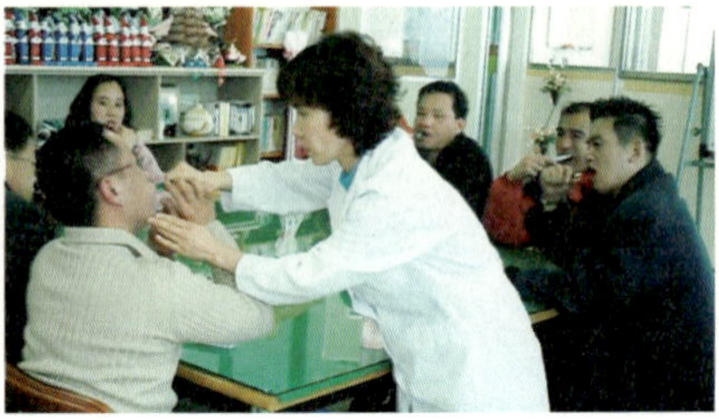
어르신 구강보건교육

건실 운영을 하는 곳도 있다. 호주, 뉴질랜드 및 북유럽 국가들은 초·중·고에 의무적으로 학교구강보건실을 설치 운영해야 하며, 치과치료사들이 전교생에게 필수적으로 예방과 조기치료를 담당한다. 모든 아동들에게 충치가 없도록 하기 위하여 많은 나라에서 노력하고 있다.

3) 보건소 구강보건실 운영

보건소 치과에는 구강보건실을 별도로 설치하여 주민들의 구강 보건교육과 예방 진료를 담당하고 있다. 또한 보건소 치과진료실에서는 주로 서민들이나 저소득층 주민의 치과 치료를 담당하고 있다.

4) 노인틀니사업

65세 이상(저소득층) 노인들을 대상으로 무료로 틀니를 해주는 국가보건사업이다. 저소득층에 대해서는 보건소나, 인근 치과의원에서 틀니를 하고 그 진료비를 국가가 내준다. 그리고 최근에는 75세 이상 노인들에 대해서 누구나 치과에서 틀니를 하게 되면 진료비의 절반은 건강보험공단에서 보상해 주도록 하고 있다.

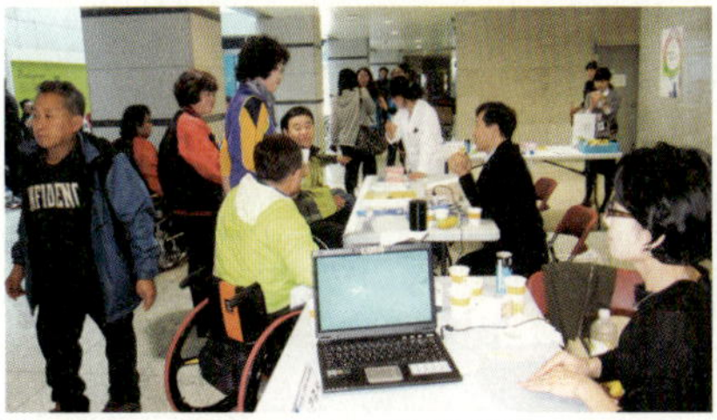

장애인구강보건 교육

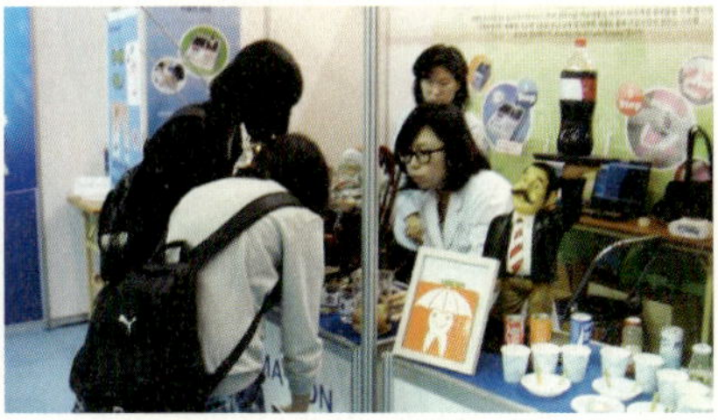

구강보건 캠페인

5) 공중구강보건교육사업

보건소에서는 지역 주민, 학교 학생, 단체들에 대한 구강 보건교육을 정기적으로 하고 있다. 사실 우리나라 국민 특히 아동의 충치 발생률이 과거보다 많이 낮아진 것은 무엇보다도 그동안 알게 모르게 국민들에게 여러 통로를 통한 구강 보건교육으로 많은 건강에 대한 많은 정보를 주고, 국민 스스로가 구강을 잘 관리하려는 노력이 증대되었기 때문이다. 해마다 6월, 구강 보건의 달이면 보건소 구강보건실이 중심이 된 구강 건강 캠페인이 열리고 있다.

6) 장애인구강보건사업

장애인 치과 진료나 구강 건강 관리는 현실적으로 많은 어려움이 있다. 그러므로 국가의 전폭적인 지원이 필요하다. 일단은 지역 보건소에서 상담하여 대상자가 선정되면, 광역 단위에 설치되어 있는 보건복지부 후원의 장애인 치과진료센터에서 치과 진료를 받도록 의뢰하는 체제를 만들고 있다.

7) 민간치과단체의 활동

치과의사 모임인 대한치과의사협회나 의료기사 단체인 대한치과위생사협회 및 대한치과기공사협회 그리고 한국간호조무사협회 등

치과 관련 단체들은 국민의 구강 건강 증진을 위하여 캠페인이나 무료 진료 행사 등을 전개하고 있으며 보건복지부가 후원하고 있다. 또한 국민구강건강증진을 위하여 뜻을 같이한 치과계 인사뿐만 아니라 시민들의 모임이 보건복지부 산하 민간 단체인 사단법인 대한구강보건협회이다. 대한구강보건협회에서는 해마다 구강 보건 캠페인이나 구강 보건 관련 대회, 구강 보건 홍보 활동을 통하여 국민의 구강 보건에 대한 의식을 고취시키는 데 노력해 왔다. 근래에는 각 제과업체 등이 설탕 대신 대체 감미료를 사용하여, 충치 예방에 동참토록 유도하며, 충치가 안 생길 껌, 초콜릿, 사탕 등에 대해서는 국제공인(TI) 튼튼이 마크를 상품 겉 포장에 나타내도록 하는 운동도 전개하고 있다.

참고문헌

백대일, 신승철 외, 임상예방치학, 제5판, 고문사, 서울, 2011.

김종배 외, 공중구강보건학, 4차 개정판, 고문사, 서울, 2008.

신승철, 김경욱, 예쁜이 튼튼이, 제3판, 단국대학교출판부, 서울, 2005.

신승철, 서현석, 음주 · 흡연 · 마약 · 음식과 구강건강, 단국대 출판사, 서울, 2000.

대한구강보건협회, 생애주기별 구강보건교육, 이론과 실제, 보건복지부, 2002.

신승철, 세계의 치과여행, 군자출판사, 서울, 1994.

사이토 이치로, 건강 수명 연장의 비밀, 씹는 힘, 삼호미디어, 2010.

한국건강증진재단, 수돗물 불소농도조정, 보건복지부, 2011.

신승철, 조자원, 장연수, 이명구, 구취조절진료, 퍼시픽북스, 2011.

장연수, 치과간호실무, 은하출판사, 2012.

Shin S.C. Chang Y.S. Amarsaikahn, B, ; Mongolian edition of Dental Assisting, Enha Publishing, 2012.

J.Clarkson, R.G.Watt, and S.C.Shin et at, Community Participation and Global Alliances for Lifelong oral Health for All, IADR, Vol22, Jump, 2010.

H.W.Ahn, S.K.Jwa, S.H.Ahn and Y.H.An, A comparative appraisals for oral health education through establishing the group toothbrushing facilities, Int.J. Clin.Prev.Dent., 2010, 6(1), 35-45.

J.H.Kim, Y.S.Jang, S.C.Shin, B.J.Kim and J.H.Ahn, The effect of dentifrice containing sodium bicarbonate and triclosan on oral malodor, Int.J.Clin.Prev. Dent., 2011, 7(1), 41-50.

K.W.Back and E.K.Kong, Prevention and treatment of oral disease for the disabled, Int.J.Clin.Prev.Dent., 2011, 7(1), 50-56.

S.K.Jwa, The appraisal for the school based toothbrushing program through establishing the tooth brushing unit at the school, Int.J.Clin.Prev.Dent., 2010, 6(3), 113-120.

Christime N.N. et al:Primary Preventive Dentistry, 7th,ed, Pearson edu, USA, 2009.

신승철

서울대학교 치과대학 졸업
서울대학교 대학원(치의학박사)
단국대학교 치과대학 예방치과 교수
단국대학교 치과대학장
대한구강보건학회장
대한예방치과학회 부회장
아시아예방치과학회장
대한구강보건협회장

장연수

단국대학교 대학원(보건학박사)
대한구강보건학회 재무이사
대한예방치과학회 재무이사
아시아예방치과학회 재무이사

치아건강

무엇이든 물어라!!

2014년 2월 28일 초판 발행
2015년 2월 28일 2 쇄 발행

저자_신승철 · 장연수
기획_이재석
제작_김남필
편집_성두현 · 박보혜
펴낸곳_노스보스
등록_1968년 6월 27일 제03-00095호
주소_경기도 용인시 수지구 죽전로 152
전화_031-8005-2403~5
팩스_031-8021-7154

값 11,000원

ISBN 978-89-7092-513-4 03510

• 'NOSVOS'는 라틴어 'Nos(우리가)'와 'Vos(당신을)'의 합성어로
지혜로운 삶을 지향하는 분들에게 유익한 도서를 펴내겠다는 의지를 담고 있습니다.